龙江医派现代中医临床思路与方法丛书

总主编　姜德友　李建民

外科常见疾病辨治思路与方法

主　编　赵　钢

科学出版社

北　京

内 容 简 介

本书是"龙江医派现代中医临床思路与方法丛书"分册之一，旨在详细阐述我国北疆地区常见外科疾病的辨治思路及方法。本书共计九章。第一章概述了中医外科学基础理论；第二章到第六章为普外科常见疾病的辨治思路与方法，包含了颈部、乳腺、泌尿及其他多发的、比较能突出中医特色的疾病；第七章"常见肛肠疾病"由六种北方地区肛肠高发病组成；第八章"常见周围血管疾病"由具有地域特色的高发病，以及能够突显出龙江医派辨治精髓的八种疾病构成；第九章则由冻伤、烧伤组成。

本书适用于广大中医药工作者、中医外科方向的研究生、具有一定基础的中医药和传统文化爱好者参考阅读。

图书在版编目（CIP）数据

外科常见疾病辨治思路与方法 / 赵钢主编. —北京：科学出版社，
2018.10
（龙江医派现代中医临床思路与方法丛书/姜德友，李建民总主编）
ISBN 978-7-03-058974-3

Ⅰ. ①外⋯ Ⅱ. ①赵⋯ Ⅲ. ①中医外科–常见病–辨证论治 Ⅳ. ①R26
中国版本图书馆 CIP 数据核字(2018)第 223056 号

责任编辑：刘　亚 / 责任校对：张凤琴
责任印制：张欣秀 / 封面设计：北京图阅盛世文化传媒有限公司

科学出版社 出版
北京东黄城根北街 16 号
邮政编码：100717
http://www.sciencep.com
北京建宏印刷有限公司 印刷
科学出版社发行　各地新华书店经销
*
2018 年 10 月第　一　版　　开本：787×1092　1/16
2018 年 10 月第一次印刷　　印张：16 3/4
字数：395 000
定价：98.00 元
（如有印装质量问题，我社负责调换）

《龙江医派现代中医临床思路与方法丛书》
总编委会

总 主 编
姜德友 李建民

副总主编
周亚滨　邹　伟　刘松江　张铁林　王丽芹

编　　委
（按姓氏笔画排序）

于学平	马　建	王　军	王　珏	王　珑	王　海
王　颖	王东梅	王建伟	王玲姝	王树人	王桂媛
王宽宇	方东军	尹　艳	艾　民	冯晓玲	宁式颖
刘　莉	刘朝霞	安立文	孙　凤	孙　秋	孙丽华
严　斌	李　妍	李　晶	李竹英	李泽光	李晓南
李晓陵	杨素清	时国臣	吴效科	宋爱英	张　弘
张　伟	张　旭	张　茗	张丹琦	张传方	陈　波
陈英华	武桂娟	苑程鲲	周　凌	赵　军	赵　钢
赵　楠	姜益常	姚　靖	耿乃志	聂　宏	聂浩劫
徐京育	栾金红	梁　群	葛明富	韩凤娟	程为平
程永志	程丽敏	蔡宏波	阚丽君		

学术秘书
谢春郁　孙许涛　田　伟

总　序

　　龙江医派群贤毕至，少长咸集，探鸿蒙之秘，汇古今之验，受三坟五典，承金匮玉函，利济苍生，疗民之夭厄，独树北疆，引吭而高歌。

　　昔亘古洪荒，有肃慎油脂涂体，至渤海金元，医官设立，汇地产药材朝贡贸易，明清立法纪医馆林立，民国已成汇通、龙沙、松滨、呼兰、宁古塔、三大山六大支系；后高仲山负笈南渡，学成而还，问道于岐黄，沉潜力研，访学于各地，汇名家于一体，广纳龙江才俊，探讨交流，披荆斩棘，开班传学，筚路蓝缕。至于现代，西学东渐，人才辈出，中西汇通，互参互用，承前辈实践经验，融现代诊疗技艺，参地域气候特点，合北疆人群体质，拼搏进取，承前启后，自成一派，独树北疆。

　　《龙江医派丛书》集前辈之经验，付梓出版，用心良苦，《龙江医派现代中医临床思路与方法丛书》承先贤之技艺，汇古通今，蔚为大观。二者相辅相成，互为经纬，一者以名家个人经验为体系，集史实资料，有前辈幼承庭训、兼济苍生之道途，有铁肩担道、开派传学之事迹，又有临证心得、个人经验之荟萃；另者以临床分科为纲领，汇中西之论，有疾病认识源流、历代论述之归纳，有辨证识病、处方用药之思路，又有地产药材、龙江经验之心悟。二者相得益彰，发皇古义，探求新知，集龙江之学，传之于世。

　　丛书收罗宏博，取舍严谨，付梓出版，实为龙江中医之幸事。其间论述，溯本求源，博采众长，述前人之所未逮；提纲挈领，珠玉琳琅，成入室之津梁，临证思考跃然纸上，嘉惠后学功德无量。

　　忆往昔命途多舛，军阀迫害，日伪压迫，国医几近消亡，吾辈仗义执言，上书言志；中华人民共和国成立，国泰民安，大力扶持，蒸蒸日上；时至今朝，民族自豪，欣欣向荣，百花齐放，虽已年近期颐，逢此盛世，亦欢欣鼓舞，然中医之发展任重道远，望中医后学，补苴前贤，推陈出新，承前启后，再接再厉！

　　爰志数语，略表心忱，以为弁言！

张琪

2017 年 9 月

总　前　言

中医药学源远流长，中华版图幅员辽阔，南北气候不同，地理环境有别，风俗习性各异，加之先贤探索发挥，观点异彩纷呈，各抒己见、百花齐放，逐渐形成了风格各异的诊疗特色和学术思想，共同开创了流派林立的学术盛况，中医学术流派的形成和发展是中医学的个体化治疗特点、师承学习的结果，是中医学理论和实践完善到一定程度的产物，同时也是中医学世代相传、得以维系的重要手段。

龙江医派作为我国北疆独树一帜的中医学术流派，受到北方寒地气候特点、多民族融合、饮食风俗习惯等多种因素的影响，加之北疆地产药材、少数民族医药观念与经验汇聚，结合中医三因制宜、辨证施治等理念，共同酝酿了学术思想鲜明、诊疗风格独特的北疆中医学术流派——龙江医派。针对外因寒燥、内伤痰热、气血不畅等病机，积累了以温润、清化、调畅气血为常法的诊疗经验和独具特色的中医预防养生方式，体现了中医学术流派的地域性、学术性、传承性、辐射性、群体性等诸多特点。

回首龙江医派的发展，由荆棘变通途，凝聚了无数人的汗水和努力，在前辈先贤筚路蓝缕、披荆斩棘、皓首穷经、沉潜力研等龙医精神的感召下，当代龙江中医人系统传承前辈学术经验，结合现代医学临床应用，立足黑土文化特色，荟萃龙江中医学术，付梓出版《龙江医派现代中医临床思路与方法丛书》，本集作为《龙江医派丛书》的姊妹篇，从现代医学疾病分科的角度，对龙江中医临床诊治的经验进行系统的总结与荟萃，覆盖内、外、妇、儿等各科常见疾病，并囊括针灸、推拿、护理等专业，共分 24 册。丛书遴选黑龙江省在相关领域具有较高学术影响力的专家担任主编，由临床一线的骨干医生进行编写，丛书广泛搜集并论述黑龙江省对于常见病、疑难病的治疗思路，吸纳国内当代中医名家的学术精华，系统整理中医在各科疾病治疗中的先进理念，承前辈经验，启后学医悟，博采众长，汇古通今。

在编撰过程中，丛书注重对学术经验的总结提炼，强调对龙江地域特色学术观点的应用，开阔思路，传递中医临床思维，重视对龙江地区常见病、多发病的诊疗思路，在对患者的辨证处方过程中，在对疾病的分型治疗等方面，着重体现北方人群体质特点与疾病的关系，在养生防病的论述中也突出北疆寒地养生防病特征，在用药经验中更是强调道地药材、独创中成药和中医特色诊疗技术的应用，着力体现龙江人群的体质特点和处方用药的独到之处。

中医药学博大精深，龙江医派前辈先贤拼搏进取的精神鼓舞着一代代龙江中医人前赴后继、砥砺前行，在丛书出版之际，向为龙江中医前辈经验传承和编撰本部丛书付出辛劳、作出贡献的各位同仁致以谢意，同时感谢科学出版社对本丛书出版的大力支持。

由于水平所限，时间仓促，虽几易其稿，然难免有疏漏之处，希望广大读者在阅读过程中多提宝贵意见，以便修订完善。

《龙江医派现代中医临床思路与方法丛书》总编委会

2017 年 9 月

前　言

随着党和国家政策的正确指引与鼓舞，信任中医药、重视中医药、发展中医药已成为现今社会的一个主旋律。中医药是中华民族的伟大创造，是弘扬与传播中华优秀文化的有效载体，是维护民众健康的不竭动力。中医学"天人相应"的生态观、"形神统一"的动态生命观、"治未病"的早期干预思想等，闪耀着中医学经典、璀璨、厚重、辉煌的光辉。

秉持着继承和发扬名老中医学术思想，促进中医药学科建设与事业的发展，对中医新生力量的培养和提高的历史任务，龙江医派的学者们不断地总结与创新。以中医学思想为载体，我们总结了近些年来的临床经验体会及新的治疗方法，突出中医药在外科领域的治疗特色，坚持中西医并用的治疗方法，结合北方独特的历史、文化、经济、地理、气候等因素，撰写了《外科常见疾病辨治思路与方法》，并将此书与广大同道同享、共勉。

全书选取了具有北方特色的三十二种疾病，突破以往教材类型书籍的编撰体例，更加强调中医思维方法的建立和疾病的中医辨治体系。如书中的"审析病因病机"、"明确辨证要点"、"确立治疗方略"为中医对疾病的辨证论治引经据论，明确了要点；在"辨证论治"中抓主症、察次症、审舌脉、择治法、选方用药思路、据兼症化裁、据变证转方，根据疾病发展的完整的过程，体现了中医个性化治疗的特色；同时，每种疾病中均介绍了中成药、经验方、特色技术及各家发挥，更加贴近于临床，力图借此为广大医务工作者提供更为实用的专业书籍，也期盼本书能对推动龙江医派的发展有所裨益。

本书由黑龙江省名中医赵钢教授担任主编，黑龙江中医药大学附属第一医院外二科主任王宽宇教授、黑龙江中医药大学附属第一医院肛肠科主任程丽敏教授担任副主编，汇集黑龙江中医药大学附属第一医院普外、肛肠及周围血管病科众多医者团结协作、共同努力编著本书，其中普外科常见疾病的辨治思路与方法由王宽宇、孔祥定、陈静负责编写；常见肛肠疾病的辨治思路与方法由程丽敏负责编写；常见周围血管疾病的辨证思路与方法由于文慧、吕勃川、陈文阁、张百亮、赵钢、高杰、贾振、黄艳洪负责编写；常见其他外科疾病的辨治思路与方法则由苑海刚负责编写。编写组成员就本书审稿、统稿严格把关，对本书质量起到了重要作用。

　　本书的编写得到了龙江医派及黑龙江中医药大学附属第一医院院领导的大力支持。本书为第一部详细阐述龙江地域外科疾病辨治的著作，由于编者学术水平有限，不足之处在所难免，敬请读者批评指正。

《外科常见疾病辨治思路与方法》编委会

2017 年 12 月

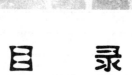

目　录

第一章 总 论

第一节 中医外科学发展概况

中医外科学是中医学的一个重要临床学科，内容丰富，历代著作浩如烟海，凡痈疽疔疖、瘿瘤瘰疬、诸毒虫伤、疥疮痘疹、疳癣疣痣，以及痔漏诸疾，均有论述。据不全统计历代外科学专著约有447部，其中影响较大者有：《刘涓子鬼遗方》、《外科真诠》、《外科心法》、《外科正宗》等26部。据甲骨文记载，夏商时代有疾自（鼻病）、疾耳、疾齿、疾舌、疾足、疾止（指或趾）、疥等记载。《周礼·天官》有疾医、疡医、食医、兽医的划分。《周礼》分科的记载，是我国和世界医学史上医学分科的最早记载。

1973年出土的马王堆帛书《五十二病方》中载有很多外科病，如感染、创伤、冻伤、诸虫咬伤、痔漏、肿瘤、皮肤疾病等。1975年出土的《云梦睡虎秦简》反映了战国晚期至秦代对病疾（即现代医学的麻风病）的认识。春秋战国时期的巨著《黄帝内经》（简称《内经》）奠定了外科学的理论基础，其中有著名的论述如"高粱之变，足生大疔"，"营气不从，逆于肉理，乃生痈疽"。《灵枢·痈疽》中载有几乎遍及身体各部位的痈疽疮疖，并最早提出用截趾术治疗脱疽的方法。汉代出现了我国历史上最著名的外科学家华佗，他以麻沸散麻醉患者后进行死骨剔除术及剖腹术。张仲景《金匮要略》中有肠痈、寒疝、浸淫疮、狐惑病的治疗方药，如大黄牡丹皮汤、薏苡附子败酱散、乌梅丸等，至今仍是外科急腹症的常用方。晋末出现的我国现存的第一部外科专著《刘涓子鬼遗方》中，已有使用水银膏治疗皮肤疾病的记载。葛洪《肘后备急方》载有海藻治疗瘿病、犬脑敷治疯犬咬伤。隋唐期间巢元方所著《诸病源候论》，观察到疥疮中有疥虫，并首先指出皮肤病与人体过敏体质有关，如在"漆中毒"条目下有"漆有毒，人有禀性畏漆"的记载。孙思邈《千金方》载有饮食疗法和脏器疗法，如以羊靥、鹿靥治疗甲状腺肿大；还有以葱管导尿的记载，比1860年法国发明橡皮管导尿早1200年。宋代《圣济总录》、《太平圣惠方》提出以"五善七恶"变化与脏腑功能的关系作为判断病症预后与转归的依据。这些辉煌的成就，为后世医家传承、开拓与创新奠定了基础。

明清时代中医外科发展鼎盛，已达成熟阶段，出现了许多著作，形成了许多学术流派。薛己通过《外科发挥》、《外科枢要》、《外科心法》、《正体类要》、《疠疡机要》等著作，从各个方面阐述外科临床的整体观念，主张"治病必求其本"。汪机《外科理例》提出"治外必本诸内"的思想，提出"然外科必本于内，知乎内以求乎外"，"治外遗内，所谓不揣其本而齐其末"。薛己、汪机的著作中贯穿了金元医家李东垣、张子和、刘河间等对外科病的治疗思想，对后世影响颇深。对后世影响最大的，应首推陈实功的《外科正宗》，后世称"正宗派"。《外科正宗》细载病名，各附治法，条理清晰，十分完备，以陈氏40年临床实践所得经验，对当时的外科学术进行了推陈出新的总结。陈氏倡导脓成切开，位置宜下，切口够大，腐肉不脱则割，肉芽过长则剪；善于应用刀针手术及腐蚀药；对脱疽的手术，主张先在患趾上方"拈线缠扎"，继用"利刀顺节取患指（趾）"；对手术截除息肉（鼻痔）法，挂线、结扎痔漏等，描述精详，启迪后世；并首先记载了糖尿病性脱疽"得于消渴病，发于足趾者，名曰脱疽"。凌云鹏认为陈实功在《外科正宗》中，重视开刀腐蚀等外治方法，一改过去偏于消托补的内治、轻于刀针腐蚀的保守疗法，在明代民间可谓独树一帜，可以说是外科手术家华佗以后第一个提倡外治解除外科疾病的外科学家。《外科正宗》的学术思想，在清代得到了外科学术界的重视与推崇。徐灵胎评注说："见有学外科者，则今其先阅读此书，以为入门之地。"可见当时的盛行情况。由于这个学派是在传统的外科学术基础上发展而成，故有着深厚的理论基础和广阔的学术领域，所以是中医外科学中核心的学派。

清代著名外科学家王洪绪，在学术上有独到的见识，所著《外科证治全生集》是根据他祖父王若谷秘传和自己临床经验写成的，创立以阴阳为主的辨证论治法则。此学派的特点是以阴阳辨证法则，将常见的外科疾病根据临床表现分为阴阳两大类，并且创用阳和汤、阳和丸、小金丹、醒消丸、犀黄丸（现用水牛角代替犀角）等方药，内容提纲挈领，方法简要。尤对外科阴证的研究，有一定的深度。如书中提到"诸疽白陷者，乃气血虚寒凝滞所致，其初起毒陷阴分，非阳和通腠，何能解其寒凝，已溃而阴血干枯，非滋阴温畅，何能厚其脓浆"，"非麻黄不能开其腠理，非肉桂、炮姜不能解其寒凝，此三味虽酷暑不可缺一也。腠理一开，寒凝一解，气血乃行，毒亦随之消矣"。

江苏无锡高锦庭《疡科心得集》，首先将温病学说引入外科领域中来，使外科学术得到长足的进步，成为新兴的一个外科学派。其以温病三焦学说为借鉴，将疮疡分为上部、中部、下部，分别以风温、风热，气郁、火郁，湿热、湿火作为辨证论治的准则。其曰："盖以疡科之症，在上部者俱属风温、风热，风性上行故也；在下部者俱属湿火、湿热，湿性下趋故也；在中部者多属气郁、火郁，以气火之俱发于中也。"将温病卫气营血学说，运用于火毒炽盛型疮疡、疽毒内陷等的治疗，倡用犀角地黄汤、安宫牛黄丸、紫雪丹、至宝丹等治疗疽毒内陷、疔疮走黄，至今仍具指导意义。其阐述脑疽、发背的"三陷逆证"甚为精详，重视病症的鉴别诊断，对疡科诊断水平的提高及其预后的判断，均有重要意义。"心得派"、"全生派"均是在"正宗派"基础上发展而成，弥补了"正宗派"的不足。此外，明清时期尚有其他一些杰出的外科学家和著名论著。明代陈司成的《霉疮秘录》是我国第一部论述梅毒的专著。清代陈士铎的《外科秘录》、顾世澄的《疡医大全》等有丰富的内容。吴师机的《理瀹骈文》专述药物的外治法，总汇了我国清末以前的外治诸法。

中华人民共和国成立后，中医外科进入了一个历史发展新阶段。在教学、临床、科研等方面都取得了显著成就。1954年首先在北京成立了中医研究院，以后各省、市先后成立了中医药研究院（所）。为培养中医人才，1956年起各省、市相继成立了中医学院，一批著名的中医外科专家到中医学院任教，对历史上外科医家的学术经验进行全面、系统的教授，从根本上改变了传统的师承家授的培养方法。为适应教育需要，1960年中医研究院编著《中医外科学简编》，1960年、1964年、1983年、1997年上海中医学院先后4次主编了《中医外科学》教材，1980年广州中医学院主编了中医专业用的《外科学》，均作为全国中医学院外科教学的统一教材，部分中医院校也相继编著了不同层次（包括自学考试）各具特色的《中医外科学》教材，使学生能系统地学习和掌握中医外科学的理论知识，为培养中医外科人才打下了良好的基础。同时还编著出版和重印了大量的中医外科学专著，不断交流全国各地中医外科学的学术经验与成就，使中医外科学的理论和经验得到较快普及与提高。在全国各市、县都先后开办了中医医院，在这些医院里大多设有中医外科，因而使外科疾病的诊疗和临床研究取得了一批成果。如中医研究院西苑医院等单位治疗颈、腋淋巴结结核，天津疮疡研究所用去腐生肌法治疗慢性窦道等，于1982年及1986年分别获得乙级科技成果奖；河北省新乐县骨髓炎医院采用内服药物结合手术摘除死骨的方法治疗骨髓炎，治愈率达95%。1987年获国家重大科技成果奖的烧伤膏，为全国医学界瞩目。用于治疗血栓闭塞性脉管炎的"通塞脉"、"清脉791"，注射治疗各期内痔均有效的"消痔灵"注射液，治疗多种皮肤病的"五妙水仙膏"等，都先后获得国家科技进步奖或卫生部科技成果奖。中西医结合治疗系统性红斑狼疮、硬皮病、毒蛇咬伤等，也都取得了很大的成绩。近年来，对男性病的临床研究蓬勃兴起，开拓了男性病治疗的前景。

20世纪50年代以来，中西医结合抢救大面积重度烧伤病例的成功，体现了中医中药的巨大优势。中医药在控制烧伤感染、减轻中毒症状、降低败血症发生率方面有积极作用；在维持有效血循环和微循环、改善与恢复心肾功能、增强机体抗病能力、提高免疫力、促进机体抗休克方面有重要的作用。由于安全渡过休克、败血症期，从而降低了病死率。烧伤恢复期应用益气健脾、扶正养胃中药，对促进体质复原，加速创面愈合，亦有重要的作用。对中小面积烧伤的治疗，国内各地运用了许多不同组成、不同剂型的中草药治疗，取得了显著的疗效。中药外敷治疗烧伤创面的特点是湿润暴露疗法，不仅具有抗感染、减少渗出、消炎止痛的作用，而且由于外敷药形成屏障，有防止创面再感染的作用，更有促进创面愈合、促进上皮再生、减少瘢痕的作用。烧伤后瘢痕增生，应用中药内外治疗后，血运改善，凸出的瘢痕可逐渐软化与平复。在烧伤防治的实验研究方面，成绩亦是显著的，在理论研究上，湿润暴露疗法打破了西医学传统的、保持创面干燥成痂的概念。湿润疗法这一理论，是结合中医"创伤、溃疡"论治思想和现代烧伤局部微循环研究理论提出的一种新概念，这是建立在传统的中医药外敷治疗烧伤大量实践经验基础上的。相信不久之后，湿润疗法的理论将更臻完善，随着这一理论的完善与实施，将为进一步发掘传统的中医药、单方、验方、祖传秘方开拓广阔的道路，烧伤后瘢痕的防治亦将取得新的突破。

自20世纪50年代开始，以中医为主中西医结合防治急腹症得以广泛开展，取得了一定成绩。应用清热解毒、活血化瘀、通里攻下的方药，结合针灸、电针、穴位注射、耳穴压贴等方法，治疗急性阑尾炎、急性上消化道穿孔、肠梗阻等均取得了肯定的疗效。中医中药作为一种治疗手段，有机地施用于某些急腹症的各型各期中，成为非手术综合治疗中的重要组成部分。华西医院在中西医结合治疗重症急性胰腺炎（SAP）的临床实践中，以卫气营血和脏腑辨证为基础，总结出运用气分、血分、脏衰、恢复分期概括本病的证候特点和病机传变规律，建立了综合运用益气救阴、活血化瘀、清热解毒、通里攻下四大法治疗该病的辨证论治体系。如应用大黄牡丹汤、三黄汤、红藤煎、薏苡附子败酱散等代表方，结合针刺、电针、穴位注射、耳穴压贴等法，治疗急性阑尾炎取得了肯定的疗效。中西医结合，中药"碎、排、溶、防"等一系列非手术疗法防治胆石病的研究和胆石从肝论治观念的确立，大大促进了胆石病的防治工作。随着医学科学的进展，中医中药作为一种治疗手段，有机地施用于急腹症的各型各期中，作为非手术综合治疗中的主要组成部分，前途是极为广阔的。

乳腺增生病是女性的常见病多发病，中医中药防治乳腺增生病在国内有大量的临床基础和良好的治疗效果。大量文献资料证明，患乳腺增生病的妇女其癌变的危险性要高于普通人群，积极防治乳腺增生病，对于预防、早期诊治乳腺癌有积极意义。中医中药对乳腺增生病的病因病机和治则研究，20世纪50年代前认为病因主要是肝郁气滞，治疗以疏肝解郁、理气消滞为原则。20世纪60年代病因病机的研究增加了冲任失调的因素，治疗上增加了调摄冲任的法则，在临床上提高了疗效。20世纪70年代以来，进一步认识到痰瘀凝滞亦是一部分病例的病因，此类病例多属反复发作、局部形成钙化灶或纤维化，治疗上采用活血化瘀、软坚化痰的法则。此外，涌现出许多中成药如天冬素片、消核片、乳核散结片、消癖丸、乳康片等。可以相信，随着临床与实验相结合的研究，将出现更多疗效显著、药效稳定的中成药制剂。

乳房疾病方面比较有代表性的是对浆细胞性乳腺炎的临床研究。浆细胞性乳腺炎由于临床症状酷似乳癌，常被错误地施以乳癌根治手术。20世纪80年代陆德铭继承发扬老中医经验，应用中医切开法，清除炎性病灶，切开瘘管，然后用提脓祛腐中药外敷治疗，获得疗效高、复发率低、乳房变形小的良好疗效，此项研究提高了对浆细胞性乳腺炎的认识，尤其是对与乳腺癌的鉴别作了比较详细的分析，从而避免了不必要的根治手术。20世纪90年代唐汉钧采用切开、灌注等综合治疗后，不仅提高了疗效，保持了乳房外形，还降低了复发率。乳腺癌手术后的中医药调治很重要，中医药能从整体上调节机体功能，增强体质，提高机体的免疫力和抗癌能力。中医药能调整机体因癌症造成的功能损害和代谢紊乱；减除因手术、放疗、化疗所产生的毒副作用，加强放疗、化疗效果，提高机体免疫功能，预防术后扩散和转移；还兼有抗癌、扶正的双相调节作用。上海龙华医院将治疗肛瘘的挂线疗法运用于乳晕瘘管的治疗，手术简便，疗效好，并且大多可以保持乳房外形。中医中药防治乳腺增生病取得了较大进展，以北京中医药大学东直门医院研制的乳块消为代表，陆续出现了乳癖消、乳康片等治疗药物。实验研究表明，中药治疗乳腺增生病可能是通过调整性激素水平、平衡内分泌功能而发挥作用。

中医治疗周围血管疾病利用外治与内治的综合优势，如中药内服或静脉滴注中药及外敷、药熏、药熨、药浸、药浴、针刺、艾灸等，必要时与手术、介入疗法并用取得了较好的疗效。不仅对于疾病早期治愈率高，而且对疾病后期的治疗效果也比较理想，降低了复发率和致残率。实验研究证实，中药有改善血管弹性及抗凝、溶栓等作用。以活血化瘀为基本治则治疗血栓闭塞性脉管炎，在国内已成主流，各地倡用和研制了大量中成药制剂，配合针灸中药麻醉等治疗，提高了疗效，降低了本病的复发率和高位截肢率。

近50年来，中医治疗肛门痔瘘疾病得到了较大发展，广泛采用切开挂线法解决了高位肛瘘的难治之点，这已成为国内肛肠学家的共识，在国际上亦享有盛誉。近年又开展了对复杂肛瘘外科治疗最佳式式的临床研究及隧道式引流的研究，减少了肛门瘢痕变形，保护了肛门功能。混合痔的外剥内扎术等是结扎痔瘘的改进手术，不仅疗效显著，而且防止了西医环切术后肛门狭窄、黏膜外露等后遗症。消痔灵硬化剂注射治疗内痔风靡国际，在1986年南斯拉夫第14届萨格勒布国际发明创造博览会荣获金奖，比利时布鲁塞尔第35届尤里卡世界发明创造博览会上荣获最高荣誉奖——一级骑士勋章。此外，陈旧性肛裂、婴儿肛瘘的治疗亦均有较大的进展。

疔疮、有头疽、疮疡等感染性疾病的中医中药治疗在国内有广泛的临床基础，全国各地拥有大量验方、单方，不仅有显著的疗效，而且近年通过对小复方和外用药的深入研究，在治疗机制上有了进一步的认识，认为中医中药除有直接的抑菌和抗病毒作用外，更有调动机体抗病能力的作用，通过促进非特异性或特异性细胞、体液免疫功能，间接杀灭病原体，清除毒素，达到"扶正祛邪"的作用，从而促进机体恢复。随着抗生素耐药菌株的增多和副作用增加，扶正祛邪中药日益受到中西医学者的重视。疽毒内陷、疔疮走黄等外科感染，及至形成毒血症、脓血症、败血症，中西医结合治疗提高了治疗效果，降低了病死率。通常认为在感染严重阶段过后，停用抗生素等西药，改用中药辨证治疗，可避免因抗生素长时间应用所致的毒性反应、二重感染，以及细菌产生耐药性等毒副作用，并可提高机体免疫力，促进伤口愈合。

我们相信，随着中医药现代化战略的实施，中医外科学将会与时俱进，取得更大的成绩。

（王宽宇）

第二节　中医外科疾病辨证方法

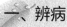

一、辨病

所谓辨病，就是认识和掌握疾病的现象、本质及其变化规律。不同外科疾病的症状表现、施治方法和预后转归等是不同的，只有正确的辨病，以后的治疗过程才能得当，疗效才能令人满意。

那么，在外科临床过程中如何准确地进行辨病呢？

首先必须具备扎实的理论知识。临床中辨病失误者，多数情况是由于没有掌握好每种疾病的基本理论知识，特别是没有抓住疾病的特殊表现，在临证过程中，茫茫然不知如何去辨病，找不出相似疾病间的不同之处，所以不能准确辨病。

其次详细、全面、认真的诊察亦是辨病的重要一环。临床中一般具有典型表现的疾病，多可迅速明确地做出辨病，而疑似之间的疾病则往往不易做出辨病。因此详细、全面、认真地诊察，是辨病的关键。可以肯定的说，粗浅疏略地诊察既不会准确地辨病，也不可能正确地辨证，疗效也不会满意。

同时具备西医学及相关检查知识，是准确辨病的重要条件。众所周知，西医的特点是重在辨病。从事临床工作者，如果没有一点西医知识，是不可能做到准确辨病的。特别是在目前病名尚不统一、规范的情况下，容易出现误诊或漏诊。

具备上述条件，临床辨病须按以下程序进行。

1. 详询病史

详询病史主要是从本次发病的原因或诱因开始，细致而有重点地询问发病的过程，疾病的变化，从中抓住可以决定或提示诊断的关键线索，为辨病提供依据。对过去的病史（包括个人生活史）、作过的诊断、治疗的经过和效果，亦应加以询问，以资参考。例如，长期从事站立工作的患者容易患有下肢静脉曲张。

2. 全面体检

在询问病史的同时，对每位患者均进行全面体检，既可以了解患者的一般状况，又可以全面搜集临床体征，以增加分析、判断的资料，避免漏诊或误诊，从而达到准确辨病。例如，对乳房肿块的患者，细致诊察全身和乳房局部情况及区域浅表淋巴结的变化，有助于乳癖和乳岩的鉴别。

3. 注重局部

外科疾病的最大特点是局部症状与体征，不同的疾病，局部表现各异，同一种疾病不同阶段，表现不一，因此重点诊察局部特征是辨病的关键。局部表现对确定是否属于外科病，是哪种疾病，处于哪一阶段都是至关重要的。同时详查局部又可积累外科临床经验、验证疗效。

4. 选用新技术和必要的辅助检查

新技术是四诊的发展和延伸，并可提供疾病微观状态不同侧面的真实情况，合理选用新技术和辅助检查对辨病和辨证是必要的。当然，有些新技术的特点是有创性、价格昂贵，而且需要具备一定的条件等；因此临床选用时必须了解新技术的原理、目的、适应证、注意事项、不良反应等。

5. 综合分析

辨病时，运用望、闻、问、切四诊的方法，取得临床第一手资料，这些资料的完整、全面、准确与否，直接影响辨病的准确性。可以说全面分析、准确辨病是一种能力。其受医学知识、临床经验、思维方法的影响和制约，只有在这三方面刻意锻炼，才能最终提高辨病水平。

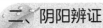

二、阴阳辨证

1. 阴阳是外科疾病辨证的总纲

阴阳是八纲辨证的总纲。一般讲，在辨清疾病的表、里、寒、热、虚、实之后，即可判明是阴证或阳证，或半阴半阳证。但外科在辨别阴阳属性上还有自己的特点：即根据疾病的发生、发展、症状和转归等各方面的相对性，可直接辨认其为阳证或阴证。阴阳不仅是八纲辨证的总纲，也是其他一切外科疾病辨证的总纲。

2. 辨阳证阴证

兹将阳证阴证辨别要点分述于下（表 1-1）。

表 1-1　辨阳证阴证

	阳证	阴证
发病缓急	急性发作	慢性发作
病程长短	病程比较短	病程比较长
全身症状	初期常伴形寒发热、	初期无明显症状，或伴
	口渴、纳呆、大便	虚寒症状，酿脓时有
	秘结、小便短赤	虚热症状，溃后虚象更甚
舌苔脉象	舌红苔黄脉有余	舌淡苔少脉不足

阴阳辨证要注意以下几点：

（1）局部和全身相结合：虽然阴阳辨证以局部症状为主，但不能孤立地以局部症状为依据，还要从整体出发，全面地了解、分析、判断。

（2）辨别真假：不能只从局部着眼，要深入分析，抓住病的实质，才不会被假象所迷惑。

（3）消长与转化：疾病在发展变化过程中阴证和阳证之间是可以互相转化的，这是由于阴阳与病位之深浅，邪毒之盛衰有关；或是疾病的自身转化，如寒化为热，阴转为阳的瘰疬；或是治疗后的转化，如本属阳证，若临床上给服大量苦寒泻火之剂，外敷清凉消肿解毒之药（或者使用大量抗生素后），红热疼痛等急性症状消失，炎症局限，逐渐形成一个稍红微热隐痛的木硬肿块，消之不散，亦不作脓，这是阳转为半阴半阳证的表现。本属阴证类疾病，也有通过治疗而后转化为阳证者。如脱疽，皮肤苍白、冰凉、疼痛、喜热而恶冷，属于寒证阴证，用温经活血之剂后，寒凝得散，气血流通，肢体皮肤转为温暖，此为阴证而转化为阳证。总之，阳证由于失治或误治而转化为阴证或半阴半阳证，是应极力避免发生的。临证中凡不属典型阴证或阳证的，即介于两者之间表现者，称之为半阴半阳证。

三、经络辨证

经络是体表组织与脏腑器官之间的重要联络渠道。经络辨证的目的在于更好地指导诊断与治疗，一是探求局部病变与脏腑器官之间的内在联系，以了解疾病传变规律。外科疾病在多数情况下，它一般局限于某一个脏器。据此，通过经络辨证，可知脏腑功能盛衰。二是依据所患疾病部位和经络在人体的循行分布，根据局部症状循经了解脏腑的病变，在经络循行的部位或经气聚集的某些穴位处存有明显压痛或局部形态的变化，反映了不同脏腑的病变，亦有助于诊断。如胆囊炎在右肩胛处压痛，肠痈在阑尾穴压痛。三是经络气血的多少与疾病的性质密切相关，气血盛衰关系疾病的发生与转归，依据疾病所属经络，结合疾病发展特点、性质等情况，可以明确地指导用药原则。如《灵枢·官能》谓："察其所痛，左右上下，知其寒温，何经所在。"

（一）人体各部所属经络

（1）头顶：正中属督脉经；两旁属足太阳膀胱经。
（2）面部、乳部：属足阳明胃经（乳房属胃经，乳外属足少阳胆经，乳头属足厥阴肝经）。
（3）耳部：属足少阳胆经和手少阳三焦经。
（4）手、足心部：手心属手厥阴心包经；足心属足少阴肾经。
（5）背部：总属阳经（因背为阳，中行为督脉之所主，两旁为足太阳膀胱经）。
（6）臀部：外侧属足三阳经；内侧属足三阴经。
（7）腿部：外侧属足三阳经；内侧属足三阴经。
（8）腹部：总属阴经（因腹为阴，中行为任脉之所主）。
（9）其他：如生于目部的为肝经所主；生于耳内的为肾经所主；生于鼻内为肺经所主；生于舌部为心经所主；生于口唇的为脾经所主。

（二）十二经络气血之多少

手足十二经脉有气血多少之分，手阳明大肠经、足阳明胃经为多气多血之经；手太阳小肠经、足太阳膀胱经、手厥阴心包经、足厥阴肝经为多血少气之经；手少阳三焦经、足少阳胆经、手少阴心经、足少阴肾经、手太阴肺经、足太阴脾经为多气少血之经。

凡外疡发于多血少气之经，血多则凝滞必甚，气少则外发较缓，故治疗时注重破血，注重补托。发于多气少血之经，气多则结必甚，血少则收敛较难，故治疗时要注重行气，注重滋养。发于多气多血之经，病多易溃易敛，实证居多，故治疗时要注重行气活血。例如，乳痈所患部位属足阳明胃经，治宜行气通乳；瘰疬属足少阳胆经，治宜行滞、滋养，等等。

（三）循经用药

由于疾病所发生部位和经络的不同，治则就有分别，须结合经络之所主的一定部位而选用引经药物，使药力直达病所，从而收到显著的治疗效果。如手太阳经用黄柏、藁本；足太阳经用羌活；手阳明经用升麻、石膏、葛根；足阳明经用白芷、升麻、石膏；手少阳经用柴胡、连翘、地骨皮（上）、青皮（中）、附子（下）；足少阳经用柴胡、青皮；手太阴经用桂枝、升麻、白芷、葱白；足太阴经用升麻、苍术、白芍；手厥阴经用柴胡、牡丹皮；足厥阴经用柴胡、青皮、川芎、吴茱萸；手少阴经用黄连、细辛；足少阴经用独活、知母、细辛。

古人通过长期的临床实践，观察到某些药物对某些脏腑、经络有着特殊治疗作用，揭示了引经药的用药规律，从而创立了"药物归经"的理论，进一步丰富了中医辨证与治疗学的内容。

四、局部辨证

外科疾患最显著的特征就在于局部病灶的存在，一般都有着比较明显的外在表现。主要包括病变部位疼痛，肿胀，发炎等。由于局部病灶存在的直观性，有效地提供了临床辨证的客观依据。也有某些全身性疾病，其病灶反映却在局部。由于疾病的病因不同，程度各异，因而转归顺逆，相差甚远。因此，外科辨证虽多从局部病变着手，以局部症状为重点，但也绝不能孤立地以局部症状为依据，只有从整体观念出发，局部与全身辨证相结合，外在表现与五脏六腑相结合，辨证求因，全面分辨疾病的性质，综合起来进行辨证，抓住证候的主要致病因素，才能为施治提供可靠的依据。

（一）辨肿块、结节

肿块是指体内比较大的或体表显而易见的肿物，如腹腔内肿物或体表较大的肿瘤等。而较小触之可及的称之为结节，主要见于皮肤或皮下组织。

1. 肿块

（1）大小：一般以公分（厘米）为测量单位，测量其大小可作为记录肿块变化，观察治疗效果的客观依据。选择具体测量方法时，特别要注意肿块覆盖物的厚度，或哑铃状及其他形状的肿块，体表虽小体内却很大。有些囊性变或出血性肿块随时间变化而增大，要随时观察其大小。B超测量可准确提示其有意义的数值。

（2）形态：常见的肿块形态特征有扁平、扁圆、圆球、卵圆、索条状、分叶状及不规则形态等。表面是否光滑可协助判断其性质，良性肿瘤因其有完整包膜，触诊时多表面光滑；而恶性肿瘤多无包膜，所以表面多粗糙，高低不平，且形状不一。

（3）质地：从肿块质地的软硬可判断其不同性质。如骨瘤或恶性肿瘤质地坚硬如石；脂肪瘤则柔软如馒；囊性肿块按之柔软等。但若囊性病变囊内张力增大到一定程度时，触诊也很坚硬，临证时注意这些辨证要点，则不难鉴别。

（4）活动度：根据肿块活动度一般可确定肿块的位置。如皮内肿块可随皮肤提起，推移肿块可见皮肤受牵扯；皮下肿块用手推之能在皮下移动，无牵拉感等。总的原则是良性肿块多活动度好，恶性肿块活动度较差。但是，有的肿块不活动或活动度极小，却不一定是恶性。如皮样囊肿，早年镶嵌在颅骨上，致颅骨成凹，推之难移。

（5）位置：有些肿块特别需要确定其生长的位置，以决定其性质和选择不同的治疗方法。如蔓状血管瘤看似位于体表，却多呈哑铃状，很可能外小内大，深层部分可以延伸到人体的骨间隙或内脏间隙，术前诊断不清，术中往往措手不及。肌肉层或肌腱处肿块，可随肌肉收缩掩没或显露，如腱鞘囊肿、腘窝囊肿等。再有平卧位触摸不清或比较深在的腹部不易判断的肿块，检查时应选择不同体位，让患者平卧位抬头，这时腹肌紧张，可清楚触及肿块，说明肿块位在腹壁；若肿块消失说明肿块位于腹肌之下或腹腔内。所以，对某些肿块则需要借助仪器检查。

（6）界线：指肿块与周围组织间的关系。一般认为非炎症性、良性肿块常有明显界线。而恶性肿块呈浸润性生长，与周围组织融合，无明显界线。炎性肿块或良性肿块合并感染，或良性肿块发生恶性变时，均可由边界清楚演变到边界不清，临证中应综合分析，予以鉴别。

（7）疼痛：一般肿块多无疼痛，恶性肿块初期也很少疼痛。只有当肿块合并感染，或良性肿瘤出现挤压症状，或恶性肿瘤中、后期出现破溃或压迫周围组织时可有不同程度的疼痛。

（8）内容物：由于肿块来源及形成或组织结构的区别，肿块内有着不同的内容物。如某些肉瘿（甲状腺囊肿）含淡黄色或咖啡色液体；水瘤（淋巴管瘤）为无色透明液体；胶瘤（腱鞘囊肿）为淡黄色黏冻状液体；结核性脓肿内为稀薄暗淡夹有败絮样物质；脂瘤（皮脂腺囊肿）内含灰白色豆腐渣样物质等。为了明确内容物的性质，有时需针吸穿刺或手术病理证实。

2. 结节

结节是相对肿块而言，大者为肿块，小者为结节。其大小不一，多呈圆形、卵圆形、扁圆形等局限性隆起，亦可相互融合成片或相连成串，亦有发于皮下，不易察觉，用手才能触及。结节疼痛多伴有感染；生长缓慢，不红无肿的结节，多考虑良性结节；对不明原因增长较快的结节，应尽快手术治疗，必要时应做病理检查。由于发生部位及形态不同，成因及转归各异，特别需要仔细辨认。

（二）辨痛

痛是气血凝滞，阻塞不通的反映。通则不痛，不通则痛。痛为疾病的警号，也是疮疡最常见的自觉症状，而疼痛增剧与减轻又常为病势进展与消退的标志。由于患者邪正盛衰与痛的原因不一，以及发病部位的深浅不同，而疼痛的发作情况也有所不同。因此，欲了解和掌握疼痛的情况，还应从引起疼痛的原因、发作情况、疼痛性质等几方面进行辨证，必要时痛肿合辨。

1. 疼痛原因

（1）热痛：皮色焮红，灼热疼痛，遇冷则痛减。见于阳证疮疡。

（2）寒痛：皮色不红，不热，酸痛，得温则痛缓。见于脱疽、寒痹等。

（3）风痛：痛无定处，忽彼忽此，走注甚速，遇风则剧。见于行痹等。

（4）气痛：攻痛无常，时感抽掣，喜缓怒甚。见于乳癖等。

（5）湿痛：痛而酸胀，肢体沉重，按之出现可凹水肿或见糜烂流滋。见于臁疮、股肿等。

（6）痰痛：疼痛轻微，或隐隐作痛，皮色不变，压之酸痛。见于脂瘤、肉瘤。

（7）化脓痛：痛势急胀，痛无止时，如同鸡啄，按之中软应指。多见于疮疡成脓期。

（8）瘀血痛：初起隐痛，胀痛，皮色不变或皮色暗褐，或见皮色青紫瘀斑。见于创伤或创伤性皮下出血。

2. 疼痛类别

（1）卒痛：突然发作，病势急剧，多见于急性疾患。

（2）阵发痛：时重时轻，发作无常，忽痛忽止。多见于石淋等疾患。

（3）持续痛：痛无休止，持续不减，连续不断。常见于疮疡初起与成脓时或脱疽等。

（三）辨脓

脓是外科疾病中常见的病理产物，因皮肉之间热胜肉腐蒸酿而成。疮疡早期不能消散，中期必化腐成脓。疮疡的出脓是正气载毒外出的现象，所以在局部诊断时辨脓的有无是关键所在。及时正确辨别脓的有无、脓肿部位深浅，然后才能进行适当的处理；依据脓液性质、色泽、气味等变化，有助于正确判断疾病的预后顺逆，这是外科疾病发展与转归的重要环节。

1. 成脓的特点

（1）疼痛：阳证脓疡，因正邪交争剧烈，脓液积聚，脓腔张力不断增高，压迫周围组织而疼痛剧烈。局部按之灼热痛甚，拒按明显；老年体弱者应激力差，反应迟钝，痛感缓和。阴证脓疡，则痛热不甚，而酸胀明显。

（2）肿胀：皮肤肿胀，皮薄光亮为有脓。深部脓肿，皮肤变化不明显，但胀感较甚。

（3）温度：用手仔细触摸患部，与周围正常皮肤相比，若为阳证脓疡，则局部温度增高。

（4）硬度：《外科理例》云："按之牢硬未有脓，按之半软半硬已成脓，大软方是脓成。"《疡医大全》又谓："凡肿疡按之软隐者，随手而起者，为有脓；按之坚硬，虽按之有凹，不即随手起者，为脓尚未成。"肿块已软，为脓已成。

2. 确认成脓的方法

（1）按触法：用两手食指的指腹轻放于脓肿患部，相隔适当的距离，然后以一手指稍用力按一下，则另一手指端即有一种波动的感觉，这种感觉称为应指。经反复多次及左右相互交替试验，若应指明显者为有脓。在检查时注意两手指腹应放于相对应的位置，并且在上下左右四处互相垂直的方向检查。若脓肿范围较小，则用左手拇、食两指固定于脓肿的两侧，以右手的食指按触脓肿中央，如有应指为有脓。

（2）透光法：即以患指（趾）遮挡住手电筒的光线，然后注意观察患指（趾）部表面，若见其局部有深黑色的阴影即为有脓。不同部位的脓液积聚，其阴影可在其相应部位显现。此法适用于指、趾部甲下的辨脓，因其局部组织纤薄且能透光。

（3）点压法：在手指（趾）部，当病灶处脓液很少的情况下，可用点压法检查，简单易行。用大头针尾或火柴头等小的圆钝物，在患部轻轻点压，如测得有局限性的剧痛点，即为可疑脓肿。

（4）穿刺法：若脓液不多且位于组织深部时，用按触法辨脓有困难，可直接采用注射器穿刺抽脓方法，不仅可以用来辨别脓的有无，确定脓肿深度，而且还可以采集脓液标本，进行培养和药物敏感实验。操作时必须严格消毒，注意选择粗细适当的针头、进针角度、深度等。选定痛点明显处为穿刺点，局麻后负压进针，边进边吸，若见脓液吸出，即确定脓肿部位。若一次穿刺无脓，可重复穿刺。

（5）B超：B超的特点是操作简单、无损伤，可比较准确地确定脓肿部位，并协助判断脓肿大小，从而能引导穿刺或切开排脓。

3. 辨脓的部位深浅

确认脓疡深浅，可为切开引流提供进刀深度。若深浅不辨，浅者深开，容易损伤正常组织，增加患者痛苦。

4. 辨脓的形质、色泽和气味

（1）脓的形质：如脓稠厚者，为元气充盛；淡薄者，为元气较弱。如先出黄白稠厚脓液，次出黄稠滋水，是将敛佳象；若脓由稠厚转为稀薄，体质渐衰，为一时难敛。如脓成日久不泄，一旦溃破，脓质如水直流，其色不晦，其气不臭，为未败象；若脓稀似粉浆污水，或夹有败絮状物质，且色晦腥臭者，为气血衰竭，此属败象。

（2）脓的色泽：如黄白质稠，色泽鲜明，为气血充足，最是佳象；如黄浊质稠，色泽不净，为气火有余，尚属顺证；如黄白质稀，色泽洁净，气血虽虚，未为败象；如脓色绿黑稀薄，为蓄毒日久，有损筋伤骨之可能；如脓中夹有成块瘀血者，为血络损伤；如脓色如姜汁，则每多兼患黄疸，乃病势较重。

（3）脓的气味：一般略带腥味，其质必稠，大多是顺证现象；脓液腥秽恶臭者，其质必薄，大多是逆证现象，常为穿膜损骨之征。其他有如蟹沫者，也为内膜已透，每多难治。

（四）辨出血

出血是临床中常见而重要的症状之一，中医外科疾病以便血、尿血最为常见，准确辨认出血性状、部位、原因，对及时诊断、合理治疗具有十分重要的意义。

1. 便血

便血亦称"血泄"，即指血从肛门下泄，包括粪便带血，或单纯下血。便血有"远血"、"近血"之说。上消化道出血，一般呈柏油样黑便，为远血；直肠、肛门的便血，血色鲜红为近血。便血的颜色与出血部位、出血量及血液在肠道内停留时间长短有关。一般柏油样黑便的形成，可由自口腔至盲肠任何部位的出血所造成，但若肠道蠕动极快时，则血色鲜红或血便混杂。乙状结肠、直肠出血，血液多附着于粪便表面，血便不相混杂；内痔以便血为主，多发生在排便时，呈喷射状或便后滴沥鲜血；肛裂排便时血色鲜红而量少，并伴剧烈疼痛；结肠癌多以腹部包块就诊，血便混杂，常伴有黏液；直肠癌则以便血求治，肛门下坠，粪便表面附着鲜红或暗红色血液，晚期可混有腥臭黏液，常误诊为痔，指诊可以帮助确诊。另外各种原因导致的败血症、某些食物等也可见有黑便。应根据临床表现及病史，注意详辨。

2. 尿血

尿血亦称："溲血"、"溺血"，是指排尿时尿液中有血液或血块而言。一般以无痛为"尿血"，有痛称"血淋"。泌尿生殖系统的感染、结石、肿瘤、损伤等是导致尿血的主要原因。如肾、输尿管结石，在疼痛发作期间或疼痛后出现不同程度的血尿，一般为全程血尿；膀胱、尿道结石多为"终末血尿"；肾肿瘤常为全程无痛血尿，一般呈间歇性；膀胱肿瘤呈持续性或间歇性无痛肉眼血尿，出血较多者可以排出血块；外伤损及泌尿系统，器械检查或手术等均可造成出血，引起尿血。临床上可根据病史、体征及其他检查，明确出血部位。另外尚有一些疾病，如结缔组织疾病、免疫系统、内分泌、代谢障碍性疾病，也可以引起尿血。

（赵　钢）

第三节 中医外科疾病治法

外科疾病的治疗方法，分内治和外治两类。内治法基本与内科相同，从整体观念出发，进行辨证施治，但其中透脓、托毒等法，以及结合某些外科疾病应用某些方药，则有显著区别，也为外科的特点。而外治中的外用药物、手术疗法和其他疗法中的引流、垫棉、挂线，则为外科所独有。在具体应用时，必须根据患者的体质和不同的致病因素，辨别阴阳及经络部位，确定疾病的性质，内治外治并重，相辅相成，达到治疗疾病的目的。

一、内治法

内治法除从整体观念、辨证施治着手外，还要依据外科疾病的发展过程，按照疮疡初起、成脓、溃后三个阶段，确立消、托、补三个总的治疗法则，然后循此治则运用具体的治疗方法，如解表、清热、和营等法。明确总的治疗原则后方可选用适当的方药，取得明显疗效。

（一）内治三大总则

1. 消法

消法是指运用不同的治疗方法和方药，使初起的外科疾病得以消散，不使邪毒结聚、走窜、发展或成脓，是一切外科疾病初起的治法法则。此法适用于尚未成脓的初期肿疡和非化脓性肿块性疾病及各种皮肤疾病等。具体应用时，必须针对病种、病因、病机、病情，分别运用不同的治疗方法。如有表邪者解表，里实者通里，热毒蕴结者清热，寒邪凝结者温通，痰凝者祛痰，湿阻者理湿，气滞者行气，血瘀者和营化瘀等。此外，还应结合患者的体质强弱、肿疡所属经络部位等辨证施治，适当加减不同的药物。按此施治，则未成脓者可以内消，即使不能消散，也可移深居浅，转重为轻。若疮形已成，则不可用内消之法，以免毒散不收，气血受损，脓毒内蓄，侵蚀好肉，甚至腐烂筋骨，反使溃后难敛，不易速愈。

2. 托法

托法是用补益气血和透脓的药物，扶助正气，托毒外出，以免毒邪扩散或内陷的治疗法则。此法适用于外疡中期，即成脓期，此时热毒已腐肉成脓，由于一时创口不能溃破，或机体正气虚弱不能托毒外达，均会导致脓毒滞留。治疗上应根据患者体质强弱和邪毒盛衰状况，分为补托和透托两种方法。补托法用于正虚毒胜，不能托毒外达，疮形平塌，根脚散漫不收，难溃难腐的虚证。透托法用于毒气盛而正气未衰者，可用透脓药物，促其早日脓出毒泄，肿消痛减，以免脓毒旁窜深溃。如毒邪炽盛者，还需加用清热解毒药物。

3. 补法

补法是用补养的药物，恢复正气，助养新生，使疮口早日愈合的一种治疗法则。此法适用于溃疡后期，此时毒势已去，精神衰疲，元气虚弱，脓水清稀，肉芽灰白不实，疮口难敛者。补法是治疗虚证的法则，所以外科疾病只要有虚的症候存在，特别是疮疡的生肌收口期，均可应用。凡气血虚弱者，宜补养气血；脾胃虚弱者，宜理脾和胃；肝肾不足者，宜补养肝肾等。如毒邪未尽，切勿遽用补法，以免留邪为患，助邪鸱张，而犯"实实之戒"。

（二）内治法的具体应用

上述消、托、补三个大法则是治疗外科疾病的三个总则。由于疾病的病种、病因、病机、病位、病性、病程等不同，因此在临床具体运用时治法很多，归纳起来大致有解表、通里、清热、温通、祛痰、理湿、行气、和营、内托、补益、调胃等十一种治法。

1. 解表法

解表法为用解表发汗的药物，达邪外出，使外证得以消散的治法。正如《内经》所说"汗之则疮已"之意。即通过发汗开泄腠理，使壅阻于皮肤血脉之间的毒邪随汗而解。因邪有风热、风寒之分，故法有辛凉、辛温之别。

（1）方剂举例：辛凉解表方，如银翘散、牛蒡解肌汤；辛温解表方，如荆防败毒散、桂枝汤。

（2）常用药物：辛凉解表药，如薄荷、桑叶、蝉衣、牛蒡子、连翘、浮萍、菊花等；辛温解表药，如荆芥、防风、麻黄、桂枝、生姜、羌活、葱白等。

（3）适应证：辛凉解表用于外感风热证，症见疮疡局部焮红肿痛，或皮肤间出现急性泛发性皮损，皮疹色红、瘙痒，伴有恶寒轻、发热重、汗少、口渴、咽喉疼痛、小便黄、舌苔薄黄、脉浮数者，如颈痈、乳痈初起，头面部丹毒、瘾疹（风热型）、药疹等；辛温解表法用于外感风寒证，症见疮疡肿痛酸楚，肤色不变，或皮肤间出现急性泛发性皮损，皮疹色白，或皮肤麻木，伴有恶寒重、发热轻、无汗、头痛、身痛、口不渴、舌苔白、脉浮紧者，如瘾疹（风寒证）。

（4）注意点：凡疮疡溃后，日久不敛，体质虚弱者，即使有表证存在，也不宜发汗太过，否则汗出过多，体质更虚，易引起痉厥、亡阳之变。所以《伤寒论》说"疮家，身虽疼痛，不可发汗，汗出则痉"，其含义在此。

2. 通里法

通里法是用泻下的药物，使蓄积在脏腑内部的毒邪得以疏通排出，从而达到除积导滞、逐瘀散结、泻热定痛、祛邪消毒的目的。外科通里法常用的为攻下（寒下）和润下两法。

（1）方剂举例：攻下法方，如大承气汤、内疏黄连汤、凉膈散；润下法方，如润肠汤。

（2）常用药物：攻下药物，如大黄、枳实、芒硝、番泻叶；润下药物，如瓜蒌仁、火麻仁、郁李仁、蜂蜜等。

（3）适应证：攻下法适用于表证已罢，热毒入腑，内结不散的实证、热证，如外科疾病局部焮红肿胀、疼痛剧烈，或皮肤病之皮损焮红灼热，并伴口干饮冷、壮热烦躁、呕恶便秘、舌苔黄腻或黄糙、脉沉数有力者。润下法适用于阴虚肠燥便秘者，如疮疡、肛肠疾病、皮肤病等阴虚火旺，胃肠津液不足而见口干食少、大便秘结、脘腹痞胀、舌干质红、苔黄腻或薄黄、脉细数者。

（4）注意点：运用通里攻下法必须严格掌握适应证，尤以年老体衰、妇女妊娠或月经期更宜慎用。使用时应中病即止，不宜过剂，否则会损耗正气，致疾病缠绵难愈。泻下药物虽可直接泻下壅结之热毒，但在使用时可适当配以清热解毒之品，以增清泄热毒之效。

3. 清热法

清热法是用寒凉的药物，使内蕴之热毒得以清解的治法。也就是《内经》所说"热者寒之"的治法。由于外科疮疡多因火毒所生，所以清热法是外科的主要治疗法则。但在具体运用时，首先必须分辨热之盛衰、火之虚实。实火宜清热解毒，热在气分者当清气分之热，入营当清营泄热，入血需凉血散血，阴虚火旺当养阴清热。

（1）方剂举例：清热解毒方，如五味消毒饮；清气分之热方，如黄连解毒汤；清营分热方，如清营汤、犀角地黄汤；养阴清热方，如知柏地黄；清骨蒸潮热方，如清骨散。

（2）常用药物：清热解毒药，如蒲公英、紫花地丁、金银花、连翘、蚤休、野菊花等；清气分热药，如黄连、黄芩、黄柏、石膏等；清营分热药，如水牛角、生地黄、牡丹皮、紫草、大青叶等；养阴清热药，如生地黄、玄参、麦冬、龟板、知母等；清骨蒸潮热药，如地骨皮、青蒿、鳖甲、银柴胡等。

（3）适应证：清热解毒法用于热毒之证，症见局部红、肿、热、痛，伴发热烦躁、口燥咽干、舌红苔黄、脉数等，如疔疮、疖、痈等疮疡。清气分热适用于局部色红或皮色不变、灼热肿痛的阳证，或皮肤病之皮损焮红灼热、脓疱糜烂并伴壮热烦躁、口干喜冷饮、溲赤便干、舌苔黄腻或黄糙、脉洪数者，如颈痈、流注、接触性皮炎、脓疱疮等，在临床上，清热解毒与清气分热有时不能截然分清，常合并应用。清血分热适用于邪热侵入营血，症见局部焮红灼热的外科疾病，如烂疔、发、大面积烧伤，皮肤病之红斑、瘀点、灼热，如丹毒、白疕（血热型）、红蝴蝶疮，可伴有高热、口渴不喜饮、心烦不寐、舌质红绛、苔黄、脉弦数等。以上三法在热毒炽盛时可相互同用。若热毒内传、邪陷心包而见烦躁不安、神昏谵语，身热、舌红绛，苔焦黑而干，脉洪数或细数，是因疔疮走黄、疽毒内陷，又当加清心开窍法，可应用安宫牛黄丸、紫雪丹、至宝丹等。养阴清热法用于阴虚火旺的慢性病症，如红蝴蝶疮、有头疽溃后、蛇串疮恢复期，或走黄、内陷后阴伤有热者。清骨蒸潮热一般用于瘰疬、流痰后期虚热不退者。

（4）注意点：应用清热药切勿太过，必须兼顾胃气，如过用苦寒，势必损伤胃气而致纳呆、呕恶、泛酸、便溏等症状。尤其在疮疡溃后体质虚弱者更宜注意，过投寒凉药物会影响疮口愈合。

4. 温通法

温通法是用温经通络、散寒化痰的药物，以驱散阴寒凝滞之邪以治疗寒证的一种治法，即《内经》所说"寒者热之"之意。本法外科临床运用时，分温经通阳、散寒化痰和温经散寒、祛风化湿两法。

（1）方剂举例：温经通阳、散寒化痰方，如阳和汤；温经散寒、祛风化湿方，如独活寄生汤。

（2）常用药物：温经通阳、散寒化痰药物，如附子、肉桂、干姜、桂枝、麻黄、白芥子等；温经散寒、祛风化湿药，如细辛、桂枝、羌活、独活、桑寄生、秦艽等。

（3）适应证：温经通阳、散寒化痰法适用于体虚寒痰阻于筋骨，出现患处隐隐作痛、漫肿不显、不红不热、面色苍白、形体恶寒、小便清利、舌淡苔白、脉迟或沉等内寒证，如流痰、脱疽等病。温经散寒、祛风化湿法适用于体虚风寒湿邪侵袭筋骨，出现患处酸痛麻木、漫肿、皮色不变、恶寒重发热轻、苔白腻、脉迟紧等外寒证者。

总之，上述两法中阳和汤以温阳补虚为主，一般多用于体质较虚者，为治疗虚寒阴证的代表方；独活寄生汤祛邪补虚并重，如体质较强者，只要去其补虚之品，仍可应用。

（4）注意点：阴虚有热者不可施用本法，因温燥之药能助火劫阴，若应用不当，能造成其他变证。临床上应用温通法多配以补气养血、活血通络之品，使元气充足，血运无阻，经脉流通，阳气畅达。

5. 祛痰法

祛痰法是用咸寒化痰软坚的药物，使因痰凝聚的肿块得以消散的治法。一般情况下，痰不是疮疡发病的主要原因，多因外感六淫、内伤七情及体质虚弱等，使气机阻滞凝、液聚成痰。因此，祛痰法在临床运用时大多是针对不同病因，配合其他治法使用，才能达到化痰、消肿、软坚的目的，故分有疏风化痰、清热化痰、解郁化痰、养营化痰等法。

（1）方剂举例：疏风化痰方，如牛蒡解肌汤合二陈汤；清热化痰方，如清咽利膈汤合二母散；解郁化痰方，如逍遥散合二陈汤；养营化痰方，如香贝养营汤。

（2）常用药物：疏风化痰药，如牛蒡子、薄荷、蝉衣、夏枯草、陈皮、半夏等；清热化痰药，如板蓝根、连翘、黄芩、金银花、贝母、桔梗、瓜蒌、天竺黄、竹茹等；解郁化痰药，如柴胡、川楝子、郁金、海藻、昆布、白芥子等；养营化痰药，如当归、白芍、茯苓、何首乌、贝母等。

（3）适应证：疏风化痰法，适用于风热夹痰的病症，如颈痈结块肿痛，伴有咽喉肿痛、恶风发热；清热化痰法适用于痰火凝聚之证，如锁喉痈红肿坚硬、灼热疼痛，伴气喘痰壅、壮热口渴、便秘溲赤、舌质红绛苔黄腻、脉弦滑数；解郁化痰法适用于气郁夹痰之证，如瘰疬、肉瘿见结块坚实，色白不痛或微痛，伴有胸闷憋气、性情急躁等；养营化痰法适用于体虚夹痰之证，如瘰疬、流痰后期脓水稀薄，或渗流血水，伴形体消瘦、神疲肢软者。

（4）注意点：因痰而致的外科病，每与气滞、火热相合，应注意辨证。临床应用可根据病变部位、经络脏腑所属而随经用药，如病在颈项、腮颐加疏肝清火之品，病在乳房加清泻胃热之品如香贝养营汤（《医宗金鉴》）。

6. 理湿法

理湿法是用燥湿或淡渗利湿的药物祛除湿邪的治法。湿邪停滞能阻塞气机，病难速愈。治湿之法，在上焦宜化，在中焦宜燥，在下焦宜利。且湿邪致病常与其他邪气结合为患，最多为夹热，其次夹风，因此理湿之法不单独使用，必须结合清热、祛风等法，才能达到治疗目的。如湿热两盛，留恋气分，要利湿化浊、清热解毒；湿热下注膀胱，宜清热泻火、利水通淋；湿热蕴结肝胆，宜清肝泻火、利湿化浊；风湿袭于肌表，宜除湿祛风。

（1）方剂举例：燥湿健脾方，如平胃散；清热利湿方，如二妙丸、萆薢渗湿汤、五神汤、龙胆泻肝汤等；祛风除湿方，如豨莶丸。

（2）常用药物：燥湿药，如苍术、佩兰、藿香、厚朴、半夏、陈皮等；淡渗利湿药，如泽泻、薏苡仁、猪苓、茯苓、车前草、茵陈等；祛风除湿药，如白鲜皮、豨莶草、威灵仙、防己、木瓜、晚蚕沙等。

（3）适应证：燥湿健脾法适用于湿邪兼有脾虚不运之证，如外科疾患伴有胸闷呕恶、腹胀腹满、食欲不振、舌苔厚腻等；清热利湿法适用于湿热并交之证，如湿疮、漆疮、臁疮等见肌肤焮红作痒、滋水淋漓或肝胆湿热引发的子痈、囊痈等。

祛风除湿法适用于风湿袭于肌表之证，如白驳风。

（4）注意点：湿邪为黏滞之邪，易聚难化，常与热、风、暑等邪相合而发病，故治疗时必须同时应用清热、祛风、清暑等法。理湿之药过用每能伤阴，故阴虚、津液亏损者宜慎用或不用。

7. 行气法

行气法是运用理气的药物调畅气机、流通气血，已到达解郁散结、消肿止痛作用的一种治法。气血凝滞是外科病理变化中的一个重要环节，局部肿胀、结块、疼痛都与气机不畅、血脉遇阻有关。因气为血帅,气行则血行,气滞则血凝,故行气之时多与活血药配合使用;又气郁则水湿不行、聚而成痰,故行气药多与化痰药合用。

（1）方剂举例:疏肝解郁、行气活血方,如逍遥散、清肝解郁汤;理气解郁、化痰软坚方,如海藻玉壶汤、开郁散。

（2）常用药物:疏肝解郁、行气活血药物,如柴胡、香附、枳壳、陈皮、木香、乌药、金铃子、延胡索、当归、川芎、白芍、丹参等;理气解郁、化痰软坚药,如昆布、贝母、青皮、半夏等。

（3）适应证:疏肝解郁、行气活血法适用于肝郁气滞血凝证;理气解郁、化痰软坚法适用于瘀血凝聚、闭阻经络所引起的外科疾病。

（4）注意点:气虚、阴虚或火盛者慎用或禁用。临床上常与祛痰、和营等法配合使用。

8. 和营法

和营法是用调和营血的药物,使经络疏通,血脉调和流畅,从而达到疮疡肿消痛止的目的。

（1）方剂举例:活血化瘀方,如桃红四物汤;活血逐瘀方,如大黄䗪虫丸。

（2）常用药物:活血化瘀药,如桃仁、红花、当归、赤芍、红藤等;活血逐瘀药,如䗪虫、水蛭、虻虫、三棱、莪术等。

（3）适应证:活血化瘀法适用于经络阻隔、气血凝滞引起的外科疾病;活血逐瘀法适用于瘀血凝聚、闭阻经络所引起的外科疾病。

（4）注意点:火毒炽盛的疾病不应使用;气血亏损者,破血药不宜过用。

9. 内托法

内托法是用补益和透脓的药物,扶助正气,托毒外出,使疮疡毒邪移深居浅,早日液化成脓,或使病灶趋于限局化,使邪盛者不致脓毒旁窜深溃,正虚者不致毒邪内陷,从而达到脓出毒泄、肿痛消退的目的。

（1）方剂举例:透托方,如透脓散;益气托毒方,如托里消毒散;温阳托毒方,如神功内托散。

（2）常用药物:黄芪、党参、白术、当归、白芍、附子、干姜、皂角刺等。

（3）适应证:透托法适用于肿疡已成,毒盛正气不虚之实证;补托法适用于肿疡毒盛正虚之证。

（4）注意点:透脓法不宜用之过早,肿疡初起未成脓时勿用。补托法在正实毒盛的情况下不可施用。

10. 补益法

补益法是用补虚扶正的药物,使体内气血充足,消除各种虚弱,恢复人体正气,助养新肉生长,促进疮口早日愈合的治法。

（1）方剂举例:益气方,如四君子汤;养血方,如四物汤;气血双补,如八珍汤;滋阴方,如六味地黄丸;助阳方,如附桂八味丸或右归丸。

（2）常用药物:益气药,如党参、黄芪、白术;养血药,如当归、熟地、白芍、鸡血藤;滋阴药,如生地、玄参、麦冬、女贞子、旱莲草、玉竹;温阳药,如附子、肉桂、仙茅、淫羊藿、巴戟肉、鹿角片等。

（3）适应证:凡具有气虚、血虚、阳虚、阴虚症状者,均可用补法。适用于疮疡中后期、皮肤病等凡有气血不足及阴虚阳微者。

（4）注意点：补法宜灵活，以见不足者补之为原则。

11. 调胃法

调胃法是用调理胃气的药物，使纳谷旺盛，从而促进气血生化的治法。

（1）方剂举例：理脾和胃方，如异功散；和胃化浊方，如二陈汤；清养胃阴方，如益胃汤。

（2）常用药物：理脾和胃药，如党参、白术、茯苓、陈皮、砂仁等；和胃化浊药，如陈皮、茯苓、半夏、厚朴、竹茹、谷芽、麦芽等；清养胃阴药，如沙参、麦冬、玉竹、生地、天花粉等。

（3）适应证：理脾和胃法适用于脾胃虚弱，运化失职证；和胃化浊法适用于湿浊中阻，胃失和降证；清养胃阴法，适用于胃阴不证。

（4）注意点：理脾和胃法适用于脾虚而运化失常，便溏，苔薄，舌质淡之证；和胃化浊适用于湿浊中阻，运化失常，胸闷欲恶，苔腻之证；清养胃阴法适用于舌光质红，胃阴不足之证。

二、外治法

外治法是运用药物和手术或配合一定的器械等，直接作用于患者体表某部或病变部位以达到治疗目的的一种治疗方法。外治法是指与内治法相对而言的法则。《理瀹骈文》说："外治之理，即内治之理，外治之药，即内治之药。所异者法耳。"该句指出外治法与内治法治疗机理相同，但给药途径不同。外治法是使药物直接作用于皮肤和黏膜，使之吸收，从而达到治疗目的，这是外科独具而必不可少的特色治法。外治法的运用同内治法一样，要进行辨证施治，根据疾病不同的发展过程，选择不同的治疗方法。常用的方法有药物疗法、手术疗法和其他疗法三类。

（一）药物疗法

药物疗法是根据疾病所在的部位不同，以及病程发展变化所需，把药物制成不同的剂型用于患处，使药力直达病所，从而达到治疗目的的一种方法。常用的有膏药、油膏、箍围药、草药、掺药等。

1. 膏药

膏药古代称薄贴，现称硬膏。膏药是按配方用若干药物浸于植物油中煎熬，去渣存油，加入黄丹再煎，利用黄丹在高热下经过物理变化凝结而成的制剂，俗称药肉，也有不用煎熬，经捣烂而成的膏药制剂，再用竹签将药肉摊在纸或布上。膏药总的作用，因其富有黏性，敷贴患处，能固定患部，使患部减少活动，保护溃疡疮面，可以避免外来刺激和细菌感染。膏药使用前加温软化，趁热敷贴患部，使患部得到较长时间的热疗，改善局部血液循环，增加抗病能力。至于具体的功用，则依据所选药物的功用不同，对肿疡起到消肿定痛，对溃疡起到提脓去腐、生肌收口的作用。

（1）适用证：一切外科病初起、已成、溃后各个阶段，均可应用。

（2）用法：由于膏药方剂的组成不同，运用的药物有温、凉之异，所以在应用时就有各种不同的适应证。如太乙膏性偏清凉，功能消肿、清火、解毒、生肌，适用于阳证，为肿疡、溃疡通用之方。阳和解凝膏性偏温热，功能温经和阳、祛风散寒、调气活血、化痰通络，适用于阴证疮疡未溃者。千捶膏性偏寒凉，功能消肿、解毒、提脓、去腐、止痛，初起贴之能消，已成贴之能溃，溃后贴之能去腐，适用于痈、有头疽、疔、疖等一切阳证。咬头膏具有腐蚀性，功能蚀破疮头，适用于肿疡脓成，不能自破，以及患者不愿接受手术切开排脓者。此外，膏药摊制的形式有厚薄之分，在具体运用上也各有所宜。如薄型的膏药，多适用于溃疡，宜于勤换；厚型的膏药，多适用于肿疡，宜于少换，一般3～5天调换1次。

（3）注意点：凡疮疡使用膏药，有时可能引起皮肤焮红，或起丘疹，或发生水疱，瘙痒异常，甚则溃烂等现象，这是因为皮肤过敏，形成膏药风（接触性皮炎）；或溃疡脓水过多，由于膏药不能吸收脓水，淹及疮口，浸淫皮肤，而引起湿疮。凡见此等情况，可以改用油膏或其他药物。此外，膏药不可去之过早，否则疮面不慎受伤，再次感染，复致溃腐，或使疮面形成红色瘢痕，不易消退，有损美观。

2. 油膏

油膏是将药物与油类煎熬或捣匀成膏的制剂，现称软膏。目前，油膏的基质有猪脂、羊脂、松脂、麻油、黄蜡、白蜡及凡士林等。在应用上，其优点有柔软、滑润、无板硬粘着不舒的感觉，尤其对病灶在凹陷折缝之处者，或大面积的溃疡，使用油膏更为适宜，故近代医者常习用油膏来代替膏药。

（1）适应证：适用于肿疡、溃疡，皮肤病糜烂结痂渗液不多者，肛门病等。

（2）用法：由于油膏方剂的组成不同，疾病的性质和发病阶段各异，其具体运用时应有针对性进行选择。如金黄油膏、玉露油膏适用于阳证肿疡、肛门周围痈疽等病。冲和膏适用于半阴半阳证。回阳玉龙油膏适用于阴证。生肌玉红膏功能活血去腐、解毒止痛、润肤生肌收口，适用于一切溃疡，腐肉未脱，新肉未生之时，或日久不能收口者。红油膏功能防腐生肌，适用于一切溃疡。生肌白玉膏功能润肤生肌收敛，适用于溃疡腐肉已净，疮口不敛者，以及乳头皲裂、肛裂等病。疯油膏功能润燥杀虫止痒，适用于牛皮癣、慢性湿疮、皲裂等。青黛散油膏功能收湿止痒、清热解毒，适用于蛇串疮、急慢性湿疮等皮肤焮红痒痛、渗液不多之症。消痔膏功能消痔退肿止痛，适用于内痔、赘皮外痔、血栓痔等出血、水肿、疼痛之症。

（3）注意点：凡皮肤湿烂，疮口腐化已尽，摊贴油膏，应薄而勤换，以免脓水浸淫皮肤，不易干燥。目前调制油膏大多应用凡士林，凡士林系矿物油，也可刺激皮肤引起皮炎，如见此等现象应改用植物油或动物油；若对药物过敏者，则改用其他药。油膏用于溃疡腐肉已脱、新肉生长之时，摊贴宜薄，若过于厚涂则使肉芽生长过剩而影响疮口愈合。

3. 箍围药

箍围药古称敷贴，是借药粉具有箍集围聚、收束疮毒的作用，从而促使肿疡初起轻者可以消散；即使毒已结聚，也能促使疮形缩小，趋于局限，达到早日成脓和破溃；就是在破溃后，余肿未消者，也可用它来消肿，截其余毒。

（1）适应证：凡外疡不论初起、成脓及溃后，肿势散漫不聚，而无集中之硬块者，均可使用本法。

（2）用法：由于箍围药的药性有寒、热的不同，所以在应用时也应分别使用，才能收到预期效果；如金黄散、玉露散药性寒凉，功能清热消肿、散瘀化痰，适用于红、肿、热、痛的一切阳证。金黄散对肿而有结块者，尤其对急性炎症控制后形成慢性迁移性炎症时更为适宜。

玉露散对焮红、灼热、漫肿无块者疗效佳。回阳玉龙膏药性温热，功能温经活血、散寒化痰，适用于不红不热的一切阴证。冲和膏药性平和，功能行气疏风、活血定痛、散瘀消肿，适用于疮形肿而不高，痛而不甚，微红微热，介于阴阳之间的半阴半阳证。

调制法：总的原则是将箍围药粉与各种不同的液体调剂制成糊状的制剂。调制液体多种多样，临床应根据疾病的性质与阶段不同，正确选择使用。以醋调者，取其散瘀解毒；以酒调者，取其助行药力；以葱、姜、韭、蒜捣汁调者，取其辛香散邪；以菊花汁、丝瓜叶汁、银花露调者，取其清凉解毒，而其中用丝瓜叶汁调制的玉露散治疗暑天疖肿效果较好；以鸡子清调者，取其缓和刺激；以油类调者，取其润泽肌肤。如上述液体取用有困难时，则可用冷茶汁加白糖少许调制。总之，阳证多用菊花汁、银花露或冷茶汁调制，半阴半阳证多用葱、姜、韭捣汁或用蜂蜜调制，阴证多用醋、酒调敷。目前临床上对阳证及半阴半阳证常以凡士林调制成油膏使用。

敷贴法用于外疡初起时，宜敷满整个病变部位。若毒已结聚，或溃后余肿未消，宜敷于患处四周，不要完全涂布。敷贴应超过肿势范围。

（3）注意点：凡外疡初起，肿块局限者，一般宜用消散药。阳证不能用热性药敷贴，以免助长火毒；阴证不能用寒性药敷贴，以免寒湿痰瘀凝滞不化。箍围药敷后干燥之时，宜时时用液体湿润；以免药物剥落及干板不舒。

4. 草药

其药源丰富，使用方便，价格低廉，疗效较好，民间使用草药治疗外科疾病已有很多的经验。

（1）适应证：一切外科病之肿疡具有红肿热痛的阳证，创伤浅表出血，皮肤病的止痒，毒蛇咬伤等，均可应用。

（2）用法：蒲公英、紫花地丁、马齿苋、芙蓉花叶、野菊花叶、七叶一枝花、丝瓜叶等，有清热解毒消肿之功，适用于阳证肿疡。用时将鲜草药洗净，加食盐少许，捣烂敷患处，一日调换1～2次。旱莲草、白茅花、丝瓜叶等，有止血之功，适用于浅表刨伤之止血。用时洗净，捣烂后敷出血处加压包扎，白茅花不用捣烂可直接敷用。徐长卿、蛇床子、地肤子、泽漆、羊蹄根等有止痒作用，适用于急慢性皮肤病。用时洗净，凡无渗液者可煎汤熏洗，有渗液者捣汁或煎汤冷却后作湿敷。泽漆捣烂后加食盐少许用纱布包后，涂擦白疕皮损处。羊蹄根用醋浸后取汁外搽治牛皮癣。半边莲捣汁内服，药渣外敷伤口周围，治毒蛇咬伤等。

（3）注意点：用鲜草药外敷时，必须先洗净，再用1∶5000高锰酸钾溶液浸泡后捣烂外敷，敷后应注意干湿度，干后可用冷开水时时湿润，以免患部干绷不舒。

5. 掺药

将各种不同的药物研成粉末，根据制方规律，并按其不同的作用，配伍成方，用时掺布于膏药或油膏上，或直接掺布于病变部位，谓之掺药，古称散剂，现称粉剂。掺药的种类很多，用来治疗外科疾患，范围很广，不论溃疡和肿疡，消散、提脓、收口等均可应用。其他如皮肤病、肛门病等也同样可以施用。由于疾病的性质和阶段不同，应用时应根据具体情况选择用药，可掺布于膏药上、油膏上，或直接掺布于疮面上，或黏附在纸捻上再插入疮口内，或将药粉时时扑于病变部位，以达到消肿散毒、提脓去腐、腐蚀平胬、生肌收口、定痛止血、收涩止痒、清热解毒等目的。

掺药配制时，应研极细末，研至无声为度。其植物类药品，宜另研过筛；矿物类药品，宜水飞；麝香、樟脑、冰片、朱砂粉、牛黄等香料贵重药品，宜另研后下，再与其他药物和匀，制成散剂方可应用，否则用于肿疡药性不易渗透，用于溃疡容易引起疼痛。有香料的药粉最好以瓷瓶贮藏，塞紧瓶盖，以免香气走散。近年来经过剂型的改革，将药粉与水溶液相混合制成洗剂，将药物浸泡于乙醇溶液中制成酊剂，便于患者应用。

（1）消散药：具有渗透和消散作用，掺布于膏药或油膏上，贴于患处，可以直接发挥药力，使疮疡蕴结之毒移深居浅，肿消毒散。

1）适应证：适用于肿疡初起，而肿势局限于一处者。

2）用法：阳毒内消散、红灵丹有活血止痛、消肿化痰之功，适用于一切阳证。阴毒内消散、桂麝散、黑退消有温经活血、破坚化痰、散风逐寒之功，适用于一切阴证。

3）注意点：若病变部肿势不局限者，选用箍围药较宜。

（2）提脓去腐药：具有提脓去腐的作用，能使疮疡内蓄之脓毒早日排出，腐肉迅速脱落。一切外疡在溃破之初，必须先用提脓去腐药。若脓水不能外出则攻蚀越深，腐肉不去则新肉难生，不仅增加患者的痛苦，并影响疮口的愈合，甚至造成病情变化而危及生命。因此，提脓去腐是处理早期溃疡的一种基本方法。

1）适应证：凡溃疡初期，脓栓未溶，腐肉未脱，或脓水不净，新肉未生的阶段，均宜使用。

2）用法：提脓去腐的主药是升丹，升丹以其配制原料种类多少的不同，而有小升丹和大升丹之分。小升丹又称三仙丹，其配制的处方中只有水银、火硝和明矾三种原料。大升丹的配制处方除上述三种药品外，尚有皂矾、朱砂（硫化汞）、雄黄（三硫化二砷，含砷 70%）及铅等。升药又可依其炼制所得成品的颜色而分为"红升"和"黄升"两种。两者的物理性质、化学成分、药理作用和临床用法等大同小异。升丹是中医外科中常用的一种药品，现代科学证明，升丹化学成分主要为汞化合物如氧化汞、硝酸汞等，红升丹中还含有氧化铅，其中汞化合物有毒，有杀菌消毒作用。药理研究证实，汞离子能和病菌呼吸酶中的硫氢基结合，使之固定而失去原有活动力，终致病原菌不能呼吸趋于死亡；硝酸汞是可溶性盐类，加水分解而成酸性溶液，对人体组织有缓和的腐蚀作用，可使与药物接触的病变组织蛋白质凝固坏死，逐渐与健康组织分离而脱落，具有"去腐"作用。目前采用的是一种小升丹，临床使用时，若疮口大者，可掺于疮口上；疮口小者，可黏附在药线上插入；亦可掺于膏药、油膏上盖贴。若纯粹是升丹，因药性太猛，须加赋形药使用，常用的如九一丹、八二丹、七三丹、五五丹、九黄丹等。在腐肉已脱，脓水已少的情况下，更宜减少升丹含量。此外，尚有不含升丹的提脓去腐药，如黑虎丹，可用于对升丹有过敏者。

3）注意点：升丹属有毒刺激药品，凡对升丹过敏者应禁用；对大面积疮面，应慎用，以防过多的吸收而发生汞中毒。凡见不明原因的高热、乏力、口有金属味等汞中毒症状时，应立即停用。若病变在眼部、唇部附近者，宜慎用，以免强烈的腐蚀有损容貌。此外，升丹放置陈久使用，可使药性缓和而减轻疼痛。升丹为汞制剂，宜用黑瓶贮藏，以免氧化变质。

（3）腐蚀药与平胬药：腐蚀药又称追蚀药，具有腐蚀组织的作用，掺布患处，能使疮疡不正常的组织得以腐蚀枯落。平胬药具有平复胬肉的作用，能使疮口增生的胬肉回缩。

1）适应证：凡肿疡在脓未溃时，或痔疮、瘰疬、赘疣、息肉等病；或溃疡破溃以后，疮口太小，引流不畅；或疮口僵硬，或胬肉突出，或腐肉不脱等妨碍收口时，均可使用。

2）用法：由于腐蚀平胬成方的药物组成不同，药性作用有强弱，因此在临床上需根据其适应证而分别使用。如白降丹，适用于溃疡疮口太小，脓腐难去，用桑皮纸或丝棉纸做成裹药，插入疮口，使疮口开大，脓腐易出；如肿疡脓成不能穿溃，同时素体虚弱，而不愿接受手术治疗者，也可用白降丹少许，水调和，点放疮顶，代刀破头；其他如赘疣，点之可以腐蚀枯落；另有以米糊作条，用于瘰疬，则能起攻溃拔核的作用。枯痔散一般用于痔疮，将此药涂敷于痔核表面，能使其焦枯脱落。三品一条枪插入患处，能腐蚀漏管，也可以蚀去内痔，攻溃瘰疬。平胬丹适用于疮面胬肉突出，掺药其上，能使胬肉平复。

3）注意点：腐蚀药一般含有汞、砒成分，因汞、砒的腐蚀力较其他药物大，在应用时必须谨慎。尤其在头面、指、趾等肉薄近骨之处，不宜使用过烈的腐蚀药物。即使需要应用，必须加赋形药减低其药力，以免伤及周围正常组织，待腐蚀目的达到，即应改用其他提脓去腐或生肌收口药。对汞、砒过敏者，则应禁用。

（4）去腐生肌药：具有提脓祛腐、解毒活血、生肌收敛的作用，掺敷在创面上能改善溃疡局部血液循环，促使脓腐液化脱落，促进新肉生长。

1）适应证：溃疡日久，腐肉难脱，新肉不生；或腐肉已脱，新肉不长，久不收口者。

2）用法：取药粉适量，直接掺布在创面上；或制成药捻，插入创口内。回阳玉龙散用于溃疡属阴证，腐肉难脱，肉芽暗红，或腐肉已脱，肉芽灰白，新肉不长者，具有温阳活血、祛腐生肌之功；月白珍珠散、拔毒生肌散用于溃疡阳证。月白珍珠散用于腐肉脱而未尽，新肉不生，久不收口者，有清热解毒、祛腐生肌之功。拔毒生肌散用于腐肉未脱，常流毒水，疮口下陷，久不生肌者，有拔毒生肌之功；回阳生肌散用于溃疡虚证，脓水清稀，久不收口者。

3）注意点：祛腐生肌药用于慢性溃疡比较适宜，使用时应根据溃疡阴阳属性辨证选药。若全身情况较差，气血虚衰者，还应配合内治法内外同治，以促进溃疡愈合。

（5）生肌收口药：具有解毒、收涩、收敛、促进新肉生长的作用，掺布疮面能使疮口加速愈合。疮疡溃后，当脓水将尽，或腐脱新生时，若仅靠机体的修复能力来长肉收口则较为缓慢。因此，生肌收口也是处理溃疡的一种基本方法。

1）适应证：凡溃疡腐肉已脱、脓水将尽时，可以使用。

2）用法：常用的生肌收口药，如生肌散、八宝丹等，不论阴证、阳证，均可掺布于疮面上应用。

3）注意点：脓毒未清、腐肉未净时，若早用生肌收口药，则不仅无益，反增溃烂，延缓治愈，甚至引起迫毒内攻之变。若已成漏管之证，即使用之，勉强收口，仍可复溃，此时需配以手术治疗，方能达到治愈目的。若溃疡肉色灰淡而少红活，新肉生长缓慢，则宜配合内服药补养和食物营养，内外兼施，以助新生。若臁疮日久难敛，则宜配以绑腿缠缚，改善局部的血液循环。

（6）止血药：具有收涩凝血的作用，掺布于出血之处，外用纱布包扎固定，可以促使创口血液凝固，达到止血的目的。

1）适应证：适用于溃疡或创伤出血，凡属于小络损伤而出血者，可以使用。

2）用法：桃花散，适用于溃疡出血。圣金刀散，适用于创伤性出血。其他如参三七粉，调成糊状涂敷局部，也有止血作用。

3）注意点：若大出血时，必须配合手术与内治等方法急救，以免因出血不止而引起晕厥之变。

（7）清热收涩药：具有清热收涩止痒的作用，掺扑于皮肤病糜烂渗液不多的皮损处，达到消肿、干燥、止痒的目的。

1）适应证：适用于一切皮肤病急性或亚急性皮炎而渗液不多者。

2）用法：常用的有青黛散，以其清热止痒的作用较强，故用于皮肤病大片潮红丘疹而无渗液者。三石散收涩生肌作用较好，故用于皮肤糜烂，稍有渗液而无红热之时，可直接干扑于皮损处，或先涂上一层油剂后再扑三石散，外加包扎。

3）注意点：一般不用于表皮糜烂、渗液较多的皮损处，用后反使渗液不能流出，容易导致自身过敏性皮炎；亦不宜用于毛发生长的部位，因药粉不能直接掺扑于皮损处，同时粉末与毛发易粘结成团。

6. 酊剂

酊剂是将各种不同的药物，浸泡于乙醇溶液内，最后倾取其药液，即为酊剂。

（1）适应证：一般用于疮疡未溃及皮肤病等。

（2）用法：红灵酒有活血、消肿、止痛之功，用于冻疮、脱疽未溃之时（如脱疽已溃，疮口上方也可使用）。10%土槿皮酊、复方土槿皮酊有杀虫、止痒之功，适用于鹅掌风、灰指甲、脚湿气等。白屑风酊有祛风、杀虫、止痒之功，适用于面游风。

（3）注意点：一般酊剂有刺激性，所以凡疮疡破溃后，或皮肤病有糜烂者，均应禁用。同时酊剂应盛于遮光密闭容器中，充装宜满，并在凉暗处保存。

7. 洗剂

洗剂是按照组方原则，将各种不同的方药，先研成细末，然后与水溶液混合在一起而成。因加入的粉剂多系不溶性，故呈混悬状，用时须加以振荡，故也称混合振荡剂或振荡洗剂。

（1）适应证：一般用于急性、过敏性皮肤病，如酒渣鼻、粉刺、湿疮等。

（2）用法：三黄洗剂有清热止痒之功，用于一切急性皮肤病，如湿疮、接触性皮炎，皮损为潮红、肿胀、丘疹等。颠倒散洗剂有清热散瘀之功，用于酒渣鼻、粉刺。上述方剂中常可加入 1%～2%薄荷脑或樟脑，增强止痒之功。在应用洗剂时应充分振荡，使药液和匀，以毛笔或棉花签蘸之涂于皮损处，每日3～5次。

（3）注意点：凡皮损处糜烂渗液较多，或脓液结痂，或深在性皮肤病，均宜禁用。在配制洗剂时，其中药物粉末应先研细，以免刺激皮肤。

（二）手术疗法

手术疗法，就是运用各种器械和手法操作进行治疗的一种治疗方法，它在外科治疗中占有十分重要的位置。常用的方法有切开法、烙法、砭镰法、挂线法、结扎法等，可针对疾病的不同情况选择应用。手术操作时必须严格消毒，正确使用麻醉，保证无菌操作，并注意防止出血和晕刀等手术并发症的发生。

1. 切开法

切开法就是运用手术刀把脓肿切开，以使脓液排出，从而达到疮疡毒随脓泄，肿消痛止，达到逐渐痊愈目的的一种手术方法。

（1）适应证：一切外疡，不论阴证、阳证，确已成脓者，均可使用。

（2）用法：使用切开法之前，应当辨清脓成熟的程度、脓的深浅、患部的经络位置等情况，然后决定切开与否，具体运用如下：

1）切开时机：即辨清脓成熟的程度，准确把握切开排脓的有利时机。当肿疡成脓之后，脓肿中央出现透脓点（脓腔中央最软的一点），即为脓已成熟，此时予以切开最为适宜。若疮疡脓未成熟，过早切开，则徒伤气血，脓反难成，并可致脓毒走窜。

2）切口选择：以便于引流为原则，选择脓腔最低点或最薄弱处进刀，一般疮疡宜循经直切，免伤血络；乳房部应以乳头为中心，放射形切开，免伤乳络；面部脓肿应尽量沿皮肤的自然纹理切开；手指脓肿，应从侧方切开；关节区附近的脓肿，切口尽量避免损坏关节；若为关节区脓肿，一般施行横切口、弧形切口或"S"形切口，因为纵切口在瘢痕形成后易影响关节功能；肛旁低位脓肿应以肛门为中心做放射状切开。

3）切开的深浅：不同的病变部位，进刀深浅必须适度，如脓腔浅的，或疮疡生在皮肉较薄的头、颈、胁肋、腹、手指等部位，必须浅开；如脓腔深的，或生在皮肉较厚的臀、臂等部位，稍深无妨，但总以得脓为度。如疮疡脓浅而深开，则内脓虽出，而好肉损伤；脓深而浅开，则内脓不得外泄，反致走泄。

4）切口大小：应根据脓肿范围大小，以及病变部位的肌肉厚薄而定，以达到脓流通畅为度。凡是脓肿范围大，肌肉丰厚而脓腔较深的，切口宜大；脓肿范围小，肉薄而脓肿较浅的，切口宜小。一般切口不能过大，以免损伤好肉筋络，愈合后瘢痕较大；但切口也不能过小，以免脓水难出，延长治愈日期。

（3）注意点：在关节和筋脉的部位宜谨慎开刀，以免损伤筋脉，致使关节不利。如患者过于体弱，应先内服调补药物，然后开切，以免晕厥。凡颜面疔疮，尤其在鼻唇部位，忌早期切开，以免疔毒走散，并发走黄危证。切开后，由脓自流，切忌用力挤压，以免感染扩散、毒邪内攻。

2. 火针烙法

火针烙法古称燔针淬刺，是指将针具烧红后烫烙病变部位，以达到消散、排脓、止血、去除赘生物等目的的一种治疗方法。常用的有平头、尖头、带刃等粗细不同的多种铁针。用于消散的多选用尖头铁针，用于引流可用平头或带刃铁针。

（1）适应证：甲下瘀血、疖、痈、赘疣、息肉及创伤出血。

（2）用法：外伤引起的指甲下瘀血可施"开窗术"的治疗，选用平头粗细适当的铁针，烧红后点穿指甲，迅速放出瘀血，患指疼痛即刻缓解，一般不会引起指甲与甲床分离；疖、痈脓疡表浅者用平头粗针烙后针具直出或斜出，让脓汁自流，亦可轻轻挤出脓汁，不必放入药线；赘疣、息肉患者切除病灶后，用烙法可烫治病根；创伤出血患者用平头粗细适中的铁针烧红后灼之，可即刻止血。

（3）注意点：使用时避开患者视线，以免引起精神紧张，发生晕厥；烙时火针应避开大血管及神经，不能盲目刺入，以免伤及正常组织；手、足筋骨关节处用之恐焦筋灼骨，造成残废；胸肋、腰、腹等部位不可深烙，否则易伤及内膜；头为诸阳之会，皮肉较薄，亦当禁用；血瘤、岩肿等病禁用烙法；年老体弱、大病之后、孕妇等不宜用火针。

3. 砭镰法

砭镰法俗称飞针，是用三棱针或刀锋在疮疡患处浅刺皮肤或黏膜放出少量血液，促使内蕴热毒随血外泄的一种治疗方法。

（1）适应证：适用于急性阳证疮疡，如丹毒、红丝疔等。

（2）用法：先常规消毒，然后用三棱针或刀锋直刺皮肤或黏膜，迅速移动击刺，以患部出血，或排出黏液、黄水为度。

（3）注意点：慢性的阴证、虚证禁用。砭刺不可刺得太深，以免伤及经络；刺后可再敷药包扎。

4. 挂线法

挂线法是采用普通丝线，或药制丝线，或纸裹药线，或橡皮筋线等挂在瘘管或窦道上，利用线的紧力，促使气血阻绝，肌肉坏死，达到切开效果的一种治疗方法。

（1）适应证：凡疮疡溃后，脓水不净，虽经内服、外敷等治疗无效而形成瘘管或窦道者；或疮口过深，或生于血络丛处，而不宜采用切开手术者，均可使用。

（2）用法：先用球头银丝自甲孔探入管道，使银丝从乙孔穿出（如没有乙孔的，可在局麻下用硬性探针顶穿，再从顶穿处穿出），然后用丝线做成双套结，将一根橡皮筋线结扎在自乙孔穿出的银丝球头部，再由乙孔回入管道，从甲孔抽出。这样，橡皮筋线与丝线贯穿瘘管管道两口。此时将扎在球头上的丝线与橡皮筋线剪开（丝线暂时保留在管道内，以备橡皮筋线在结扎折断时，用以另引橡皮筋线作更换之用），再在橡皮筋线下先垫两根丝线，然后收紧橡皮筋线，打一个单结，再将所垫的两根丝线，各自分别在橡皮筋线上打结处予以结缚固定，最后抽出管道内保留的丝线。

上面介绍的是橡皮筋线挂线法，如采用普通丝线或纸裹药线挂线法，则在挂线以后，须每隔2～3天解开线结，收紧一次，因而延长切开日期。橡皮筋线因有弹性，一般一次结紧后即可自动收紧切开，所以目前多采用橡皮筋线挂线法。

（3）注意点：如果瘘管管道较长，发现挂线松弛时，则必须加线收紧，以免不能达到切开的目的；且须仔细探查瘘管管道，以免形成假道，而不能达到治愈的目的。

5. 结扎法

结扎法又名缠扎法，是利用线的紧力，通过结扎，促使患部经络阻塞、气血不通，结扎上部的病变组织失去营养而致逐渐坏死脱落，从而达到治疗目的的一种治疗方法。同时对较大脉络断裂而引起的活动性出血，利用本法结扎血管，可以制止出血。

（1）适应证：适用于瘤、赘疣、痔、脱疽等病，以及脉络断裂引起的出血之症。

（2）用法：凡头大蒂小的赘疣、痔核等，可在根部以双套结扣住扎紧。凡头小蒂大的痔核，可以缝针贯穿它的根部，再用8字式结扎法，两线交叉扎紧。如截除脱疽坏死的趾、指，可在其上端预先用丝线缠绕十余转，渐渐紧扎。如脉络断裂，可先找到断裂的络头，再用缝针引线贯穿出血底部，然后系紧打结。结扎所使用的线的种类有普通丝线、药制丝线、纸裹药线等，目前多采用较粗的普通丝线或医用缝合线。

（3）注意点：如内痔用缝针穿线，不可穿过患处的肌层，以免化脓；扎线应扎紧，否则不能达到完全脱落的目的；扎线未脱，应俟其自然脱落，不要硬拉，以防出血。

（三）其他疗法

其他疗法有引流法、垫棉法、针灸法、熏法、熨法、热烘疗法、浸渍法、冷冻疗法等。

1. 引流法

引流法，是在脓肿切开或自行溃破后，运用药线、导管或扩创等使脓液畅流，腐脱新生，防止毒邪扩散，促使溃疡早日愈合的一种治法。本法包括药线引流、导管引流和扩创引流等。

（1）药线引流：药线俗称纸捻或药捻，大多采用桑皮纸，也可应用丝棉纸或拷贝纸等。按临床实际需要，将纸裁成宽窄长短适度，搓成大小长短不同线形药线备用。药线的类别有外粘药物及内裹药物两类，目前临床上大多应用外粘药物的药线。它是借着药物及物理作用，插入溃疡疮孔中，使脓水外流；同时利用药线之线形，能使坏死组织附着于药线而使之外出。此外，尚能探查脓肿的深浅，以及有否死骨的存在。探查有否死骨也是利用药线绞形之螺纹，如触及粗糙骨质者，则为疮疡已损骨无疑。采用药线引流和探查，具有方便、痛苦少、患者能自行更换等优点。目前将捻制成的药线，经过高压蒸气消毒后应用，使之无菌而更臻完善。

1）适应证：适用于溃疡疮口过小，脓水不易排出者；或已成瘘管、窦道者。

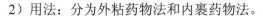

2）用法：分为外粘药物法和内裹药物法。

A. 外粘药物法分有两种：一种是将搓成的纸线，临用时放在油中或水中润湿，蘸药插入疮口；另一种是预先用白及汁与药和匀，黏附在纸线上，候干存贮，随时取用。目前大多采用前法。外粘药物，多用含有升丹成分的方剂或黑虎丹等，因它有提脓去腐的作用，故适用于溃疡疮口过深过小，脓水不易排出者。

B. 内裹药物法：是将药物预先放在纸内，裹好搓成线状备用。内裹药物，多用白降丹、枯痔散等，因其具有腐蚀化管的作用，故适用于溃疡已成瘘管或窦道者。

3）注意点：药线插入疮口中，应留出一小部分在疮口之外，并应将留出的药线末端向疮口侧方向下方折放，再以膏药或油膏盖贴固定。如脓水已尽，流出淡黄色黏稠液体时，即使脓腔尚深，也不可再插药线，否则影响收口的时间。

（2）导管引流：古代导管用铜制成，长约 10 厘米，粗约 0.3 厘米，中空，一端平面光滑，一端呈斜尖式，在斜尖下方之两侧，各有一孔（以备脓腐阻塞导管腔头部后，仍能起引流的作用），即为导管的形状，消毒备用。这种导管引流较之药线引流，更能使脓液畅出，从而达到脓毒外泄的目的。

1）适应证：适用于附骨疽、流痰、流注等脓腔较深、脓液不易畅流者。

2）用法：将消毒的导管轻轻插入疮口，达到底部后，再稍退出一些即可。当管腔中已有脓液畅流排出时，即用橡皮膏固定导管，外盖厚层纱布，放置数日（纱布可每天更换），当脓液减少后，改用药线引流。导管另一种用法：当脓腔位于肌肉深部，切开后脓液不易畅流，将导管插入，引流脓液外出，待脓稍少后，即拔去导管，再用药线引流。导管引流，目前在体表脓肿已很少采用，大多应用于腹腔手术后，且导管均改用塑料管或橡皮管（导尿管）以替代钢制导管。

3）注意点：导管的放置应放在疮口较低的一端，以使脓液畅流。导管必须固定，以防滑脱或落入疮口内。管腔如被腐肉阻塞，可松动引流管或轻轻冲洗，以保持引流通畅。

（3）扩创引流：是采用手术的方法来进行引流。大多应用于脓肿溃破后有袋脓现象，经其他引流、垫棉法等无效的情况下，才采用之。

1）适应证：适用于痈、有头疽溃后有袋脓者，瘰疬溃后形成空腔者，脂瘤继发感染化脓时。

2）用法：在消毒局麻下，对脓腔范围较小者，只需用手术刀将疮口上下延伸即可；如脓腔范围较大者，则用剪刀作十字形扩创。瘰疬之溃疡，除扩创外，并须将空腔之皮修剪，剪后使疮面全部暴露。有头疽溃疡的袋脓，除作十字形扩创外，切忌将空腔之皮剪去，以免愈合后形成较大的瘢痕，影响活动功能。脂瘤继发感染化脓的扩创，作十字形切开后，将疮面两侧皮肤稍作瘢痕修剪，便于棉花嵌塞，并用刮匙将渣样物质及囊壁一并刮清。

3）注意点：扩创后，须用消毒棉花按疮口大小，蘸八二丹或七三丹嵌塞疮口以去腐，并加压固定，以防止出血，以后可按溃疡处理。

2. 垫棉法

垫棉法是用棉花或纱布折叠成块以衬垫疮部的一种辅助疗法。它是借着加压的力量，使溃疡的脓液不致下袋而潴留，或使过大的溃疡空腔皮肤与新肉得以粘合而达到愈合的目的。

（1）适应证：适用于溃疡脓出不畅有袋脓者；或疮孔窦道形成脓水不易排尽者；或溃疡脓腐已尽，新肉已生，但皮肉一时不能粘合者。

（2）用法：对袋脓者，使用时将棉花或纱布垫衬在疮口下方空隙处，并用宽绷带绷住固定。对窦道深而脓水不易排尽者，用棉垫压迫整个窦道空腔，并用绷带扎紧。溃疡空腔的皮肤与新肉一时不能粘合者，使用时可将棉垫按空腔的范围稍为放大，满垫在疮口之上，再用阔带绷紧。至于腋部、腘窝部的疮疡，最易形成袋脓或空腔，影响疮口愈合或虽愈合而易复溃，故应早日使用垫棉法。具体应用时，需根据不同部位，在垫棉后采用不同的绷带予以加压固定，如项部用四头带，腹壁多用多头带，会阴部用丁字带，腋部、腘窝部用三角巾包扎，小范围的用阔橡皮膏加压固定。

（3）注意点：在急性炎症红肿热痛尚未消退时不可应用，否则有促使炎症扩散之弊。如应用本法，未能获得预期效果时，则宜采取扩创引流手术。

3. 针灸法

针灸法包括针法与灸法，两者各有其适应证。在外科方面，古代多采用灸法，但近年来针法较灸法应用广泛，很多疾病均可配合针刺治疗而提高临床疗效。灸法是用药物在患处燃烧，借着药力、火力的温暖作用，可以和阳祛寒、活血散瘀、疏通经络、拔引郁毒。如此则肿疡未成者易于消散，既成者易于溃脓，既溃者易于生肌收口。

（1）适应证：针刺适用于瘰疬、乳痈、乳癖、湿疮、瘾疹、蛇串疮、脱疽、内痔术后疼痛、排尿困难等。灸法适用于肿疡初起坚肿，特别是阴寒毒邪凝滞筋骨，而正气虚弱，难以起发，不能托毒外达者；或溃疡久不愈合，脓水稀薄，肌肉僵化，新肉生长迟缓者。

（2）用法：针刺的用法，一般采取病变远隔部位取穴，手法大多应用泻法，不同疾病取穴各异。灸的方法虽多，但主要有两类，一种是明灸，单纯用艾绒作艾炷着皮肤施灸，此法因有灼痛，并容易引起皮肤发生水疱，所以比较少用；一种是隔灸，捣药成饼，或切药成片（如豆豉、附子等作饼，或姜、蒜等切片），上置艾炷，于疮上灸之。此外，还有用艾绒配伍其他药物，做成药条，隔纸燃灸，称为雷火神针灸。豆豉饼灸，隔姜、蒜灸等，适用于疮疡初起毒邪壅滞之证，取其辛香之气，行气散邪。附子饼灸适用于气血俱虚、风邪寒湿凝滞筋骨之证，取其温经散寒、调气行血。雷火神针灸适用于风寒湿邪侵袭经络痹痛之证，取其香窜经络，祛风除湿。至于灸炷的大小，壮数的多少，须视疮形的大小及疮口的深浅而定，总之务必使药力达到病所，以痛者灸至不痛、不痛者灸至觉痛为止。

（3）注意点：凡针刺一般不宜直接刺于病变部位。疔疮等实热阳证，不宜灸之，以免以火济火；头面为诸阳之会，颈项接近咽喉，灸之恐逼毒入里；手指等皮肉较薄之处，灸之更增疼痛。此外，在针灸的同时，根据病情应与内治、外治等法共同施治。

4. 熏法

熏法，是把药物燃烧后，取其烟气上熏，借着药力与热力的作用，使腠理疏通、气血流畅而达到治疗目的的一种治法。本法包括神灯照法、桑柴火烘法、烟熏法等。

（1）适应证：肿疡、溃疡均可应用。

（2）用法：神灯照法功能活血消肿、解毒止痛，适用于痈疽轻证，未成脓者自消，已成脓者自溃，不腐者即腐。桑柴火烘法功能助阳通络、消肿散坚、化腐生肌、止痛，适用于疮疡坚而不溃、溃而不腐、新肉不生、疼痛不止之症。烟熏法功能杀虫止痒，适用于干燥而无渗液的各种顽固性皮肤病。现代临床运用较少，具体用法略。

（3）注意点：随时听取患者对治疗部位热感程度的反映，不得引起皮肤灼伤。室内烟雾弥漫时，要适当流通空气。

5. 熨法

熨法是把药物加酒、醋炒热，布包熨摩患处，使腠理疏通、气血流畅而达到治疗目的的一种治疗方法。目前常因药物的炒煮不便，而较少应用，但临床上单纯热敷还在普遍使用。

（1）适应证：适用于风寒湿痰凝滞筋骨肌肉等证，以及乳痈的初起或回乳。

（2）用法：熨风散药末：取赤皮葱连须240克，捣烂后与药末和匀，醋拌炒热，布包熨患处，稍冷即换，有温经祛寒、散风止痛之功，适用于附骨疽、流痰皮色不变、筋骨酸痛。又如取皮硝80克，置布袋中，覆于乳房部，再把热水袋置于布袋上待其溶化吸收，有消肿回乳之功，适用于乳痈初起或哺乳期的回乳。

（3）注意点：同熏法，一般阳证肿疡禁用。

6. 热烘疗法

热烘疗法，是在病变部位涂药后，再加热烘，通过热力的作用，使局部气血流畅，腠理开疏，药物渗入，从而达到活血祛风以减轻或消除痒感、活血化瘀以消除皮肤肥厚等治疗目的的一种治疗方法。

（1）适应证：适用于鹅掌风、慢性湿疮、牛皮癣等皮肤干燥、瘙痒之症。

（2）用法：依据病情，选择相适应的药膏，如鹅掌风用疯杨膏，慢性湿疮用青黛膏，牛皮癣用疯油膏等。操作时先将药膏涂于患部，须均匀极薄，然后用电吹风烘（或火烘）患部，每天1次，每次20分钟，烘后即可将所涂药膏擦去。

（3）注意点：同熏法，且禁用于一切急性皮肤病。

7. 浸渍法

浸渍法古称溻渍法，是把药物煎汤淋洗患部，使疮口洁净，祛除病邪，从而达到治疗目的的一种治疗方法。

（1）适应证：适用于疮疡溃后脓水淋漓或腐肉不脱，皮肤病瘙痒、脱屑，内、外痔的肿胀疼痛等。

（2）用法：临床上常用的有淋洗、坐浴、浸泡等。如2%～10%黄柏溶液有清热解毒的作用，适用于疮疡溃后，脓水淋漓或腐肉不脱，疮口难敛者。苦参汤有祛风除湿、杀虫止痒之功，可以洗涤尖锐湿疣、白疕等病。香樟木有调和营卫、祛风止痒之功，可以煎汤沐浴，适用于瘾疹。五倍子汤有消肿止痛、收敛止血的作用，可煎汤坐浴，适用于内、外痔肿痛及脱肛等。鹅掌风浸泡方有疏通气血、杀虫止痒之功，加醋同煎，待温，每日浸泡1～2小时，连续7天，适用于鹅掌风。

（3）注意点：在浸渍时，冬季宜保暖，夏令宜避风凉，以免感冒。

8. 冷冻疗法

冷冻疗法是利用各种不同等级的低温作用于患病部位，使之冰寒凝集，气血阻滞，病变组织失去气血濡养而发生坏死脱落的一种治疗方法。

（1）适应证：适用于瘤、赘疣、痔核、痣、早期皮肤癌等。

（2）用法：目前最常用的制冷剂为液氮。液氮制冷温度低，可达-196℃。应用时根据病变组织的不同情况，可选择不同的操作方法。

1）棉签法：将液氮从液氮罐中倒出，盛于小保温杯中，用棉签蘸液氮直接涂点患部，使患部皮肤变白为止。此法仅适用于小的浅表病变。

2）喷射冷冻法：此法是借助液氮在治疗器中蒸发所产生的压力，迫使液氮从喷嘴直接喷射于患部进行冷冻。可用于浅表而面积稍大、表面不平的病变。

3）冷冻头接触法：亦称封式治疗。液氮经导管由内喷于冷冻头上使之冷冻，然后将冷冻头放于患部进行冷冻。此种方法可持续较长时间，并可在治疗中施加压力，适用于部位较深的病变。

4）冷冻刀接触法：此法是将冷冻刀浸入盛有液氮的广口保温瓶中预冷，1～3 分钟后取出，即可治疗。冷冻刀接触法使组织降温速度比封式治疗要快，且在一般室温下 7～8 分钟后，其低温仍保持在-60℃左右。本法适合于多种病变的治疗。

（3）注意点：冷冻疗法使用后如有疼痛、水肿、水疱、出血或瘾疹发生，应做好相应的预防和处理。亦有患者可能出现色素脱失或色素沉着，一般经数月可自行消退。

（程丽敏）

第四节　中医外科辨治思路与方法

中医外科学源远流长，博大精深，曾经以其先进的理论体系和技术手段而处于世界领先地位。经过几千年的积累和历代医家不断总结，中医外科对各种疾病的本质及发生发展规律都有了较深刻的认识，对每一种疾病的病因病机、临床表现、诊断与鉴别诊断、治疗和预后的各个方面都有了详尽了解，并逐渐形成了独特的理论体系和思维模式。临床思维对临床诊疗决策具有决定性的作用，是决定临床疗效的关键。那么养成良好的中医外科临床思维，把握临床思维的特点和要点，对于提升临床思维能力，提高临床疗效，提升中医学术水平有极其重要的现实意义。

一、临床诊治，辨病为先，辨证为主，辨体与辨症参合

中医外科强调辨病的重要，因为中医外科诊治的疾病大多具有外在的局部形症，为邪气结聚、气血围之的表现，可以经人体五官感觉直接察觉到疾病的表现，结合临床详细收集四诊所得资料，并加以分析，鉴别区分类似症状，抓住每种疾病的局部与整体的主要症状，判断局部的改变是由什么病因所产生的，从而诊断出疾病，确定病名，便可规定其基本的治法和方药。正如清代徐灵胎《兰台轨范·序》中说："欲治病者，必先识病之名，能识病名而后求其病之由生，知其所由生又当辨其生之因各不同，而病状所异，然后考其治之之法，一病必有主方，一方必有主病。"近年来，中医外科病名体系在结合现代医学对外科疾病认识的基础上，形成了以本质属性来分类，以临床主要特征来命名的合理科学的体系，某一外科疾病病名所定义的内涵，大多可与西医的一个或几个疾病对应，如浆细胞性乳腺炎命名为粉刺样乳痈，急性甲状腺炎命名为瘿痈，亚急性甲状腺炎命名为瘿毒，慢性甲状腺炎命名为瘿肿，一些疾病甚至直接沿用了西医的病名，这样就使得辨别诊断疾病更为精确。

辨证在于从整体出发，反映出疾病发展过程中某一阶段的病理变化的本质，它着眼于疾病某个阶段、某个特定环境的症候群，以揭示疾病阶段性的主要矛盾，是把握疾病重点的关键，使治疗针对性更强。体质决定着人体对某种致病因子的易感性和对某种疾病的易罹性，并决定机体反应性，从而影响着疾病性质和病理过程及转归，是疾病发生、发展的重要物质基础。证候的产生是以体质为基础的，且体质影响证候的性质。辨体质是因人制宜，调整体质以截断病机的演变，并针对体质特点进行个体化的用药，使治疗针对性更强，从而提高疗效。辨症是对症状进行析别，以了解病、证的性质和类属，提高辨病辨证的精准性。辨症治疗即是抓主症，对症治疗，随症加减。

在外科临床中，我们常常会遇到"无证可辨"的情况，即无明显的全身症状和体征可查。就诊时往往只有一个局部病灶存在，有的甚至还需通过影像学检查发现病灶，辨证论治无从下手。此时就应该以辨病为主，通过研究疾病在发生、发展、转归预后中存在的基本病机，即使在没有症状可辨的情况下，仍然可以找出这一疾病的基本病机加以分析，了解疾病现在及即将发生的病机演变来指导治疗。

中医外科强调辨病并不是摒弃辨证。辨病为先，辨证为主，辨体与辨症参合，即先明确疾病诊断与鉴别诊断，抓住反映疾病的基本矛盾的"病"，确定基本病机、基本治则治法及主方主药，同时正确把握疾病的发展转归与预后及治疗的方向性。然后以反映现阶段主要矛盾的"证"为主入手，审证求机，谨守病机，审机论治，以辨证为论治核心。辨病与辨证结合，相互补充，从而使辨证论治既能解决疾病现阶段的主要矛盾，又兼顾疾病发生发展的全过程，使治疗更具针对性，以期阻断和控制病情发展。然后在病证结合的基础上，实施辨体用药和对症治疗，四者相互结合，标本兼顾，从不同的侧面和层次为治疗方案的制定提供依据，精准辨证，精准治疗，从而确定治疗疾病的最优化方案，以提高临床疗效。在辨病辨证拟定主方后，还要根据患者体质及伴随的具体症状调整治疗方药，才能明显提高临床疗效。如患者出现脉不数，舌质不红，甚至出现舌苔白腻，舌体胖大边有齿痕等阳虚征象，求其诊治，仍须以辨病辨证为主，当稍佐以熟附子、桂枝等扶阳之品，以寒温并举，相反相从，并有一定的监制作用，使清热不滞寒，温化不助热。如患者大便秘结不通，可用大黄等通腑，使体内壅结湿热火毒之邪随大便而出，起毒从下泄、邪有出路、釜底抽薪之功。如大便稀溏者，不宜用大黄，可用玉米须、车前草、赤小豆等利尿，使湿热之邪从小便而出，兼可利小便实大便。从而达到邪去毒消，肿消痛止的目的。

辨证论治是中医治疗疾病的核心理论与方法，其中，辨证是关键环节。准确的辨证是临床立法、处方、遣药的依据。中医外科辨证，有六经辨证、八纲辨证、脏腑辨证、气血津液辨证、卫气营血辨证、三焦辨证、病因辨证、部位辨证、经络辨证、局部辨证、善恶顺逆辨证等辨证体系。正如《疡医大全》云："凡诊视痈疽，施治，必须先审阴阳，乃医道之纲领。阴阳无误，治焉有差！医道虽繁，可以一言以蔽之，曰阴阳而已。"《疡科纲要》云："疡科辨证，首重阴阳。"阴阳辨证是一切外科疾病辨证的总纲。局部气血凝滞，营气不从，经络阻塞，以致脏腑功能失和等是外科疾病总的发病机理，但气血、脏腑、经络均寓于阴阳之中。概括而言，阴阳平衡失调是外科疾病发生、发展的根本原因。因此，临床病象尽管千变万化，总是能以阴阳来分析疾病的基本性质，属阴证或阳证两大类。故外科疾病的辨证，首先分清阴阳，才能抓住疾病本质，在治疗和预后的判断上至少不会发生原则性错误。阴阳辨证以局部症状为辨证重点，但不能孤立的单纯以局部症状为依据，必须从整体出发，结合全身症状，全面分析，综合评价阴阳属性才具临床价值。同时疾病症状不可能单纯表现为纯阴证或纯阳证，在临床上时时出现阴中有阳，阳中有阴，阴阳错杂，或出现半阴半阳证等。因此，详审阴阳，不能只从局部着眼，要从疾病发展的整个过程着手，结合疾病的病因、病位，发生、发展和转归等，深入分析，分清主次，抓住反映其本质的主证，进行取舍，才能辨别真假，药证合应。

二、辨证过程中重视局部与整体相结合，治疗上强调内治与外治相结合

从中医外科疾病常见疾病表现的形式来看，它不仅具有全身症状，更有明显的局部症状，

因此，在辨证过程中更重视从局部着手、从整体考虑的辨证思维方法。

临床上，首先在四诊过程中，望局部的损害，皮色红者为热，白者属寒；闻诊主要是嗅脓液及分泌物的气味；问诊侧重于询问局部的疼痛瘙痒等，触诊则通过触摸病变局部来辨明疾病的性质、肿块的软硬及有无成脓等问题。在此基础上，通过辨别局部病变的阴阳属性，辨别肿、痛、痒、脓的性质，辨疾病的善恶顺逆，以指导治疗、判断疾病的预后和转归。在《疡医大全》中就明确指出："凡诊视痈疽，施治，必须先审阴阳，乃医道之纲领。阴阳有误，治焉有差！"如此，则治疗上就能尽量避免发生原则性错误。

但是注重局部辨证并不是意味着否定整体辨证。明代《外科理例》云："外科者，以其痈疽疮疡皆见外，故以外科名之。然外科必本于内，知乎内，以求乎外，其如视诸掌乎。"外科疾病的发生，除了局部病变，还与全身脏腑、经络、津液、气血的变化有着密切的联系，因此还必须从人的整体出发，结合全身症状、舌诊、脉诊等进行辨证，结合局部与整体的辨证，共同形成诊断结果。机体是一个有机的整体，任何局部的病变都会导致全身的阴阳平衡失调、脏腑功能紊乱、气血逆乱等，而全身的脏腑功能异常也常可导致局部的病变，所以，注重局部辨证，是用局部来推测全身整体状况，而强调全身的整体辨证，是为了更好地指导局部病变的治疗。

外科疾病治疗，有内治和外治两大类。轻浅小病，或在患者全身情况较好之际，有时可以专用外治疗法收功，但对大部分外科疾病，单纯用外治法治疗，常常取效缓慢。必须立足整体，外治与内治合举，标本兼治，在内治药物全身整体调节的情况下，外治药物直达病所才能明显提高疗效，缩短疗程。主张在同一治疗原则指导下，适时应用内治、外治法。

"外科之法，最重外治"。外治法是治疗中医外科疾病的主要疗法，也是提高临床疗效的关键所在。正如《理瀹骈文》曰："外治之理，即内治之理，外治之药，即内治之药。所异者，法耳！医理药性无二，而法则神奇变幻"，"外治必如内治者，先求其本。本者何也明阴阳，识脏腑也"。因此，外治法亦应遵循辨证论治原则，并且更重视根据局部病灶（肿、痛、痒、脓、麻木、溃疡、脓液、皮损等）的状况作为辨证的主要依据。外治辨证时当首辨阴阳；其次与辨病结合；再次，须与辨病因、辨病位、辨病期、辨病性等相结合。论治时注重并细化局部辨证，根据疾病不同阶段或不同证候采用不同外治法，将中医外科临床独特的诊疗技术，如贴敷、药捻、拖线、熏洗、蚕食、湿敷、灌注、结扎、热烘、垫棉、缠缚等加以分阶段综合有序联合运用和拓展，才能在临床取得显著疗效。

三、分期论治、顾护脾胃

外科疾病，尤其是疑难、复杂疾病，在疾病发生发展过程的不同阶段，其病机不是一成不变的，而是不断演变的，临证必须把握病机演变规律，根据疾病不同阶段病机侧重点不同进行分期辨证施治，序贯治疗。一般分为初期、中期、后期三个阶段，针对病邪与正气的强弱，确立消、托、补的治疗原则。然后循此治则运用具体的治疗方法，如解毒、清热、和营等法。如糖尿病性足溃疡，气虚血瘀为其基本病机。临床可分为湿热毒蕴证、湿热瘀阻证、气虚血瘀证等三型。上述三型与病程相关。湿热毒蕴证多见于早期（急性进展期），湿热瘀阻证多见于中期（好转缓解期），气虚血瘀证多见于后期（创面愈合期）。早期，湿热火毒炽盛呈蔓延之势，急则治其标，治标以顾本，治疗宜解毒祛邪为先，以凉血清热解毒、利湿化瘀的中药内服外敷。中期，湿热之邪十去七八，正气亏耗，正虚难以鼓邪外出和推动血行，治当清热利湿解毒之品递减并渐停，益气化瘀、和营托毒之品渐增；创面愈合期，邪毒已去，正气不足，脉络瘀阻，治当益气扶正、化瘀生肌为主，佐以解毒祛邪等法。

中医学认为，脾胃是后天之本，气血生化之源，元气之根，运化水谷，化生气血，输布精气，灌溉全身，以充养五脏六腑、四肢百骸、五官九窍、十二经脉、气血精神等功能，维持人体正常的生命活动。脾胃功能的正常与否关系着人体气血的盛衰、脏腑的虚实、体质和正气的强弱。《金匮要略》曰："四季脾旺不受邪。"《脾胃论》云："百病皆由脾胃衰而生也。"外科疾病多发生于人体肌表及四肢，而脾主肌肉，脾主四肢。脾胃和气血盛衰与外科疾病的发生、发展、变化与顺逆转化密切相关，在对外科疾病的论治中，时时顾护脾胃功能，正如《脾胃论》云："治脾胃即所以安五脏。"常常能收到事半功倍的效果，特别是对病重、久病及病后的调治，尤其要注重脾胃。外科疾病发生，以"火毒"、"热毒"多见，苦寒的清热泻火、凉血解毒药物在临床运用非常广泛，可短期使用，大量或长期使用则必定损伤脾胃及阳气，或冰凝血脉，毒邪无路可泄，必致僵持不化，导致疮肿难消、难脓、难溃，或变生他证等。同时，外科疾病多行手术，手术伤正，脾胃功能也会受到损伤。此外，外科慢性疾患，疗程长，而药物入口，全赖脾胃受纳运化，脾胃功能健旺，利于药物最大程度的吸收，及时转输至病所，以制病邪。明代《外科正宗》云："外科尤以调理脾胃为要"、"诸疮全赖脾土"、"土盛则向愈，土衰则病重"，治疗外科疾病时总以顾护脾胃为本，使生化有源，气血充足，以利祛邪外出，或纳谷旺盛，药物能最大限度地吸收，并使药到病所，达正盛邪却、疾病遂愈的目的。同时临证用药时主张甘寒清热为宜，慎用大寒大苦之品，以利于对脾胃的保护，处方用药处处注意健脾和胃和慎用碍脾妨胃之品。并倡导药疗与食疗结合，必要时更应借助食疗恢复胃气，讲究饮食宜忌。

（赵　钢）

第二章 常见颈部疾病

第一节 甲状腺功能亢进症

甲状腺功能亢进症简称"甲亢"，是由于甲状腺合成释放过多的甲状腺激素，造成机体代谢亢进和交感神经兴奋，引起心悸、出汗、进食和便次增多和体重减少的病症。多数患者还常常同时有突眼、眼睑水肿、视力减退等症状。临床特点是甲状腺肿大，基础代谢率增加和自主神经系统的失常。

甲状腺功能亢进症属于中医瘿病中的"忧瘿"、"气瘿"范畴。

一、临床诊断要点

（一）主要症状

本病见性情急躁，食欲亢进，形体消瘦，体重显著减轻，容易激动，心悸，怕热，多汗，失眠等。

（二）体征

本病见两手颤动，脉快有力，脉压增大，以及甲状腺弥漫性肿大等。

（三）实验室检查

1. 基础代谢率测定

基础代谢率测定可根据脉压和脉率计算，或用基础代谢率测定器测定。后者较可靠，但前者简便。测定基础代谢率要在完全安静、空腹时进行。常用计算公示为：基础代谢率=（脉率+脉压）−111。正常值为±10%，增高至+20%～+30%为轻度甲亢，+30%～+60%为中度，+60%以上为重度。

2. 甲状腺摄 ^{131}I 率的测定

正常甲状腺 24 小时内摄取 ^{131}I 量为人体总量的 30%～40%。如果在 2 小时内甲状腺摄取 ^{131}I 量超过人体总量的 25%，或在 24 小时内超过人体总量的 50%，且吸收 ^{131}I 高峰提前出现，均可诊断为甲亢。

3. 血清中 T_3 和 T_4 含量的测定

甲亢时，血清 T_3 可高于正常 4 倍左右，而 T_4 仅为正常的 2.5 倍，因此，T_3 测定对甲亢的诊断具有极高的敏感性。

二、中医辨病诊断

（一）诊断依据

（1）女性发病率较男性略高，一般多发生在青春期，在流行地区亦常见于入学年龄的儿童。

（2）初起时无明显不适感，甲状腺呈弥漫性肿大，腺体表面较平坦，质软不痛，皮色如常，腺体随吞咽动作而上下移动。

（3）如肿块进行性增大，可呈下垂，自觉沉重感，可压迫气管、食管、血管、神经等而引起各种症状。

（4）部分患者可有汗多心悸，易饥消瘦，手指震颤，急躁易怒，眼球外突及颈前肿大等症状。

（二）类证鉴别

1. 肉瘿

肉瘿指甲状腺肿块多呈球状，边界清楚，质地柔韧。

2. 瘿痈

瘿痈指有急性发病史；甲状腺肿痛，质地较硬，伴发热、吞咽疼痛等全身症状。

三、审析病因病机

瘿气的发生与体质因素及情志失调有关。其病位在颈前，与肝、肾、心、胃等脏腑有密切关系。病初以实证多见，日久则津伤阴耗气损，而渐见阴津不足，气阴两虚。

（一）体质因素

素体阴虚，疏泄失常，气郁化火，津烁痰结，伤阴耗气为瘿气的基本病理。其病与肝肾的关系最为密切，又涉及心与胃。肝藏血而主疏泄，肾主水而藏真阴。阴亏则肾水虚，肝体不足，肝用失常，疏泄失职。

（二）情志不遂

瘿气初起多为肝失疏泄，气郁痰结。病程进展，则火热内炽，消灼阴液。其火盛阴伤既影响肝肾，又可扰心神，伤胃腑。心主血脉而藏神，心阴耗损，心火亢奋则搅扰心神。胃为受纳之腑，胃火炽盛，消耗胃阴则受纳失常。火愈盛则津液愈耗，真阴愈亏。病久则阴亏气耗，可表现为心脾气阴两虚。

瘿气为津伤阴亏之病证，若病情尚未控制，又遇某些易于耗伤津液的因素影响，如外感热病、大手术、严重创伤、妊娠等，则津液阴血更亏，炽热愈盛，可因火炽阴亏而津液暴夺，出现阴衰阳亡的病理变化。此外，不论火盛、气郁、痰结、阴伤、气耗，都可使脉道虚涩，血行不畅，而致血瘀。

四、明确辨证要点

（一）辨虚实

瘿气见恶热、多汗、肌肤灼热、急躁易怒、舌红、脉弦数者，多为火的表现。但火有虚实之分。实火者，伴口苦咽干，胁胀乳痛，善太息，痛经，舌红、脉弦为肝火；伴心悸，失眠，多汗，烦热，小便赤涩，大便秘结，舌尖红、脉数为心火；以多食善饥，渴喜冷饮明显为胃火。阴虚生内热则为虚火，见心悸怔忡，健忘多梦，五心烦热，盗汗，舌红少津、脉细数为心阴不足；见头晕头痛，耳鸣胁痛，烦躁易怒，手指震颤，舌红少苔而干、脉弦细数为肝肾阴虚，虚火上扰，虚风内动；见口干咽燥，饥不欲食，大便干燥，心烦潮热，舌红少苔、脉细数为胃阴虚。

（二）辨气虚

瘿气中后期，在阴虚的同时，常出现气虚的表现，其气虚之证多见于心、脾、肾。如见心悸自汗，气促水肿，脉结代者为心气虚。若见纳呆，乏力，腹胀脘闷，水肿，便溏，舌淡、脉虚无力者为脾气虚。见耳鸣齿摇，腰膝无力者为肾气虚。

（三）辨痰瘀

瘿气出现颈前肿大，眼突，水肿，舌苔腻等为痰结的表现。而痰结又与肝郁气滞，阴虚火旺，脾肾气虚有着密切的关系。瘿气日久，如见面色晦暗，心悸，水肿，舌质暗，有瘀斑，脉结代促者，其病多夹瘀血。痰结与瘀血亦可互相影响。

（四）辨缓急

病初起者，因素体阴虚，情志不遂，肝郁气滞，见胸闷，烦躁，失眠，多食易饥，颈前肿大，两眼外突，舌红、脉弱或弦细等气滞痰结、阴虚郁热为主要表现者，病情多属轻症。若见面部潮红，颈大而粗，眼突，烦躁易怒，多汗肤热，心悸肢颤，恶热头晕，口干而苦，舌质红，苔黄，脉细或细数者，多为火邪内郁，灼阴为痰，其证属重。如肝火亢盛，津液暴脱，症见高热大汗，呕吐腹泻，狂躁谵妄，甚至四肢厥冷，神志淡漠，脉微欲绝者，则为亡阴亡阳之危证。

五、确立治疗方略

养阴清热，解郁化痰是治疗本病的基本原则。具体运用时应根据具体证候、病位及病程、年龄、体质情况区别对待，采用清热泻火、养阴生津、疏肝解郁、化痰散结、补益气阴等治法。瘿气初起，年轻、体质尚好者，常以气郁痰结化热为患，病位以肝为主，可以化痰、解郁、清火为治。病情进展，又见阴虚、肝郁、痰结夹杂，常以阴虚内热、气郁痰结化热共见，而表现为肝、肾、心、胃等脏腑的热象，证候既有虚热，又有实火，或不同脏腑的热象兼而有之。治疗时宜结合肝、肾、心、胃病位的不同，阴虚者养其阴，实火者清其热。病久则阴虚愈明显，或可伤阴耗气，出现气阴两虚证候，累及心、脾、肾。故对病程长、年老、体质弱的患者，即使证候以实证为主者，治疗也应当酌情给予养阴生津益气，以扶正气。病久入络，证候兼夹瘀血的，需配伍活血化瘀通络以治之。

六、辨证论治

1. 痰气热结证

（1）抓主症：烦热，手指震颤，颈前肿胀，两目外突，急躁易怒。

（2）察次症：胸闷胁痛，攻窜两肋，精神抑郁，双乳胀痛，女子月经不调；或心悸，多食易饥，恶热汗出。

（3）审舌脉：舌质红，舌苔黄或黄腻，脉弦或弦数。

（4）择治法：解郁化痰，清热散结。

（5）选方用药思路：肝郁不舒，脾失健运，痰气热结，方选丹栀逍遥散合消瘰丸。方中柴胡疏肝解郁；当归、白芍养血调肝；白术、茯苓、甘草理脾运湿；牡丹皮、栀子清解郁热；玄参清热泻火，养阴润燥；合牡蛎、贝母化痰软坚散结。

（6）据兼症化裁：若热象明显，可酌减当归、白术用量，以防温燥。急躁易怒，手指震颤者，可酌加石决明、钩藤、白蒺藜、夏枯草等清肝泻火，平肝熄风。热扰心神而见烦热心悸者，可加生地黄、丹参、夜交藤等养心安神。

2. 肝火旺盛证

（1）抓主症：烦躁易怒，恶热汗多，消谷善饥，面部烘热，手指震颤，眼突颈大。

（2）察次症：口苦咽干，头晕目眩；或渴欲冷饮，大便秘结；或心悸胸闷；或失眠、女子月经量少及衍期等。

（3）审舌脉：舌质红，舌苔黄，脉弦数。

（4）择治法：清肝泻火，解郁理气。

（5）选方用药思路：肝火上炎，郁结气乱，方选龙胆泻肝汤加减。方中龙胆草泻肝火，黄芩、栀子清火泄热，泽泻、木通清泻利水，生地黄、当归滋阴养血，柴胡舒肝理气，甘草调和药性。

（6）据兼症化裁：汗多津伤者应酌减泽泻、木通。肝火上扰而见头晕目眩者可加菊花、夏枯草。大便秘结者，酌用大黄通腑泄热。热扰心神者，可重用生地黄，加酸枣仁、夜交藤、丹参等养心安神。月经量少及衍期者，可合以两地汤（元参、麦冬、地骨皮、阿胶）为治。

3. 心肝阴虚证

（1）抓主症：心悸汗出，多食易饥，消瘦，五心烦热，烦躁失眠，手颤，眼突颈胀。

（2）察次症：或饥不欲食，口干；或头晕乏力，目干而赤，胸胁胀满；或女子月经量少、衍期、闭经。

（3）审舌脉：舌质红，舌体小，或舌体颤动，苔少，脉细数。

（4）择治法：滋阴养血，宁心柔肝。

（5）选方用药思路：本证心肝阴虚，方选天王补心丹加减。方中生地黄、玄参滋阴清热，天冬、麦冬养阴增液，当归、丹参补血运血，人参、茯苓、五味子、酸枣仁、柏子仁、远志、朱砂等补心气，养心神，以调整脏腑机能。桔梗引药上行。

（6）据兼症化裁：阴虚内热，见烦热汗出者，可酌加牡丹皮、栀子、知母等清热之品。胃阴不足，多食易饥或饥不欲食者，可加玉竹、石斛。

4. 气阴两虚证

（1）抓主症：心悸怔忡，汗出气短，手足心热，手指振颤，颈大眼突，饥不欲食，消瘦。

（2）察次症：神疲乏力，失眠，虚烦潮热；或渴不欲饮，腹胀脘闷，大便溏薄；或头晕耳鸣，腰酸齿摇；或足跗水肿。

（3）审舌脉：舌质红，苔少，脉细无力。

（4）择治法：益气养阴，化痰散结。

（5）选方用药思路：气阴两虚，痰邪凝滞，方选生脉散加味。方中人参益气生津，麦冬清热养阴，五味子生津敛汗滋肾。

（6）据兼症化裁：心气阴两虚为主者，可合归脾汤加减。脾虚为主者，可加山药。肾虚明显者合六味地黄丸。偏于气虚者，宜加黄芪、党参、白术等。足跗水肿者，可酌加泽泻、茯苓、猪苓、车前子等。汗多者酌加浮小麦、麻黄根敛汗。偏于阴虚者宜加生地黄、玄参等。兼夹瘀血者，酌加丹参、三七、桃红四物汤。

5. 肝胃火旺证

（1）抓主症：颈前肿大，面红目赤，心悸失眠，性急易怒，头晕目眩，指舌颤动，多食善饥。

（2）察次症：口苦咽干，畏热汗出，口渴喜冷饮，形体消瘦。

（3）审舌脉：舌质红，苔黄燥，脉沉弦数有力。

（4）择治法：清肝泻胃，养阴散结。

（5）选方用药思路：肝胃火旺，阴液亏损，方选龙胆泻肝汤合清胃散加减。方中龙胆草、钩藤、白蒺藜清肝利胆解郁，栀子、黄芩燥湿清热，知母、生地黄滋阴凉血，升麻、黄连清热泻火，牡丹皮、连翘清热解毒，生石膏、玉竹、生龙骨、生牡蛎、海藻清解胃热。

（6）据兼症化裁：大便干结者加大黄、厚朴。眼酸眼胀者加白芷、石菖蒲。心悸甚者加酸枣仁。

6. 阴虚火旺证

（1）抓主症：颈前肿大，形体消瘦，目干眼突，面部烘热，咽干不欲饮，腰膝酸软。

（2）察次症：多食易饥，烦躁易怒，心悸汗出，头晕失眠，手指颤动。

（3）审舌脉：舌质红，苔少，脉沉细数。

（4）择治法：滋阴降火，涤痰散结。

（5）选方用药思路：火旺伤阴，痰邪凝结，方选知柏地黄丸合消瘰丸加减。方中知母、黄柏清热燥湿泻火，生地黄滋阴清热，山药、山茱萸补脾益肾，茯苓、夏枯草、黄药子清热泻火消瘿，贝母、玄参清肃肺金，鳖甲、牡蛎软坚散结。

（6）据兼症化裁：心火盛者加黄连。大便溏薄、下肢浮肿加薏苡仁。胃火盛者加生石膏。气短乏力者加黄芪、白术、太子参。虚火重者加牡丹皮、地骨皮、青蒿。大便干结者加大黄。

7. 肝郁脾虚证

（1）抓主症：急躁易怒，善太息，胸闷胁痛，脘腹胀满，纳食不佳，便稀或溏。

（2）察次症：颈前肿大，恶心呕吐，倦怠乏力，心悸汗出。

（3）审舌脉：舌苔白或厚腻，脉弦滑。

（4）择治法：疏肝健脾，软坚散结。

（5）选方用药思路：肝郁气滞，脾失健运，方选柴胡舒肝散加减。方中柴胡、香附疏肝理气止痛，白芍养血柔肝，川芎活血行气，陈皮、枳壳理气行滞，郁金、半夏行气活血消瘿，炒麦芽、白术、党参、厚朴、山药滋补脾胃。

（6）据兼症化裁：口苦口干者加栀子、黄连、龙胆草、黄芩。气郁较甚兼有血瘀表现者加川楝子、青皮、乌药、丹参、莪术。脾虚较甚者加黄芪、白扁豆、薏苡仁、藿香。

8. 痰结血瘀证

（1）抓主症：颈前肿块，按之较硬或有结节；喉间有痰，吞咽不爽。

（2）察次症：胸闷眼突，心烦易怒，食少便溏。

（3）审舌脉：舌紫暗或有瘀点，苔白厚腻，脉沉弦或沉涩。

（4）择治法：理气化痰，活血消瘿。

（5）选方用药思路：气滞血瘀，痰凝瘀滞，方选天王补心丹合一贯煎加减。方中玄参、生地黄、白芍、枸杞子滋阴清热，麦冬、天冬养阴增液，当归补血运血，人参、茯苓、柏子仁、辰砂、五味子补心气，养心神，川楝子、钩藤疏肝理气。

（6）据兼症化裁：大便稀溏、次增多者加山药、白术、薏苡仁、麦芽。腰膝酸软者加龟板、桑寄生、菟丝子、川牛膝。气血两虚者加黄芪、阿胶。心悸较甚者加酸枣仁、远志。

七、中成药选用

甲亢灵胶囊，用于具有心悸、汗多、烦躁易怒、咽干、脉数等症状的甲亢，组成：墨旱莲、山药、丹参、龙骨（煅）、夏枯草、牡蛎（煅）。

八、单方验方

（1）黄药子、生大黄各30克，全蝎、僵蚕、土鳖虫各10克，蚤休（重楼）15克，明矾5克，蜈蚣5条。共为细末，用醋、酒各半调敷，保持湿润，每剂药可用3日，7剂为1个疗程。主治甲亢、甲状腺肿大肝火亢盛证（《中国民间疗法》.2012年1期.治疗甲亢验方三则.刘海波，李晓娜）。

（2）竹茹（姜制）10克，法半夏6克，炒枳壳10克，浙贝母10克，连翘10克，金银花10克，泽泻15克，泽兰10克，薏苡仁（生）25克，茯苓15克，郁金10克，焦栀子10克，黄芩10克，青柴胡6克。水煎，每日1剂，分2次口服，连服1个月（《中国民间疗法》.2012年1期.治疗甲亢验方三则.刘海波，李晓娜）。

（3）治甲亢性突眼方：熟地黄30克，当归、枸杞子各15克，羌活1.5克，泽泻5克。每日1剂，连服2～6个月（《中国民间疗法》.2012年1期.治疗甲亢验方三则.刘海波，李晓娜）。

九、中医特色技术

《诸病源候论》中指出："有血瘿，可破之；有息肉瘿，可割之；有气瘿，可具针之。"可选用针灸治疗本病。

主穴：天鼎、膻中、太冲。

配穴：合谷、天突、间使、足三里、三阴交、气瘿、颈 3～5 夹脊穴。亦可用耳针取神门穴等穴。

操作：毫针刺，用平补平泻法。

十、西医治疗

（一）非手术治疗

1. 一般治疗

（1）保证休息，避免精神紧张、过度劳累等。

（2）注意饮食，甲亢患者由于代谢增高，消耗较大，应合理安排饮食，尽量提供高热量、高蛋白、富含维生素及钙磷的食物，避免过多食用高碘食品。

2. 药物治疗

使用抗甲状腺药物治疗甲亢至今仍是治疗甲亢的基本措施。抗甲状腺药物有硫脲类和咪唑类两大类。硫脲类有丙硫氧嘧啶（PTU）和甲硫氧嘧啶（MTU）；咪唑类有甲巯咪唑（MMI）和甲亢平（卡比马唑）。上述四种药物中以丙硫氧嘧啶与他巴唑在临床上应用最为广泛。

3. 放射性碘治疗

放射性碘治疗适用于年龄在 25 岁以上，弥漫性甲状腺肿大伴有中等甲状腺功能亢进症或恶性突眼，或经长期抗甲状腺药物治疗效果不佳，或对药物过敏不宜药物治疗，或停药、手术后复发，患者不愿手术或有手术禁忌证的患者。该方案是核素治疗学中最古老、最成熟、应用最广泛的典范性治疗方法。

（二）手术治疗

1. 手术适应证

①甲状腺巨大有压迫症状者。②毒性结节性甲状腺肿。③胸骨后的毒性甲状腺肿。④中、重度甲亢，长期用药无效或不愿长期服药者。⑤自主高功能性甲状腺结节或腺瘤。⑥甲状腺内有冷结节而疑似甲状腺有癌变者。

2. 手术切除方式的选择

①毒性弥漫性甲状腺肿手术切除大部分甲状腺组织（也称甲状腺次全切除术），只留下小部分甲状腺组织。②毒性结节性甲状腺肿手术切除组织的多少要看病变部位和范围，可有多有少，但一般切除的比较多，甚至大部分切除。③毒性甲状腺腺瘤是将毒性腺瘤切除，腺瘤以外的正常甲状腺组织予以保留。④由甲状腺癌引起的甲亢，一般切除的甲状腺组织较为广泛，并尽量清除癌变组织。

十一、各家发挥

（一）制订主方，随证加减

（1）疏肝清热，软坚散结。胡代槐拟甲亢方（柴胡、黄芩、半夏、贝母、牡蛎、玄参、桔梗等）。

（2）滋阴清热，软坚散结。韩纯庆拟消瘿汤（牡蛎、夏枯草、白芍、浙贝母、生地黄等）。

（3）益气养阴、清热泻火，佐以化痰散结。陈梅湘以复方甲亢宁（夏枯草、鳖甲、牡蛎、玄参、太子参等）治疗甲亢，疗效满意。

（4）其他治法。罗春光以龙胆泻肝汤清肝泻火。

（二）辨证分型

1. 依据脏腑阴阳气血虚实分型

姜浩分为5型：肝郁不舒、痰气郁结型，治宜疏肝理气、化痰消瘿，方选小柴胡汤或逍遥散合四君子汤；中焦蕴热、胃火炽盛型，治宜清胃补肾、生津止渴，可选用白虎加人参汤、一贯煎、知柏地黄丸等；肝肾阴虚、虚火内扰型，治宜滋阴清热、化痰软坚，用知柏地黄丸或牡蛎散；胃强脾弱、虚实夹杂型，治宜清胃扶脾、燥湿软坚，用白虎加人参汤与香砂六君子汤化裁；脾虚肝旺、气阴两虚型，治宜清肝健脾、益气养阴、化痰消瘿，用丹栀逍遥散与四君子汤化裁。

2. 以法统证

朱重光以下述三法治甲亢：疏肝解郁、活血散结法，适用于肝郁气滞、气血阻遏而致气血瘀结者，方选逍遥散加减；滋阴降火、平肝熄风法，适用于阴虚火旺、肝风内动之证，方选二冬汤加减；养血清热、化痰消瘿法，适用于血虚为本、痰热为标证，采用麻菊饮加减。

（王宽宇）

第二节 颈部淋巴结肿大

颈部淋巴结肿大为淋巴结因内部细胞增生或肿瘤细胞浸润而体积增大的现象。淋巴结肿大非常多见，可发生于任何年龄段人群，可见于多种疾病，有良性，也有恶性，故重视淋巴结肿大的原因，及时就诊、确诊，以免误、漏诊，是非常重要的。淋巴结肿大的常见原因如下：某些疾病引起淋巴结肿大如慢性淋巴结炎、恶性淋巴瘤、淋巴结结核、淋巴结转移瘤等。临床多按发病情况分为急性、慢性两类。急性的多因外感风热、内蕴痰毒而发；慢性的多因气郁、虚伤而发。

颈部淋巴结肿大属于中医学"乳蛾"、"颈痈"、"瘰疬"、"失荣"范畴。

一、临床诊断要点

（一）主要症状

急性者有红肿热痛的特点，起病快，局部有压痛，经抗炎后肿块消退。慢性者病程长，活动，无压痛，常位于下颌下区，可原发性或继发于腹腔的结核病灶，病程长，肿大淋巴结呈串状，质中等，可活动，无压痛，可互相粘连成团，若干酪样坏死，溃破则形成瘘管。

转移性恶性肿瘤为颈部淋巴结肿大原因之一，其原发灶多位于头颈部，肿块逐渐增大，质硬，活动度差，无压痛，常为一侧性，也可双侧受累。鼻咽癌、扁桃体癌、喉癌多转移至锁骨上淋巴结，鼻、鼻窦、口、面部癌常侵及下颌下淋巴结，食管癌转移至锁骨上淋巴结。

恶性淋巴瘤为一种发生于淋巴网状组织的恶性肿瘤。

（二）体征

颈部一侧或两侧有多个大小不等的肿大淋巴结，一般位于胸锁乳突肌的前、后缘。急性者有红痛热的特点，起病快，局部有压痛，较光滑，可活动。

（三）实验室检查

颈部淋巴结肿大初起实验室检查多无阳性发现。细菌感染时，可见白细胞计数总数显著增加，中性粒细胞分类明显增高。病毒感染初期未合并细菌感染时，可见白细胞总数增加，淋巴细胞分类增高明显。EB 病毒感染引起传染性单核细胞增多症表现为急性扁桃体炎症时，可见白细胞总数、淋巴细胞分类显著增高，血涂片中可见异型淋巴细胞，血沉可加快。结核者可见结核杆菌阳性。

（四）影像学检查

超声为首选检查方法，可显示颈部淋巴结肿大，可发现淋巴结的回声并伴有声影。

二、中医辨病诊断

（一）诊断依据

颈部、下颌部及耳后肿胀疼痛，拒按，发热寒战，纳呆口苦，溲赤便秘，苔薄黄或白腻，脉弦紧或滑。结合超声即可确诊。

（二）类证鉴别

1. 臀核

臀核可由头面、口腔或四肢等处皮肤损伤或生疮引起，一般单个，在颏颔、颈部、腋部、胯腹部结核如豆，边界清楚，起发迅速，压之疼痛明显，很少化脓破溃，一般无全身症状。

2. 痄腮

痄腮多发于腮部，常双侧发病，色白漫肿，酸胀少痛，不会化脓，7~10 天消退，有传染性。

三、审析病因病机

颈部淋巴结肿大的形成，中医认为与外感风邪、风热痰毒、肝胃火毒、气滞痰凝有关。

（一）内因

恣食膏粱厚味，内有湿热火毒，致使气血被毒邪壅塞于皮肉之间，继而炼液成痰，痰毒互阻，结块而肿。若风毒痰火上攻，则发为"颈痈"，若肝胃积热凝聚，则发为"腋痈"，若肝胆湿热下注，则发为"胯腹痈"。

（二）外因

外感六淫之邪，蕴结于颈侧，阻于少阳、阳明之络，气血运行受阻而成肿块；肝胃火毒夹痰上攻，循经蕴结于颈部成痈。情志不舒，忧思恼怒，湿浊阻滞，胆为气机升降之枢机，肝气郁闭，通降失职，肝胆气机不利，呃逆，纳差，口苦，胃脘部痞满胀痛；阻于下焦则见小便短涩。过食肥甘，湿热熏蒸，尿黄，大便不爽；日久不愈，反复发作，邪伤正气，正气日虚，加之邪恋不去，痰浊湿热，损伤脾胃，脾胃生化不足，正气愈虚。亦有辨为"实火"、"脓毒"、"痰凝"证候者。

四、明确辨证要点

（一）辨虚实

起病较急，病程较短，或病程虽长而属急性发作，颈部不适持续不解，有时痛处拒按，口苦发热，苔厚脉实者，多属实。起病较缓，病程较长，胁痛隐隐，胀而不甚，时作时止，或绵绵不休，遇情志改变则发，苔少脉虚者，多属虚。

（二）辨缓急

颈部胀痛不适，痛势剧烈，甚或灼痛，辗转反侧，往来寒热，呕吐频繁，苔黄脉数者，则为急证；痛势较缓，无发热疼痛症状者，则病情较缓。

五、确立治疗方略

针对该病外感风热、肝胃火毒、气滞痰凝的基本病机特点，临证多按"外感"、"气滞"、"湿热"、"痰凝"论治，重视肝与其他脏腑的关系，重视肝之"性喜条达而恶抑郁"，脾胃主"升清降浊"的生理特征。分别采用"疏肝理气"、"清热解毒"、"理气化痰"等法。疏肝是针对肝疏泄功能失常、肝气郁滞而设；清热解毒是针对外感之邪而立；理气化痰是针对气滞痰凝而设。三者相辅相成。同时本病亦有辨为"实火"、"脓毒"、"痰凝"证候者，则主张应用"清热泻火"、"解毒排脓"、"理气化痰"之法治疗。但由于各种疾病皆与邪正双方斗争有关，气血瘀滞，气滞痰凝是脏腑功能失调的结果，反过来又进一步影响了脏腑的功能，反复发作，耗伤正气。故"清热解毒化痰"法亦是颈部淋巴结肿大治疗的重要方法。

中西医结合方法治疗颈部淋巴结肿大是目前较常采用的方法，将颈部淋巴结肿大的治疗分为三个阶段，首先控制感染症状，其次改善淋巴结肿大症状及其引起的相关并发症，最后消除淋巴结后遗留的病理生理改变，从而达到彻底治愈的目的。掌握治疗的时机：淋巴系统存在机械性因素，如炎性粘连等或伴有严重的全身病变；非手术治疗效果不佳者或通过手术治疗可创造有利于非手术治疗的条件者，均可首先采取手术治疗切除肿大的淋巴结，解除引发的感染症状。外感邪毒侵袭而至的颈部淋巴结肿大或合并有急慢性感染者，一般宜先采用发散外邪、清热解毒、通里攻下的中医治疗方法，使急性感染症状消除。

总体来说，中医治疗颈部淋巴结肿大主要是根据不同疾病引发的不同证型，采取发散外邪、清热解毒、理气化痰或祛邪攻毒治法，防颈部淋巴结进一步增大，防止其恶化。

六、辨证论治

（一）化脓性扁桃体炎引起的淋巴结肿大

本病以"清、消、补"为治疗之大法。发病急骤者，多为实证、热证，宜疏风清热，利咽消肿；泻热解毒。病程迁延或反复发作者，多为虚证或虚实夹杂证，宜滋养肺肾，清利咽喉；健脾和胃，祛湿利咽；活血化瘀，祛痰利咽。

1. 外邪侵袭，邪聚喉核证

（1）抓主症：咽喉干燥、灼热、疼痛，吞咽时加剧。

（2）察次症：可兼见头痛，发热，微恶风，咳嗽。

（3）审舌脉：舌质红，苔薄黄，脉浮数。

（4）择治法：疏风清热，利咽消肿。

（5）选方用药思路：外邪侵袭，邪聚喉核，方选疏风清热汤加减。方中以荆芥、防风祛其在表之风邪；金银花、连翘、黄芩、赤芍清其邪热；玄参、浙贝母、天花粉、桑白皮清肺化痰；牛蒡子、桔梗、甘草散结解毒，清利咽喉。

（6）据兼症化裁：项肿咽痛甚者，可加马勃以清热解毒。咳嗽，加杏仁以利肺气。

2. 邪热传里，毒聚喉核证

（1）抓主症：咽痛剧烈，痛连耳窍、耳根，吞咽困难，呼吸不利，面赤气粗，口气热臭喷人。

（2）察次症：高热神烦，口渴引饮，咳嗽痰黄稠，腹胀，大便燥结，小便短赤。

（3）审舌脉：舌质红，苔黄厚，脉洪大而数。

（4）择治法：泻热解毒，利咽消肿。

（5）选方用药思路：邪热传里，毒聚喉核，方选清咽利膈汤加减。方中荆芥、防风、薄荷疏风散邪；金银花、连翘、栀子、黄芩、黄连泻火解毒；桔梗、牛蒡子、玄参、甘草利咽消肿止痛。

（6）据兼症化裁：若咳嗽痰黄稠，颌下有瘰核，可加射干、瓜蒌、贝母以清化热痰而散结；持续高热，加石膏、天竺黄清热泻火、除痰利咽；若喉核腐脓成片，加入马勃、蒲公英等以祛腐解毒。

3. 肺肾阴虚，火灼喉核证

（1）抓主症：咽部干燥灼热，异物感、疼痛不盛，吭喀不利，午后症状加重。

（2）察次症：可兼见唇赤颧红，潮热盗汗，手足心热，失眠多梦，耳鸣眼花，腰膝酸软。

（3）审舌脉：舌质干红，少苔，脉细数。

（4）择治法：滋养肺肾，清利咽喉。

（5）选方用药思路：肺肾阴虚，火灼喉核，方选百合固金汤加减。方中百合、生地黄、熟地黄、麦冬、玄参滋养肺肾，清热利咽生津；当归、芍药养血和阴；贝母、桔梗清肺利咽；甘草调和诸药。合而用之使肺肾得养，阴液充足，虚火自降。

（6）据兼症化裁：偏于肺阴虚者，宜用养阴清肺汤加减。偏于肾阴虚者宜用六味地黄丸加减。

4. 肺胃虚弱，喉核失养证

（1）抓主症：咽部不适，异物感，咽干，不欲饮、口淡、纳呆、咽痒、咳嗽痰白。

（2）察次症：兼见脘腹痞闷，恶心呕吐，少气懒言，四肢倦怠，形体消瘦，大便溏清。小儿可伴见鼾眠、吞咽不利、纳呆、反复发作头昏痛、发育迟缓等。

（3）审舌脉：舌质淡，苔白腻，脉缓弱。

（4）择治法：健脾和胃，祛湿利咽。

（5）选方用药思路：肺胃虚弱，喉核失养，方选六君子汤加减。本方人参、白术、茯苓、甘草、陈皮、半夏合用健脾胃，除痰湿。

（6）据兼症化裁：湿邪重者加厚朴、枳壳宣畅气机、祛痰利咽；若喉核肿大不消加浙贝母、生牡蛎。

5. 痰瘀互结，瘀阻喉核证

（1）抓主症：咽干不适，咽部异物感，吞咽不利。

（2）察次症：咽部刺痛，痰涎黏稠量多，不易咯出，喉核肿痛反复发作，迁延不愈。

（3）审舌脉：舌质暗有瘀点，苔白腻，脉细涩。

（4）择治法：活血化瘀，祛痰利咽。

（5）选方用药思路：痰瘀互结，瘀阻喉核，方选会厌逐瘀汤合二陈汤加减。会厌逐瘀汤中桃仁、红花、当归、赤芍、生地黄活血祛瘀；配合柴胡、枳壳行气理气；桔梗、甘草、玄参清利咽喉；配合二陈汤祛痰利咽。

（6）据兼症化裁：喉核暗红，质硬不消者，加昆布、莪术；复感热邪，溢脓黄稠，加黄芩、蒲公英、车前子等。

（二）淋巴结炎引起的颈部淋巴结肿大

淋巴结炎引起的颈部淋巴结肿大多因外感风热痰毒之邪或肝胃火毒夹痰上攻所致，故清热化痰消肿为本病治标主法。同时，应辨明病因，审因论治以治本。风热痰毒证宜祛风清热，化痰消肿；肝胃火毒证宜清热解毒，化痰消肿。

1. 风热痰毒证

（1）抓主症：颈侧或耳下、缺盆处白肿、热、痛，疼痛牵引肩部及上臂，肿块形如鸡卵，活动度差。

（2）察次症：伴恶寒发热，头痛，咳嗽。

（3）审舌脉：舌质淡红，苔黄，脉浮数。

（4）择治法：祛风清热，化痰消肿。

（5）选方用药思路：风热痰毒，上攻咽颈，方选牛蒡解肌汤加减。方中牛蒡子疏散风热，宣肺透疹，消肿解毒；薄荷宣散风热，清头目，透疹；荆芥解表散风，透疹；连翘清热解毒，消肿散结；山栀泻火除烦，清热利湿，凉血解毒；牡丹皮清热，活血散瘀；石斛生津益胃，清热养阴；玄参清热凉血，滋阴降火，解毒散结；夏枯草清肝，散结。

（6）据兼症化裁：喉核暗红，质硬不消者，加昆布、莪术；复感热邪，溢脓黄稠，加黄芩、蒲公英、车前子等。

2. 肝胃火毒证

（1）抓主症：颈部白肿（或红肿）、热、痛，肿势散漫，连及前颈、后项或耳下，硬结疼痛。

（2）察次症：伴高热，口渴欲饮，大便秘结，小便黄赤。

（3）审舌脉：舌质红，苔黄腻，脉弦滑数。

（4）择治法：清热解毒，化痰消肿。

（5）选方用药思路：肝胃火毒，痰凝颈部，方选普济消毒饮加减。方中重用酒黄连、酒黄芩清热泻火，祛上焦头面热毒为君。以牛蒡子、连翘、薄荷、僵蚕辛凉疏散头面风热为臣。玄参、马勃、板蓝根有加强清热解毒之功；配甘草、桔梗以清利咽喉；陈皮理气疏壅，以散邪热郁结，共为佐药。升麻、柴胡疏散风热，并引诸药上达头面，且寓"火郁发之"之意，功兼佐使之用。诸药配伍，共收清热解毒，疏散风热之功。

（6）据兼症化裁：若伴恶寒发热，头痛，咳嗽；舌质淡红，苔黄，脉浮数。可用牛蒡解肌汤加减。

3. 气滞痰凝证

（1）抓主症：肝气郁滞日久，情志不畅，颈部淋巴结肿大，压痛，气机阻滞，痰浊凝聚咽喉，以情志抑郁，咽部不适，咽部黏膜肿胀为主。超声多以颈部淋巴结肿大为主。

（2）察次症：胁肋胀痛，有异物感，咳之不出咽之不下，往来寒热，口苦。

（3）审舌脉：舌紫暗，少苔，脉滑数。

（4）择治法：疏肝解郁，理气化痰。

（5）选方用药思路：肝郁不舒，气滞痰凝，方选柴胡疏肝散与二陈汤加减或方用四逆散加减。四逆散去枳实，加陈皮、枳壳、川芎、香附，增强疏肝行气、活血止痛之效，方中白芍养肝敛阴，和胃止痛，与柴胡相伍一散一收，助柴胡疏肝，相反相成共为主药；配枳实泻脾气之壅滞，调中焦之运动与柴胡同用一升一降，加强疏肝理气之功，以达郁邪；白芍、甘草配伍缓急止痛，疏理肝气以和脾胃，且具有保护胃黏膜屏障和修复黏膜之作用；川芎行气开郁，活血止痛；厚朴、半夏以宽胸畅通宣泄郁气；香附、陈皮理气和胃止痛，且有助于消除上腹痛不适等症，诸药合用辛以散结，苦以降通，气滞郁结方可解除。故服后肝气条达，血脉通畅，痛止而诸症亦除。

（6）据兼症化裁：心烦失眠者，加柏子仁、夜交藤、酸枣仁；兼灼痛者，加白芍、甘草；急躁易怒者，加栀子、青皮、珍珠母；胀痛者加佛手、香橼。

（三）结核性淋巴结炎引起的颈部淋巴结肿大

1. 初期

（1）抓主症：瘰疬初起如豆，单个或数个串生，不热不痛，皮色不变，推之能动。

（2）察次症：胸闷，胁痛。

（3）审舌脉：舌苔白，脉弦。

（4）择治法：疏肝养血，理气化痰。

（5）选方用药思路：肝郁血虚，气滞痰凝，方选柴胡疏肝散与二陈汤加减。二陈汤方中半夏辛温性燥，善能燥湿化痰，且又和胃降逆，为君药。橘红为臣，既可理气行滞，又能燥湿化痰。君臣相配，寓意有二：一为等量合用，不仅相辅相成，增强燥湿化痰之力，而且体现治痰先理气，气顺则痰消之意；二为半夏、橘红皆以陈久者良，而无过燥之弊，故方名为"二陈"。此为本方燥湿化痰的基本结构。佐以茯苓健脾渗湿，渗湿以助化痰之力，健脾以壮生痰之源。鉴于橘红、茯苓是针对痰因气滞和生痰之源而设，故二药为祛痰剂中理气化痰、健脾渗湿的常用组合。煎加生姜，既能制半夏之毒，又能协助半夏化痰降逆、和胃止呕；复用少许乌梅，收敛肺气，与半夏、橘红相伍，散中兼收，防其燥散伤正之虞，均为佐药。以甘草为佐使，健脾和中，调和诸药。综合本方，结构严谨，散收相合标本兼顾，燥湿理气祛已生之痰，健脾渗湿壮生痰之源，共奏燥湿化痰，理气和中之功。

（6）据兼症化裁：心烦失眠者，加柏子仁、夜交藤、酸枣仁；兼灼痛者，加白芍、甘草；急躁易怒者，加栀子、青皮、珍珠母；胀痛者加佛手、香橼。

2. 中期

（1）抓主症：瘰疬累累如串珠，皮核相亲，或融合成块，渐感疼痛，推之不移，或液化成脓，按之复指。

（2）察次症：胸闷，胁痛。

（3）审舌脉：舌苔薄黄，脉弦数。

（4）择治法：解郁化痰，托毒透脓。

（5）选方用药思路：肝郁痰凝，邪毒化脓，方选内托生肌散加减。方中生黄芪甘温，重用，以补气扶正、脱毒生肌，加强了机体抵抗能力和修复能力；丹参苦微寒，活血祛瘀，凉血消痈，生新止痛，有开通之力，补而不滞。佐以天花粉与生芍药补而不热，天花粉味苦微酸甘寒凉润，善行经络，解一切疮家热毒。乳香、没药化腐解毒，助黄芪以成生肌之功。甘草、白芍甘苦，味同人参，能双补气血，则生肌之功愈速。全方共收补气化瘀，生新止痛之效。

（6）据兼症化裁：便秘者可加入火麻仁，失眠者可加入茯神、远志、酸枣仁、龙齿。

3. 后期

（1）抓主症：结核溃破，脓水清稀，久则成瘘，经久不愈。

（2）察次症：低热盗汗，咳嗽。

（3）审舌脉：舌红少苔，脉细数。

（4）择治法：滋阴降火，益气养血。

（5）选方用药思路：气阴两虚，方选六味地黄汤加减。方中重用熟地黄，滋阴补肾，填精益髓，为君药。山萸肉补养肝肾，并能涩精；山药补益脾阴，亦能固精，共为臣药。三药相配，滋养肝脾肾，称为"三补"。但熟地黄的用量是山萸肉与山药两味之和，故以补肾阴为主，补其不足以治本。配伍泽泻利湿泄浊，并防熟地黄之滋腻恋邪；牡丹皮清泻相火，并制山萸肉之温涩；茯苓淡渗脾湿，并助山药之健运。三药为"三泻"，渗湿浊，清虚热，平其偏胜以治标，均为佐药。六味合用，三补三泻，其中补药用量重于"泻药"，是以补为主；肝脾肾三阴并补，以补肾阴为主。

（6）据兼症化裁：阴虚者可加入知母、黄柏共奏补阴之效。

（四）恶性淋巴瘤引起的颈部淋巴结肿大

1. 初期

（1）肝郁痰凝证

1）抓主症：颈项部结块坚硬如石，皮色如常，推之不移，不痛不痒。

2）察次症：伴有情绪急躁，胸闷不舒，两胁发胀，体弱乏力。

3）审舌脉：舌苔白滑或瘀点，脉弦或弦滑。

4）择治法：舒肝解郁，化痰散结。

5）选方用药思路：肝郁气滞，痰凝颈部，方选开郁散加减。方中赤芍、贝母活血化瘀，

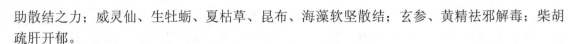

助散结之力；威灵仙、生牡蛎、夏枯草、昆布、海藻软坚散结；玄参、黄精祛邪解毒；柴胡疏肝开郁。

6）据兼症化裁：便秘者可加入火麻仁，失眠者可加入茯神、远志、酸枣仁。

（2）痰毒凝结证

1）抓主症：初起颈项肿核如栗，坚硬如石，推之不移，皮色不变，不痛不痒，面色少华，形寒神倦。

2）察次症：畏寒，肢冷，乏力，多汗。

3）审舌脉：舌苔白腻，脉沉细。

4）择治法：祛寒温阳，化痰散结。

5）选方用药思路：痰毒凝结，阳虚寒盛，方选阳和汤加减。方中重用熟地黄大补营血为君；鹿角胶生精补髓，养血温阳为臣；姜炭破阴和阳，肉桂温经通脉，白芥子消痰散结，麻黄调血脉通腠理，均以为佐；生甘草解脓毒而和诸药为使。诸药合用，阳回阴消，血脉宣通，用于阴寒之证，犹如离照当空，阴霾四散，故名"阳和汤"。

6）据兼症化裁：痰湿重者可加天南星、夏枯草、皂角刺等。

2. 中期

（1）抓主症：结块渐大，微微作痛，皮色紫暗。

（2）察次症：逐渐形体消瘦。

（3）审舌脉：舌苔或白或黄，脉弦缓或数。

（4）择治法：益气养荣，化痰散结。

（5）选方用药思路：气血两虚，痰凝蕴结，方选和荣散坚丸加减。本方当归、熟地黄、茯神、香附、人参、白术、橘红各60克，贝母、天南星、酸枣仁、远志、柏子仁、牡丹皮各30克，芦荟、角沉各24克，龙齿30克。上药合用共奏调和荣血，散坚开郁之效。

（6）据兼症化裁：身热，加黄芩、柴胡；自汗、盗汗，去升麻，倍人参，加黄芪；饮食无味，加藿香、砂仁；饮食不化，加山楂、麦芽；胸膈痞闷，加泽泻、木香；咳嗽，痰气不清，加杏仁、麦冬；口干作渴，加知母、五味子；睡眠不宁，加黄柏、远志、酸枣仁；惊悸健忘，加茯神、石菖蒲；有汗恶寒，加薄荷、半夏；无汗恶寒，加苍术、藿香；妇人经事不调，加延胡索、牡丹皮；腹胀不宽，加厚朴、大腹皮。

3. 后期

（1）抓主症：溃后腐烂无脓，坚硬不消，相反越溃越坚，疮口平塌渐大，凹凸不平，形如菜花，味臭难闻，疼痛较剧，时渗血水。

（2）察次症：创伤出血如喷射状，日夜烦躁不安，形体消瘦，纳食不佳。

（3）审舌脉：舌苔黄腻或白滑，脉弦数或沉细无力。

（4）择治法：调补气血，软坚散结。

（5）选方用药思路：气血两虚，方选香贝养荣汤加减。贝母、桔梗化痰散结解毒；香附、陈皮理气止痛。本方侧重调补气血以"养荣"，结合化瘀散结之品，共奏调补气血、解毒化痰之功。

（6）据兼症化裁：身热，加黄芩、柴胡；自汗、盗汗，去升麻，倍人参，加黄芪；饮食无味，加藿香、砂仁；饮食不化，加山楂、麦芽；胸膈痞闷，加泽泻、木香；咳嗽，痰气不清，加杏仁、麦冬。

七、中成药选用

（1）润喉丸，具有润喉利咽的作用。组成：射干、山豆根、桔梗、僵蚕、栀子（姜炙）、牡丹皮、青果、金果榄、麦冬、玄参、知母、地黄、白芍、浙贝母。每次服3～6克，每日3次；或不拘时含服。

（2）金嗓利咽丸，具有健脾化痰、疏肝理气、利咽清喉的作用。组成：茯苓、法半夏、枳实（炒）、青皮（炒）、胆南星、橘红、砂仁、豆蔻、槟榔、合欢皮、六神曲（炒）、紫苏梗、生姜、蝉蜕、木蝴蝶、厚朴（制）。每次6～12克，日服2次。

（3）肿节风分散片，具有清热解毒、消肿散结的作用。组成：肿节风。口服。每次4片，每日3次。

（4）二丁颗粒，具有清热解毒的作用，本品用于火热毒盛所致的热疖痈毒、咽喉肿痛、风热火眼。组成：紫花地丁、蒲公英、板蓝根、半边莲。开水冲服。每次1袋，每日3次。

（5）平消胶囊，具有活血化瘀、止痛散结、清热解毒、扶正祛邪的作用。组成：郁金、仙鹤草、五灵脂、白矾、硝石、干漆（制）、枳壳（麸炒）、马钱子粉。

八、单方验方

（一）连翘消毒饮

治热毒瘰疬，过食炙煿、醇酒、膏粱，以致蕴热，腮、项成核，或天行亢热，湿痰作肿，不能转侧者效。

常用药物：连翘、陈皮、桔梗、元参、黄芩、赤芍、当归、山栀、葛根、射干、天花粉、红花、甘草、大黄（《外科心法要诀》）。

（二）加味藿香散

治气毒瘰疬，外风受邪，内伤气郁，以致颈项作肿，四肢不舒，寒热如疟及胸膈不利等。

常用药物：藿香、甘草、桔梗、青皮、陈皮、柴胡、紫苏、半夏、白术、茯苓、白芷、厚朴、川芎、香附、夏枯草、生姜、大枣（《外科心法要诀》）。

（三）散肿溃坚汤

治瘰疬马刀疮，坚硬如石，或在耳下，或至缺盆，或在肩上，或至胁下，皆手、足少阳经证。又发于下颏，或至颊车，坚而不溃；或以破溃流脓，又属足阳明证也。此治有余症而效多，不足症而效少。

常用药物：升麻、甘草、莪术、三棱、陈皮、桔梗、黄连、龙胆草、葛根、川芎、白芍、夏枯草、连翘、黄芩、当归、天花粉（《外科心法要诀》）。

（四）夏枯草汤

治瘰疬马刀疮，不问已溃未溃，或已溃日久成漏，形体消瘦，饮食不甘，寒热如疟，渐成瘰瘵并效。

常用药物：夏枯草、当归、白术、茯苓、桔梗、陈皮、生地黄、柴胡、甘草、贝母、香附、白芍、白芷、红花（《外科心法要诀》）。

（五）紫霞膏

治瘰疬初起，未成者贴之自消，已成未溃者贴之自溃，已溃核存者贴之自脱；及治诸色顽疮、臁疮、湿痰、湿气、新久棒疮，疼痛不已者并用之。

常用药物：明净松香、铜绿、麻油（《外科心法要诀》）。

九、中医特色疗法

（一）针灸

1. 针刺

针刺治疗颈痈或瘰疬具有止痛、清热泻火解毒作用，可单独使用，也可配合中药使用。

主穴：肝俞、胆俞、脾俞、胃俞。

配穴：天井、肩井、气海、缺盆、风池、臂臑、肘尖、大迎、臑会、翳风、少海、手五里等穴位。

操作：毫针刺，按虚补实泻操作，留针 20～30 分钟，每日 1 次。

2. 耳针

（1）实热证，取扁桃体、咽喉、肺、胃、肾上腺，强刺激，留针 10～20 分钟，每日 1 次；或取扁桃体穴埋针，每日按压数次以加强刺激。

（2）虚证，取咽喉、肾上腺、皮质下、脾、肾等穴，用王不留行籽贴压，每日以中强度按压 2～3 次，以加强刺激。

（二）耳穴压豆

取穴：肝、胆、胃、大肠、交感、三焦、脾、阳维脉、阳跷脉，患者自行按压药籽，每天 3～4 次，每 2 天双耳交换，20 天为 1 个疗程。耳穴压豆法简便易行，疗效显著，且无痛苦和副作用。其具有调节脏腑功能，疏通经络，加强机体抗病能力的作用。适合各种类型颈部淋巴结肿大患者的辅助治疗。

（三）穴位注射

实热证者，选脾俞、肩井内五分、曲池、天突、曲池、孔最等，每次取一侧的 1～3 穴，每穴注射柴胡注射液或鱼腥草注射液 2 毫升。

（四）外治法

（1）初起宜化痰散结，活血消肿，阿魏化痞膏外贴，每日换 1 次。溃后用 20%蟾酥软膏：蟾酥 20 克，凡士林 100 克调成膏，外敷盖纱布。

（2）含漱：用金银花、甘草、桔梗适量，或荆芥、菊花适量煎水含漱，每日数次。

（3）吹药：可选用清热解毒、利咽消肿的中药粉剂吹入患处，每日数次。

（4）含服：可用清热解毒利咽中药含片或丸剂含服。

（5）雾化吸入：用清热解毒利咽的中草药煎水，雾化吸入，每日 1～2 次。

（6）烙法：喉核肥大或反复发作者，可用烙治法。急性发作时禁烙，必要时行手术摘除。

（7）啄治法：用三棱针或扁桃体手术弯刀，在扁桃体上做雀啄样动作，每侧 4～5 下，伴少量出血，以吐 2～3 口血为度。2～3 日 1 次，5 次为 1 个疗程，一般不超过 3 个疗程。

（8）洗药：隆葵 30 克，败酱草 15 克，蒲公英 15 克，煎汤待温，浸洗患处，每日 1 次。

（五）中医膳食疗法

1. 陈皮炒肉丝

配方：陈皮 10 克，猪瘦肉 100 克。

制法：猪肉切丝后加盐、黄酒拌匀，陈皮浸泡至软切丝。锅内油烧至七成热时，下肉丝、陈皮丝一起翻炒几下，再加入少许盐、黄酒炒至香，添水焖烧 5～6 分钟，放入香葱即成。

功效：理气化痰。

用法：佐餐食用。

2. 梅花粥

配方：白梅花 5 克，粳米 100 克。

制法：将粳米加水适量煮粥，将成时，加入白梅花，再略煮几沸即可。

功效：舒肝理气解郁。

用法：每日 1 次，顿食。宜常食。

3. 海带肉冻

配方：海带、猪肉皮等量。

制法：将海带泡软洗净切细丝，猪肉皮洗净切细小块，共放锅内。加适量水，放入八角茴香等调味品，用文火将海带、猪肉皮煨酥，加适量食盐调味，盛入盘中，晾冷成冻。

功效：疏肝解郁，软坚化痰。

用法：佐餐食用。

4. 香附栀子粥

配方：香附 6 克，栀子 10 克，粳米 100 克。

制法：先把香附、栀子加水煎煮，去渣取汁，用药汁与粳米一起煮粥。

功效：舒肝理气，清热泻火。

用法：早晚分食。

（六）其他疗法

（1）擒拿：实热证而见咽痛剧烈、吞咽困难、汤水难下者，可用擒拿法以泻热消肿止痛，以利吞咽。

（2）刺血法：喉核红肿疼痛、高热者，可点刺扁桃体、耳尖等耳穴或耳背静脉放血，亦可点刺少商或商阳放血，每穴放血数滴，每日 1 次，以泻热消肿。

十、西医治疗

慢性扁桃体炎的保守治疗效果不理想，但有些患者因身体条件不能行手术治疗时才采用保守治疗，有人从自身变态反应的观点出发，用细菌制剂行脱敏治疗，或用增强免疫力的药物治疗，如注射转移因子等，也有人冲洗或吸引扁桃体窝中的积存物，清除窝中可能引起变态反应的抗原。还有人用电烙法，即用烧红了的特制的小烙铁，烧烫扁桃体，每次能烧焦一部分，形成坏死，脱落，然后再重复，需经多次治疗，使扁桃体缩小或消失。这种方法很难彻底，而且对周围组织损伤较大。

（一）非手术治疗

1. 首选有效抗生素

本病主要是细菌感染，多为链球菌感染，抗菌消炎可首选青霉素。青霉素过敏者可选用红霉素、林可霉素或先锋霉素等。当然，最好的办法是进行涂片作细菌培养及药敏试验，有针对性地选择抗菌药物。

2. 对症选用解热镇痛药

扁桃体炎并发高热头痛及全身酸痛时可选用扑热息痛（对乙酰氨基酚）或布洛芬，既解热又镇痛，有利于抗菌药发挥高效能。

3. 慎用激素

目前有些医生喜欢使用激素降温，以显示疗效，其实不可取。在没有采用有效抗菌药物之前，不可盲目使用肾上腺皮质激素，如泼尼松、地塞米松等，那样只会造成病情得到控制的假象，掩盖病情。

4. 局部用药

可选用 3%过氧化氢、1%氧化锌溶液、1%～2%碘甘油、10%鞣酸甘油等涂布扁桃体表面，每日 1 次，10 次为 1 个疗程。患者应适当隔离，注意休息，多饮水，保持大便通畅，进食流质食物。

5. 其他治疗

在药物治疗的同时，外用碘酒擦拭扁桃体，可使病程缩短，迅速痊愈。具体的方法，取带竹签的消毒棉球，或用消毒镊子夹消毒棉球，蘸 2%碘酒，迅速擦拭化脓性扁桃体炎的表面。注意：凡对碘酒及酒精过敏者，绝对禁用此法。

（二）手术治疗

（1）手术切除：目前治疗慢性扁桃体炎有效的方法是手术切除。

（2）化脓性淋巴结已伴有口底间隙脓肿或蜂窝织炎时，应作切开引流术，以排除脓液及坏死组织。

（3）对抗结核药物治疗效果不佳的单个或活动增殖性淋巴结结核，可采用手术切除并作病理检查。

（4）少数局限的，较大的，能推动的淋巴结，可考虑手术切除。

十一、各家发挥

（1）高宏等用瘰疬消湿敷治疗颈部淋巴结肿大，瘰疬消方药为肉桂 60 克，天南星 80 克，牙皂 20 克，樟脑 2 克，阿魏 10 克，共研细末，适量凡士林调成软膏后制成药贴，凡士林药粉比例 8：2，分 15 贴，外敷肿块处。

（2）徐大成等将临证自拟的急淋方制成颗粒剂，名曰急淋颗粒，用来治疗头面部风热或颊项痰毒病证。该方由牛蒡子、牡丹皮、山栀子、荆芥、薄荷、玄参、夏枯草、蒲公英、桂枝、白芷、赤芍、金银花、生甘草、连翘组成，每日 1 剂，分 2 次，早晚用开水冲开，温服。

（3）王荣钧等用三黄二矾膏联合抗生素治疗颈部急性淋巴结炎，给予口服或静脉滴注抗生素配合应用三黄二矾膏外敷，药物组成：大黄、黄连、雄黄、明矾、枯矾等。

（王宽宇）

第三章　常见乳房疾病

第一节　浆细胞性乳腺炎

浆细胞性乳腺炎（plasma cell mastitis），又称为乳腺导管扩张症，以乳腺导管扩张、浆细胞浸润为主要特点。好发于 30～40 岁非哺乳期或非妊娠期妇女。

浆细胞性乳腺炎属于中医学"乳痈"范畴。

一、临床诊断要点

（一）主要症状

本病见乳晕深部肿块、生长缓慢、反复发作。急性期易出现局部皮肤红肿热痛、腋窝淋巴结肿大、疼痛，抗生素治疗效果不佳。

（二）体征

乳头溢液以透明或浑浊黄色浆液性为主，少见血性，有时伴有乳头凹陷畸形。

（三）辅助检查

1. 钼靶 X 线

钼靶 X 线显示病变大多位于乳晕及中央区；其肿块密度增高影内夹杂条状透亮影，严重者可呈蜂窝状、囊状透亮影，边缘光滑，考虑为扩张的导管腔内含有脂肪物质所致；有时可见"跟、尖"一样粗的周围假"毛刺征"，以及粗颗粒圆形钙化。

2. 超声

超声特点为病灶位于乳晕后或乳晕周围，肿块内部呈不均匀低回声、无包膜、无恶性特征，导管呈囊状、尤其是串珠样扩张。

3. CT 检查

CT 检查早期炎性肿块表现为乳晕区皮肤增厚，主乳管区软组织影增宽，后期病变周围有类圆形小结节，且结节间有桥样连接，此为浆细胞性乳腺炎特有征象。

4. 纤维乳管内视镜检查

纤维乳管内视镜检查显示为导管扩张、管腔内炎性渗液及絮状沉淀物。

5. 病理学诊断

针吸细胞学检查可见坏死物和较多的浆细胞、淋巴细胞及细胞残核。术中快速冰冻病理检查是诊断此病的可靠依据。

二、中医辨病诊断

（一）诊断依据

浆细胞性乳腺炎属中医之"乳痈"。《诸病源候论·妒乳候》云："此由新产后，儿未能饮之，及饮不泄，或断儿乳，捻其乳汁不尽，皆令乳汁蓄积，与气血相搏，即壮热大渴引饮，牢强掣痛，手不得近也……"中医认为乳痈系由肝气郁结，胃热壅滞，乳汁凝滞不通，邪热壅滞而发，并有"传囊"和"袋脓"之变。

（二）类证鉴别

1. 乳疽

乳疽为乳房深部结块，疼痛较轻，皮色不变，即使酿脓，皮色亦不变，应指不显，酿脓、破溃及愈合均较缓慢。

2. 乳痨

乳痨初起乳房内结块如梅李，不痛不痒，边界不清，皮肉相连，肿块化脓破溃后流脓清稀，夹有败絮样物质，疮口不易收敛，多形成瘘管，病程缓慢，以年月计。

三、审析病因病机

（一）先天不足

浆细胞性乳腺炎患者多为先天禀赋不足，乳头发育不良。乳头凹陷，则肝经血气难疏泄，乳管分泌物不能排出，长期积聚则致乳络不通，失于疏泄，乳汁不利，血气瘀滞，日久成块。

（二）后天失养

多次妊娠可耗损肾精，肾阴虚，则虚火上炎，营阴亏虚，乳房失于濡养，进而气血失调，营气不从，逆于肉里，瘀久化热，蒸酿肉腐，发为本病。

（三）七情内伤

七情内伤，首先影响肝，情志不畅，肝气郁滞，乳络失疏，营血不从，气血积滞，聚而成块，或肝郁脾虚，运化失职，湿浊内生，阻于乳络，痰气交阻，结聚成块。亦有肝郁气滞，郁而化火，迫血妄行，而见本病；或肝郁及脾，脾不统血，而见本病。

（四）饮食不节

喜食肥甘厚腻之品，可致脾胃运化失常，湿浊内生，瘀滞于胃，脾胃蕴热，上蒸于乳，则致本病。

（五）冲任失调

冲任失调，乳络失和，气血运行失畅，气血阻滞，湿浊内阻，痰气交阻，结聚成痰，热蒸肉腐成溃，溃而成病。

（六）外感邪实

外感邪实、遭受外伤、治疗失当均可伤及乳络，致气滞血瘀成块；外感湿邪，湿热相蒸，蒸酿肉腐成脓血。

总之，本病主要病因为先天不足、后天失养、七情内伤、饮食不节、冲任失调、外感邪实，而气血瘀滞、乳络阻塞是本病的病机关键。

四、明确辨证要点

（一）辨虚实

本病病性为本虚标实：素体禀赋不足，为本虚；七情内伤、冲任失调、外感邪实等为标实。本病多见的无痛性结节肿块及迁延不愈的瘘管，亦为有形邪实的表现。

（二）辨病位

本病病位在乳腺，与脾胃有关：乳头所属为肝经，乳房所循为胃经，乳头内陷，则肝经气血疏泄失常，再加上素体阳盛胃气壅实，加之情志不畅，肝郁气滞，久则乳络扩张，气血郁滞，结聚成块，郁而化热，胃热壅盛，蒸酿肉腐。

五、确立治疗方略

本病属阴证，病程长，进展缓慢，病位深，早期多见局部肿块，无红肿疼痛，皮色不变，伴脂样分泌物排出，久则易溃破，久不收口，形成瘘管窦道，为阴证的典型表现。

六、辨证论治

1. 肝经蕴热证

（1）抓主症：乳晕旁结块，红肿疼痛。

（2）察次症：伴乳头内陷畸形，乳头脂样分泌物。

（3）审舌脉：舌红，苔黄腻，脉滑数。

（4）择治法：疏肝清热，活血消肿。

（5）选方用药思路：肝经蕴热，瘀血肿胀，方选柴胡清肝汤加减。方中柴胡清肝泻热，赤芍清热合营，当归、桃仁、丹参活血化瘀，生山楂疏肝行气。每日 1 剂，水煎早晚分服。

（6）据兼症化裁：乳头溢液者加淫羊藿、肉苁蓉、山茱萸等补肾调冲；丝瓜络、路路通等疏通乳络；肿块静止期配合瓜蒌、山慈菇、夏枯草、川贝消肿化痰散结。

2. 余毒未清证

（1）抓主症：脓肿溃破后滋水淋漓难愈，时愈时发，瘘管形成，局部有肿块。

（2）察次症：乳头内陷，脂样分泌物。

（3）审舌脉：舌淡红，苔薄黄，脉滑。

（4）择治法：健脾益气，生肌祛腐。

（5）选方用药思路：脾虚毒盛，方选托毒散加减。方中黄芪益气固表、托毒生肌，党参益气托毒，当归补血，白术健脾化湿，莪术行气止痛，金银花清热解毒，皂刺托毒透脓外出，桔梗载药上行，甘草调和诸药，每日 1 剂，水煎早晚分服。

（6）据兼症化裁：肿块红肿疼痛加金银花、蒲公英、虎杖、白花蛇舌草、鹿衔草、黄芩、半枝莲、红藤等清热解毒；正气虚加党参、白术、当归、丹参等益气托毒；脓成未熟加皂角刺、炮穿山甲。已溃者配合外科治疗，疗效佳。

七、中成药选用

逍遥丸，功效疏肝健脾，养血调经。适用于肝气不舒之证者。组成柴胡、当归、白芍、炒白术、茯苓、炙甘草、薄荷、生姜。每次 9 克，每日 2 次，温开水送服。

八、单方验方

（1）生石膏 20 克，竹叶、麦冬各 10 克，炙甘草 6 克，粳米一撮，柴胡 6 克，黄芩、金银花、连翘、牡丹皮、白芍、天花粉、知母、夏枯草各 10 克，生牡蛎 15 克（刘渡舟治乳痈案一例）。

（2）蒲公英 30 克，连翘 30 克，金银花 18 克，大青叶 9 克，白茅根 9 克，山栀 9 克，竹叶 9 克，牡丹皮 9 克，瓜蒌 30 克，青皮 9 克，郁金 9 克，当归 6 克，炒豆豉 9 克，甘草 3 克（施今墨经验方）。

（3）黄芩 12 克，山栀 12 克，蒲公英 15 克，赤芍 9 克，当归 12 克，丹参 12 克，蛇舌草 15 克，皂角刺 9 克，生黄芪 12 克（顾伯华经验方）。

九、中医特色技术

（一）火针

火针洞式烙口排脓法：适用于粉刺性乳痈急性成脓期，脓成未溃，以及原有溃口或切开引流不畅形成袋肿。避开乳晕，选择脓肿最低垂位穿刺，形成光滑的通道，轻轻加压，促使脓液排尽。用刮匙充分搔刮脓腔周壁及瘘口管壁的坏死组织，复用棉捻反复捻除残余的坏死组织，尽可能完全去除腐肉、放置药捻。瘘管与乳头相通者辅拖线疗法，此法可避免伤及乳头。以土黄连纱布湿敷引流。炎性肿块处用如意金黄散调和外敷。术后用自粘性弹力细带稳固包扎固定。

（二）中药贴敷疗法

外敷法适用于急性炎症期。伴皮肤红肿、局部皮温高者，多选用青黛散、如意金黄散清热解毒；疾病愈后若结块长久不消，可选用冲和膏外敷配合手术治疗粉刺性乳痈，肿块静止期治以温阳化瘀，软坚散结，予阳和解凝膏，方药：熟地黄、鹿角、肉桂、麻黄、芥子、炮姜炭、生甘草等。瘘口收敛后选用四子散热敷乳房结块处，以理气化瘀、软坚散结，方药：白芥子、莱菔子、紫苏子、吴茱萸。

十、西医治疗

（1）乳头有粉刺样溢液但无疼痛亦无肿块者，可用生理盐水或75%乙醇溶液擦拭乳头。

（2）乳房肿块无疼痛者，可手术切除肿块，并仔细检查是否有通向乳头的病变导管，若有必须切除病变导管至乳头下。

（3）乳房脓肿≤2个象限且皮肤不红或暗红者，用乳痈扩创术治疗后一期缝合；乳房脓肿＞2个象限且疼痛伴皮肤红、灼热者，或乳房脓肿≤2个象限且皮肤不红或暗红、乳痈扩创术中未能将病灶完全切除者，创口敞开不缝合，以降低复发率。伴有乳头溢液应先以探针从溢液乳孔插入，从切口处穿出、切开，修剪切除导管管壁，乳头缝合至乳晕部。有凹陷者同时作乳头矫形术。

（4）溢液期和肿块期程度较轻的患者内服"浆乳方"，能缓解疼痛、消除肿块，达到保守治疗治愈的目的。若是需手术者经内服"浆乳方"后则可缩小红肿范围，为手术一期缝合创造条件。在乳房疼痛及肿块消除或创口愈合后建议患者继续服用3个月，以减少复发。

（5）在试探导管时必须耐心，不宜使用强力以免造成假道，因其导管通向乳头孔，探查时需将球头银丝弯曲，方能自创口探入，由乳头孔穿出。术后采用拖线或纱条引流的方法，外用黑龙江中医药大学附属第一医院院内制剂全蝎软膏换药，并根据病情配合冲洗、敷帖、药捻及垫棉法等治疗至创面愈合。

（6）敞开创口每天换药，强调创面处理，纱条必须均匀地嵌塞创面，早期宜紧，使创面脓腐彻底清除，不遗留病灶；中期既不宜过紧也不宜太松，可使创面肉芽从基底部长起，以免粘连；后期宜松，使创面迅速愈合。术后3周、月经前易出现新的病灶，要注意密切观察。

（7）术前超声、乳腺钼靶X线片和MRI等辅助检查是有必要的，其一可以鉴别诊断，其二可了解病灶的范围、数目、深浅，以提高一次手术成功的概率。

（8）应重视饮食清淡，可控制疾病，降低复发率。

（9）注意情志和月经周期调节，本病可能与精神药物及避孕药引起体内激素水平紊乱有关。

（10）治疗时间的长短与病灶深浅、范围、手术方法及术后外治有相关性。

十一、各家发挥

（1）柴松岩基于"二阳致病"学说辨治浆细胞性乳腺炎，自拟清解阳明方：全瓜蒌12克，霍石斛10克，女贞子15克，全当归10克，金银花10克，浙贝母10克，夏枯草10克，丝瓜络10克，川芎片5克，地骨皮10克，炒槐花5克，炒枳壳10克，广木香6克。若大便通畅去全瓜蒌，用瓜蒌皮 12 克；大便稀溏加炒白术 10 克；溃后加生黄芪 10 克。

（2）唐汉钧提出以切开拖线祛腐生肌为主的内外合治法。在肿块初起时，予以金黄膏外敷，每天换药一次，并予柴胡、白花蛇舌草、蒲公英、赤芍、当归、赤参等中药内服，疏肝解郁热。待到脓肿形成，通过局麻手术切开脓肿，排出脓液，将浸有八二丹的引流条置入创腔内引流。若切口长时间难以愈合，则可用黄芪、茯苓、黄参、当归、冬术、赤参等以补气和血，清化托毒治疗，在有多发脓肿或是瘘管形成时，根据病情不同选用不同手术方法；如切开引流法、拖线法、挂线法、乳头矫正法等。若术后仍有肿块留结者常采用中药内服法，配以山慈菇、贝母、全瓜蒌、姜半夏、夏枯草、炮甲片、莪术等活血化瘀，软坚散结。

第二节　乳腺增生病

乳腺增生病为女性常见的以乳房周期性疼痛或伴有乳房肿块为主要特征的非肿瘤的慢性乳腺疾病。

乳腺增生病属于中医学"乳癖"范畴。

一、临床诊断要点

（一）主要症状

乳房有不同程度的胀痛、刺痛或隐痛，可放射至腋下、肩背部，可与月经、情绪变化有相关性，连续数月或间断疼痛数月不缓解。

（二）体征

一侧或两侧乳房发生单个或多个大小不等、形态多样的肿块，肿块可分散于整个乳房，与周围组织界限不清，与皮肤或深部组织不粘连，推之可动，可有触痛，可随情绪及月经周期的变化而消长，部分患者乳头可有溢液或瘙痒。

（三）辅助检查

1. 乳腺钼靶 X 线

增生处密度增高，可呈团块状、条索状、云雾状；或呈现广泛、密度不均匀增高影；可见散在细小的或粗大钙化点。X 线检查也是发现早期癌和微小癌的重要手段，对于微钙化的检查是其他影像学检查不能比拟的。可触及明确肿块的乳腺增生症患者中超过半数 X 线检查表现为无明显边界的片状密度增高影或结节影，可伴有钙化灶。钙化常为较粗大砂砾状、杆状或小弧状，分布于乳腺局部，也可弥漫分布于整个乳腺腺体，但每平方厘米钙化数目均小于 10 个。也有部分病变腺体呈密度较均匀，形态可不规则，边缘模糊或部分边缘清楚。囊肿性病变也表现为结节状影，密度均匀，边界清晰。

2. 超声

超声可见增生乳腺组织增多、增高、增强的反射波，结构紊乱，有的腺体呈光条或光斑回声区。如遇囊肿形成时，也可形成小区域的液性暗区。乳腺体丰富且年龄小于 35 岁的患者，首选彩色超声检查。超声检查对致密腺体中的结节和囊、实性肿物的分辨率远优于乳腺 X 线检查。超声表现多为回声增粗、增强，内可见低回声结节，结节边界不规则，界限欠清晰，后方回声无衰减或有轻度增强，彩色多普勒仅见少量点状或短棒状血流信号。实性病变呈局限性低回声，囊肿表现为无回声的液性暗区，边界光滑锐利，有明显的病变后方回声增强效应。

3. 乳腺纤维导管镜

针对乳头溢液的患者，可行乳管镜或乳管造影并结合细胞学检查进行鉴别诊断。

4. 细胞穿刺或组织学检查

针对体检和影像学检查发现的乳腺肿块、局限性腺体增厚，彩色超声检查发现的可疑结节，乳腺钼靶 X 线片检查发现的微钙化，均须进行病理组织学检查（空芯针穿刺活检、细针穿刺细胞学检查或手术活检）进行明确诊断。需要强调的是，病理学检查是诊断乳腺良恶性疾病的金标准。因此，没有病理学依据而进行乳腺增生症的诊断是不科学的。

二、中医辨病诊断

（一）诊断依据

本病为单侧或双侧乳房疼痛并出现肿块，与月经周期及情志变化密切相关，结合超声检查及乳腺钼靶即可确诊。

（二）类证鉴别

1. 乳核

乳核多见于青年妇女，肿块表面光滑，边缘清楚，质地坚韧，活动度好，常发生于单侧乳房，一般无胀痛感觉。

2. 乳岩

乳岩多发生于 40～60 岁中老年妇女，病程较短，起病快，肿块质地坚硬如石，表面凹凸不平，边缘不清，活动度差，早期无压痛和自觉痛。

三、审析病因病机

（一）情志失调

肝主疏泄，如情志不畅，或受外界因素的刺激，可使肝气不舒，肝气郁结，气机不利，郁滞蕴结于乳房，使乳房脉络不通，故出现乳房胀痛。

（二）饮食不节

脾胃为后天之本，如饮食不节，恣食肥甘厚味，损伤脾胃，致使脾胃功能受损，脾虚无以运化水湿，湿浊内生，蕴湿成痰，气滞痰凝，瘀滞于乳络中成块。

（三）劳倦内伤

肾为先天之本，全身元气之根。如后天失养，房室不节，冲任失调，痰浊血瘀循经上逆，上犯乳络故形成乳癖。

乳癖是由于情志不畅、饮食不节、劳倦内伤等因素所致。病位在肝、脾、肾。病机属肝郁、脾虚、肾虚。情志不舒，久郁伤肝，导致气机不畅，使乳房胃络瘀阻，经脉不通，不通则痛，故出现乳房胀痛。同时肝郁可导致气血运行不畅，进而使气滞、血瘀、痰凝结聚成块而发乳癖；恣食肥甘厚味及生冷食物可损伤脾胃，使脾胃运化功能失常，无以运化水湿，则水湿聚而生痰，痰湿阻碍气机，痰气互结，使经络阻塞则为乳癖；房劳过度，劳伤日久，损伤元气，肾为藏精之脏，肾虚无以濡养冲任，冲任失调而发生乳癖。

四、明确辨证要点

（一）辨虚实

本病属本虚标实，实主要表现在血瘀、气滞、痰凝三方面。标实多是疾病反映在乳房的表现如乳房肿块，疼痛拒按，胸部胀痛等以实证为主要表现；本虚多为肝虚，肾虚和脾虚，主要表现为情志抑郁，食少便溏，腰膝酸软，脉沉细或细数，体质虚弱。

（二）辨脏腑

脏腑虚证有肝虚、脾虚、肾虚之异。肝气郁滞者，症见情志低落，胸胁隐隐作痛；脾气虚者，症见食少便溏，痰多；肾气虚者，症见腰酸耳鸣，动则喘乏。此外，还应审其阴阳气血之偏虚，详加辨别，分清主次。

五、确立治疗方略

本病为本虚标实之病，治病求本，应着重治疗肝脾肾相应病变，治则要以扶正固本为主，标本兼顾。

六、辨证论治

1. 冲任不调证

（1）抓主症：乳房增大，质韧硬，胀痛或刺痛，表面不红不热，伴有胸胁胀痛经前或经期疼痛加重，经行后减轻或消失。

（2）察次症：腰膝酸软，神疲倦怠，月经失调，量少色淡。

（3）审舌脉：舌淡，苔白，脉沉细。

（4）择治法：调摄冲任。

（5）选方用药思路：冲任不调，肾虚血亏，方选加味二仙汤加减。方中仙茅、淫羊藿、巴戟天温肾阳，补肾精；黄柏、知母泻肾火、滋肾阴；当归温润养血，调理冲任。

（6）兼症化裁：肝偏阳虚者，加生牡蛎（先煎）、海藻、淫羊藿、赤芍、莪术、仙茅、肉苁蓉、当归、郁金、浙贝母、泽兰、三棱，每日1剂，水煎早晚分服。偏阴虚者；加莪术、生何首乌、熟地黄、山茱萸、牛膝、山药、枸杞子、龟甲胶、当归、三棱。每日1剂，水煎早晚分服。

2. 肝郁气滞证

（1）抓主症：乳房肿块，质韧不坚，胀痛或刺痛随喜怒消长。

（2）察次症：胸闷胀痛，善怒，心烦口苦。

（3）审舌脉：舌苔黄，脉滑。

（4）择治法：疏肝解郁，化痰散结。

（5）选方用药思路：肝郁气滞所致本病，方选逍遥蒌贝散加减。香附疏肝解郁、调经止痛、理气调中，薤白、浙贝母化痰散结，鹿角温补肝肾、益精经养血，人参补脾益肺、生津止渴、安神益智，莪术、三棱行气止痛、散结消肿，天冬、鳖甲养阴生津，桔梗润肺、载药上行。

（6）据兼症化裁：胁痛较甚者加郁金、延胡索以疏肝理气止痛；心神不宁，夜寐不眠者，加合欢皮以宁心安神；肝郁化火，口干，便秘，溲黄，舌苔黄腻者加桃仁、牡丹皮、栀子以清肝泻火。

3. 痰瘀互结证

（1）抓主症：乳房增大，内有结节，质地韧硬，可伴有刺痛或胀痛，纳差。

（2）察次症：多见于肝脏疾病、药物等引起及青春期女性乳房发育者。

（3）审舌脉：苔薄白腻，舌质瘀紫，脉涩或弦滑。

（4）择治法：活血化瘀，化痰散结。

（5）选方用药思路：痰瘀互结，瘀滞不通，方选血府逐瘀汤加减。方中桃仁、红花活血化瘀、行气止痛，当归补血活血，生地黄滋阴清热凉血，牛膝载药下行，川芎活血行气止痛，桔梗宣肺、载药上行，赤芍敛阴柔肝止痛，枳壳破气化痰，柴胡疏肝解郁、行气止痛，甘草调和诸药。

（6）据兼症化裁：肝气郁滞，胁肋胀痛较甚者，加郁金、延胡索以疏肝理气止痛；心神不宁，心烦不安，夜寐不眠者，加酸枣仁、合欢皮宁心安神；肝经湿热，口干，便秘，溲黄，舌苔黄腻者加桃仁、牡丹皮、栀子以清利肝经湿热。

七、中成药选用

（1）逍遥丸，功效疏肝健脾，养血调经。适用于肝气不舒之证者。组成：柴胡、当归、白芍、炒白术、茯苓、炙甘草、薄荷、生姜。每次9克，每日2次，温开水送服。

（2）乳核散结片，功效疏肝解郁，软坚散结。适用于肝郁痰凝者。组成：柴胡、当归、黄芪、郁金、光慈菇、漏芦、昆布、海藻、淫羊藿、鹿衔草。每次4片，每日3次，温开水送服。

（3）乳康片，功效疏肝理气，活血化瘀。适用于肝郁痰凝，痰瘀互结者。组成：黄芪、丹参、夏枯草、海藻、牡蛎、瓜蒌、玄参、三棱、莪术、没药、乳香、浙贝母、天冬、白术、鸡内金。每次2片，每日2次。

八、单方验方

（1）核桃和八角茴香各1个。用法：核桃1个砸开取仁，配以八角茴香一枚捣碎，饭前共咀嚼烂如泥吞下，每日3次（陕西中医1982年2期）。

（2）全当归10克，赤芍药10克，正川芎5克，北柴胡5克，川郁金6克，白蒺藜10克，昆布10克，海藻10克，制香附6克，酒青皮5克，山慈菇5克，蒲公英13克，鹿角霜

15 克（先煎）（李聪甫经验方）。

九、中医特色疗法

可用针灸疗法治疗本法。

（1）主穴：足三里、三阴交。

配穴：肩井、内关、太冲。

操作：采用泻法，留针 20 分钟，每日 1 次，10 次为 1 个疗程。适用于气滞痰凝者。

（2）主穴：肝俞、肾俞。

配穴：足三里、三阴交。

操作：采用平补平泻法，留针 20 分钟，每日 1 次，10 次为 1 个疗程。适用于肝肾亏虚者。

（3）主穴：乳根、天井、足三里。

配穴：太冲、三阴交、外关、行间。

操作：以平补平泻中度刺激，留针 30 分钟，留针期间行针 3 次，10 天为 1 个疗程，疗程间隔 3 天。

（4）在肿块四周上下左右各 1 寸，选用 28 号 1～1.5 寸毫针，针尖向肿块方向平刺入穴 1 寸，但不刺入肿块中；足三里、三阴交穴均照常规刺法，用平补平泻手法，留针 30 分钟，留针期间行针 2 次，每日 1 次，8 次为 1 个疗程，休息 3 日后再进行第 2 个疗程。伴有烦躁易怒者加刺太冲穴。

（5）电针取穴库房、乳根。针刺得气后，加脉冲电，以患者可以耐受为度，每次 10～15 分钟。适用于各型患者。

十、西医治疗

（一）手术治疗

乳腺囊性增生病变局限在乳房一侧的一部分，特别是在乳房的外上象限，恶变的可能性大，可将此部分完全切除。若患者家属中有乳腺癌史，或切除组织学检查导管上皮细胞增生显著，且为三级病变则以行乳房单纯切除为妥。但手术治疗一方面痛苦比较大，患者不愿接受；另一方面手术后，影响了人身体局部的美观和正常生理组织结构，而且手术切除并不能解决其根本病因问题，紊乱的内分泌并没有得到纠正，仍有复发的可能。

（二）非手术治疗

绝大部分乳腺增生病可以用非手术治疗，治疗乳腺增生病常用的西药有激素类、碘制剂及其他对症治疗药物等。

1. 雄激素

传统的激素类制剂主要是用雄激素来对抗雌激素。如在月经期前 10 天每日 1 次口服甲睾酮 5～15 毫克，经前停服，每个周期用药总量不超过 100 毫克或肌内注射丙酸睾酮 3～4 日。其副作用包括男性化表现，如多毛、嗓音变粗、痤疮等，另外还可能会有不同程度的肝脏损害、头晕、恶心等，目前这种治疗使用相对较少。

2. 黄体酮

采用黄体酮治疗，以纠正雌、孕激素分泌的失衡。可在月经前 1 周开始，口服黄体酮 7～8 天，或肌内注射黄体酮每周 2 次。

3. 雌激素

月经间期口服小剂量雌激素，共服 3 周，于以后的月经间期再服，逐渐递减用药量及用药次数，共用药 6 个月经周期。服用雌激素可出现恶心、呕吐、头痛等副作用，有些患者病情反可加重，因此，此法必须在医生指导下应用。

4. 激素受体拮抗剂

雌激素受体拮抗剂如三苯氧胺，可竞争性地与雌激素争夺雌激素受体，使雌激素无法发挥其生物学效应。三苯氧胺可作用于下丘脑常引起危险的 FSH 及 LH 的过度分泌，有可能产生过多的雌激素，引起月经紊乱等副作用，故限制了它的应用。其副作用包括月经紊乱、闭经、潮热、恶心等。

5. 催乳素抑制剂

催乳素抑制剂可抑制催乳素的分泌，从而达到治疗本病的作用。溴隐亭是一种多巴胺部分激动剂，当激动下丘脑漏斗处的多巴胺受体时，能抑制催乳素分泌，溴隐亭通过该途径，而抑制催乳素分泌，从而改善乳房胀痛。

6. 维生素类药物

维生素类药物对乳腺增生的作用机制尚不十分清楚，但确有许多病例在接受大剂量维生素后主观和客观症状都有改善。

十一、各家发挥

（1）丁启后以"疏肝理气为先，化痰治瘀为要"。以瓜蒌散合消瘰丸加减拟方：夏枯草 15 克，瓜蒌壳 15 克，赤芍 12 克，桃仁 12 克，大贝母 12 克，玄参 12 克，牡蛎 15 克，青皮 12 克，连翘 12 克，海藻 12 克，丝瓜络 12 克。方中夏枯草、瓜蒌壳、青皮疏肝理气，开胸散结；赤芍、桃仁活血化瘀；连翘清郁热；消瘰丸配海藻、丝瓜络化痰通络，软坚散结。临证又可因症状轻重偏倚不同，而灵活加减。

（2）林毅提出系统的"乳腺增生病中医药周期疗法"理论，并将其应用于临床，制订了疏肝活血、消滞散结治标，温肾助阳、调摄冲任治本，经前治标、经后治本的治疗大法。在辨证的基础上，月经前期多选用柴胡、青皮、夏枯草、莪术、益母草、王不留行、郁金、延胡索、香附、昆布、桃仁、山楂、麦芽、天冬、海藻、山慈菇、浙贝母等；月经后期多选用仙茅、淫羊藿、肉苁蓉、鹿角粉、山萸肉、菟丝子、黄芪、天冬、何首乌、熟地黄、枸杞、补骨脂等。林毅通过长期临床实践总结设计研制出消癖口服液系列，可以满足不同年龄、不同类型的增生病，临床疗效显著。

（王宽宇）

第三节　乳腺纤维腺瘤

乳腺纤维腺瘤是由乳腺组织和纤维结缔组织异常增生而形成的一种乳房良性肿瘤。本病好发于青年女性，与患者体内性激素水平失衡有关，主要表现为乳房无痛性肿块，很少伴有乳房疼痛或乳头溢液。本病有腺纤维瘤、腺瘤之称，当肿瘤构成以腺上皮增生为主，而纤维成分较少时称为纤维腺瘤；若纤维组织在肿瘤中占多数，腺管成分较少时，称为腺纤维瘤；肿瘤组织由大量腺管成分组成时，则称为腺瘤。

乳腺纤维腺瘤属中医学"乳核"范畴。

一、临床诊断要点

（一）主要症状

本病可无特殊病史或有月经不调史。本病好发于青春期女性，乳腺肿块多为单发，部分多发，大小不等，大多生长缓慢，无明显的疼痛感。

（二）体征

乳房内触及单个或多个类圆形或分叶状肿块，边界清楚，质实有弹性，活动度好，腋下淋巴结无肿大。

（三）影像学检查

本病超声检查可看到肿块有完整的包膜，对 40 岁以上的妇女，钼靶 X 线检查能较清楚显示肿块，肿块的大小与临床触诊相当，是诊断和鉴别诊断的主要依据。

（四）实验室检查

病理活检能确诊本病。

二、中医辨病诊断

（一）诊断依据

（1）多数发生在一侧乳房，肿块多为单发，以乳房外上象限为多见。

（2）肿块呈卵圆形，大小不一，质地坚硬，表面光滑，不与组织周围粘连，无疼痛和触痛。生长缓慢，不会化脓溃烂。与月经周期无关。

（3）好发于青春期女性。

（二）类证鉴别

1. 乳岩

乳岩好发于 40～60 岁女性，肿块多为单个，形状不规则，边缘不清楚，质地硬或不均匀，生长速度较快，少数病例有疼痛，与周围组织极易粘连，皮肤呈"酒窝"征或"橘皮样变"，早期活动度可，中期及晚期肿块固定，乳头可缩回或被牵拉；可有分泌物溢出，血性或水样，多为单孔。

2. 乳癖

乳癖好发于 30~45 岁女性，肿块常为多个，双侧乳房散在分布，形状多样，呈片状、结节或条索状，边缘清或不清，质地软或韧或有囊性感，有明显胀痛，多有周期性，或与情绪变化有关，与皮肤及周围组织无粘连，可活动。

三、审析病因病机

（一）肝气郁结

肝气郁结为乳腺纤维瘤主要病机，与冲任失调又有直接关系。女子乳头属肝，乳房属胃，脾与胃相表里，肝气宜疏泄条达，则发为本病。

（二）情志不舒

思虑过度，肝脾受损，气滞痰凝及血瘀，出现乳房结块胀痛。

四、明确辨证要点

（一）辨脏腑

乳房为胃经营运之处，也是冲任气血渗灌濡养之所。冲为血海，任主胞胎，二脉隶属于肝肾，关系于脾胃；循胸而行，与乳房生理病理息息相关。冲任失调，痰气郁结，血阻为瘀，气、痰、瘀血互结于阳明之路，则出现乳房结块疼痛。总而言之，肝气郁结、冲任失调为本病的辨证要点。

（二）辨缓急

早期多表现为气滞的症状，病势较缓。随着病情的发展，常可出现一些加重证候，如痰凝、血瘀。这些证候为标，应按照急则治其标、缓则治其本的原则及时处理。

五、确立治疗方略

（一）治乳不离气

《外证医案汇编》曰："治乳症，不出一气字定之矣。脾胃土气壅，则为痈；肝胆木气郁，则为疽；正气虚，则为癌；气虚不摄，为漏；气散不收，为悬；痰气凝结，为癖、为核、为痞。"气阻络脉，乳汁不行，或气滞血少，涩而不行。若治乳从一气字着笔，无论虚实新久，温凉攻补，各方之中，夹理气疏络之品，使乳络舒通。

（二）善后治肾以减少复发

乳腺纤维瘤是一个很容易复发的病种，治愈后，在尽量避免过分疲劳、过激的情绪波动外，应着重在补肾的基础上以预防其复发。肾为先天之本，它控制着冲、任二脉，实际掌管着调节各种激素的活动及其平衡。因此，对肾阴、肾阳进行调补，则可以预防其复发。

六、辨证论治

1. 肝气郁结证

（1）抓主症：一般肿块较小，发展缓慢，推之可移。

（2）察次症：不红不热，不痛，可有乳房不适，胸闷叹息。

（3）审舌脉：舌淡红，苔薄白，脉弦。

（4）择治法：疏肝解郁，化痰散结。

（5）选方用药思路：肝郁不舒，气滞痰凝，选用逍遥散加减。方中柴胡苦平，疏肝解郁，使肝郁得以调达，为君药。当归甘辛苦温，养血和血，且其味辛散，乃血中气药；白芍酸苦微寒，养血敛阴，柔肝缓急；当归、白芍与柴胡同用，补肝体而助肝用，使血和则肝和，血充则肝柔，共为臣药。白术、茯苓、甘草健脾益气，非但实土以御木乘，且使营血生化有源，共为佐药。用法中加薄荷少许，疏散郁遏之气，透达肝经郁热；烧生姜降逆和中，且能辛散达郁，亦为佐药。柴胡为肝经引经药，又兼使药之用。

（6）据兼症化裁：胸闷叹息及乳房不适者，加乳香、没药、川芎以行气止痛。

2. 血瘀痰凝证

（1）抓主症：一般肿块较大，坚实质硬韧，重坠不适，胸胁牵痛。

（2）察次症：烦闷急躁，或月经不调，痛经等症。

（3）审舌脉：舌暗红，苔薄腻，脉弦细。

（4）择治法：疏肝活血，化痰散结。

（5）选方用药思路：肝郁不舒，血瘀痰凝，选用逍遥散合桃红四物汤加减。方用柴胡苦平，疏肝解郁，使肝郁得以调达。熟地黄甘温滋腻，善能滋补营血。当归主入血分，力能补血，又补中有行。芍药为佐，味酸性寒，养血敛阴，柔肝和营。川芎辛温走窜，擅能活血行气，祛瘀止痛。

（6）据兼症化裁：烦闷急躁者，加茯神、远志、磁石以镇静安神；痛经者加乳香、没药、川芎以行气止痛。

七、中成药选用

（1）平消胶囊，功效：活血化瘀，止痛散结，清热解毒，扶正祛邪。对肿瘤具有一定的缓解症状、缩小瘤体、抑制肿瘤生长、提高人体免疫力的作用。组成：郁金、马钱子粉、仙鹤草、五灵脂、白矾、硝石、干漆（制）、枳壳（麸炒）。

（2）散结乳癖膏，功效：行气活血，散结消肿。组成：莪术、姜黄、凤仙花子、天葵子、木鳖子、白芷。

八、单方验方

（1）当归、川芎、桃仁、红花、郁金、三棱、莪术、乳香、没药、血竭（兑服）、柴胡、桂枝、香附、黄芪、炙甘草。两日 1 剂，水煎服，600 毫升水煎至 300 毫升，每次服 100 毫升，每日 3 次。治疗乳腺纤维腺瘤并存乳腺囊性增生病者（《乳腺纤维腺瘤并存乳腺增生病配合中药治疗的临床研究》朱振庆）。

（2）川芎、桃仁、红花、丹参、赤芍、郁金、三棱、莪术、乳香、没药、血竭（兑服）、三七（兑服）、桂枝、香附、金银花、柴胡、蒲公英、黄芪、党参、炙甘草。两日 1 剂，水煎服，600 毫升水煎至 300 毫升，每次服 100 毫升，每日 3 次。可用于术后预防复发、促进恢复（《中西医结合治疗乳腺纤维腺瘤并存乳腺增生病的临床研究》胡登奎）。

九、中医特色技术

针灸是中医的重要组成部分，广泛应用于各种疾病。运用循经取穴适当手法，收到减轻症状的效果。

主穴：乳根、肩井、三阴交、足三里、心俞、脾俞、膈俞。

配穴：外俞、承风、魄户、神堂、胆俞。并可配合耳穴压豆法治疗。

操作：毫针刺，平补平泻法。

十、西医治疗

目前尚无理想的药物治疗消除肿块，根治本病的方法是行手术切除，并常规进行病理检查以明确诊断。

（一）手术治疗

（1）手术适应证：①单发或多发的肿块，临床检查考虑为乳腺纤维腺瘤。②年龄在 25 岁以上的已婚妇女，或 30 岁以上、无论婚否的妇女都应手术切除。③计划在近期怀孕的患者。④肿块在短期内增大明显者。

（2）手术方法：一般以肿块为中心顺乳头方向作放射状切口，应将肿块完整取出，或将部分受累的乳腺组织做区段切除。

（3）超声引导下经皮微波消融。

（二）药物治疗

药物治疗以术后 3 个月至半年内为主，选用中药及周期性的雌激素拮抗剂有防止复发的作用。

十一、各家发挥

（1）曾艺文等运用中药组方治疗乳腺纤维腺瘤：柴胡 10 克，当归 12 克，白芍 15 克，露蜂房 10 克，猫爪草 10 克，鳖甲 10 克，生牡蛎 10 克，海藻 10 克，郁金 10 克，瓜蒌 15 克，浙贝母 10 克，粉王碹 30 克，粉白芥子 10 克，路路通 25 克，丹参 15 克，鹿角霜 30 克，生山药 30 克，云党 15 克。并随症加减：对经前乳房胀刺痛较甚者加没药 6 克；痛经者加桃仁 10 克，红花 10 克，泽兰 12 克；睡眠较差者加夜交藤 30 克，合欢皮 12 克；口干、口苦、急躁易怒者加龙胆草 6 克，水煎服，每日 1 剂，早晚分服，连用 3 个月经周期。

（2）刘令欣等使用中西医结合方法对乳腺纤维瘤患者进行治疗，具体的治疗方法是：在患者术前 1 个月让其服用中药汤剂。该中药汤剂的组方为：黄芪 30 克，血竭 3 克，丹参 30 克，红花 5 克，柴胡 15 克，炙甘草 5 克，赤芍 15 克，川芎 15 克，桂枝 10 克，当归 10 克，香附 10 克，桃仁 10 克，没药 10 克，三棱 10 克，莪术 10 克，郁金 10 克，乳香 10 克，用上述药材煎制药汁，让患者每次服 100 毫升，每日服 3 次。1 个月后对患者进行局部瘤体切除术，不对其乳房进行重建整形处理。手术结束后，让患者继续服用上述中药汤剂，服用方法与术前相同，让患者连续服用 2～3 周。

（王宽宇）

第四节 乳 腺 癌

乳腺癌是指乳腺导管上皮细胞在各种内外致癌因素的作用下，细胞失去正常特性而异常增生，以致超过自我修复的限度而发生癌变的疾病，以乳腺肿块为主要临床表现。女性乳腺是由皮肤、纤维组织、乳腺腺体和脂肪组成的，乳腺癌是发生在乳腺腺上皮组织的恶性肿瘤。乳腺癌中 99%发生在女性，男性仅占 1%。

乳腺癌属于中医学"乳痞"、"乳岩"的范畴。

一、临床诊断要点

（一）主要症状

本病早期表现是患侧乳房出现无痛、单发的小肿块，常是患者无意中发现。

（二）体征

乳腺肿块质硬，表面不光滑，与周围组织分界不清楚，在乳房内不易被推动。随着肿瘤增大，可引起乳房局部隆起。若累及 Cooper 韧带，可使其缩短而致肿瘤表面皮肤凹陷，即所谓"酒窝征"。邻近乳头或乳晕的癌肿因侵入乳管使之缩短，可把乳头牵向癌肿一侧，进而可使乳头扁平、回缩、凹陷。癌块继续增大，如皮下淋巴管被癌细胞堵塞，引起淋巴回流障碍，出现真皮水肿，皮肤呈"橘皮样"改变。

（三）实验室检查

免疫组化可鉴别其分型，病理活检可明确诊断。

（四）影像学检查

临床表现不典型者（如无明显疼痛或体征），结合钼靶 X 线检查。

（五）TNM 分期及病理分型

1. TNM 分期

T_0：原发癌未查出。

Tis：原位癌。

T_1：癌瘤长径小于等于 2 厘米。

T_2：癌瘤长径大于 2 厘米且小于等于 5 厘米。

T_3：大于 5 厘米。

N_0：同侧腋窝无肿大淋巴结。

N_1：同侧腋窝有肿大淋巴结，尚可推动。

N_2：同侧腋窝肿大淋巴结融合，或与周围组织粘连。

N_3：有同侧胸骨旁淋巴结转移。

M_0：无远处转移。

M_1：有锁骨上淋巴结转移或远处转移。

2. 病理分型

（1）非浸润性癌：包括导管内癌（癌细胞未突破导管壁基膜）、小叶原位癌（癌细胞未突破末梢乳管或腺泡基膜）及乳头湿疹样乳腺癌。此型属早期，预后较好。

（2）早期浸润性癌：包括早期浸润性导管癌（癌细胞突破管壁基膜，开始向间质浸润）及早期浸润性小叶癌（癌细胞突破末梢乳管或腺泡基膜，开始向间质浸润，但仍局限于小叶内）。此型仍属早期，预后较好（早期浸润是指癌的浸润成分小于 10％）。

（3）浸润性特殊癌：包括乳头状癌、髓样癌（伴大量淋巴细胞浸润）、小管癌（高分化腺癌）、腺样囊性癌、黏液腺癌、大汗腺样癌、鳞状细胞癌等。此型分化一般较高，预后尚好。

（4）浸润性非特殊癌：包括浸润性小叶癌、浸润性导管癌、硬癌、髓样癌（无大量淋巴细胞浸润）、单纯癌、腺癌等。此型一般分化低，预后较上述类型差，且是乳腺癌中最常见的类型，占 80％，但判断预后尚需结合疾病分期等因素。

二、中医辨病诊断

（一）诊断依据

（1）发病年龄一般在 40～60 岁，绝经期妇女发病率相对较高。

（2）其特点是乳房肿块质地坚硬，凹凸不平，边界不清，推之不移，按之不痛，或乳头溢血，晚期糜烂，凸如泛莲或菜花。

（二）类证鉴别

1. 乳核

乳核好发于 20～30 岁妇女。肿块多发于一侧乳房，形似丸卵，表面坚实光滑，边界清楚，活动度好，可推移。病程进展缓慢。

2. 乳痨

乳痨常见于 20～40 岁的妇女，病程缓慢。初期时乳房内有一个或数个结节，无疼痛或触痛，与周围组织分界不清，常有皮肤粘连，同侧腋淋巴结可以肿大。临床低热或无发热。脓块软化后形成冷脓疡；可向皮肤穿出形成瘘管或窦道，排出有干酪样碎屑的稀薄脓液，少数患者的肿块经纤维化而变成硬块，使乳房外形改变和乳头内陷。

3. 乳癖

乳癖常为多个，双侧乳房散在分布，形状多样，呈片状、结节或条索状，质地软或韧或有囊性感。明显胀痛，多有周期性，或与情绪变化有关。

三、审析病因病机

（一）情志不舒

忧思郁怒则肝脾两伤，肝失疏泄，气郁化火，脾失健运，痰浊内生以致痰热搏结，经络痞塞，阻滞日久，结滞乳中或气机郁久化火成毒，以致热毒壅盛，郁毒内结而成本病。

（二）饮食因素

饮食厚味损伤脾胃，运化失司，酿痰生热，以致经络不通，气血不行，气滞、痰凝、血瘀等病理产物滞于乳络而为病。这与西医学的饮食结构与肿瘤发生有相关性的研究观点颇为一致。

（三）脏腑亏虚

脏腑亏虚，功能失调，气血运行失常，或者先天不足，脏腑虚损，均是导致乳腺癌发生的重要病理机制。

乳腺癌总属本虚标实之证，因虚致实，虚实夹杂，整体虚与局部实互见。本病初起多见标实之征，病久则显露本虚之候。正气内虚、脏腑阴阳失调是乳腺癌发生的基础，七情内伤是其发病的重要因素。七情内伤导致脏腑失和、气血不调、经络不通、阴阳失谐，表现为肝肾不足、气虚血弱、冲任失调、气滞血瘀。总之，乳腺癌的主要病因和发病机制在于：肝气郁结、冲任失调、毒热内蕴、气血两虚。肝气郁结，肝经失于疏泄，气血壅滞，则乳络不畅、乳房结块。先天不足，或多产房劳，肝肾亏虚，冲任失养，致乳络不荣，乳房肿块坚实。气火痰热结聚肝胃二经，经脉瘀滞化生乳岩，毒热蕴结，致肿块破溃、浸淫秽臭。乳岩日久，气血耗伤，贫血消瘦，疼痛难忍，五脏俱衰。

四、明确辨证要点

（一）辨病期

临床上常据邪正的盛衰，将癌病分为早、中、晚三期。早期，以邪实为主，痰湿、气滞、血瘀与毒互结成癌块，正虚不显；中期则正虚渐甚，癌块增大，变硬，侵及范围增宽；晚期以正衰为主，正气消残，邪气侵袭范围广泛，或有远处转移。

（二）辨虚实

癌病多为正虚邪实。正虚首先明确何脏腑之虚，是两脏还是多脏；其次分清气血阴阳亏虚及兼夹。邪实应分清痰结、气滞、血瘀、毒聚的不同，以及有否兼夹。

五、确定治疗方略

乳腺癌的中医治疗原则主要包括扶正和祛邪两个方面，早期邪盛为主，正虚不显，当先攻之；中期宜攻补兼施；晚期正气大伤，不耐攻伐，当以补为主。具体表现为疏肝解郁、调补冲任、清热解毒、益气养血，以及疏肝清热、清肝解郁、养血调肝、益气养荣、清气化痰、补益气血、健脾和胃、滋补肝肾、活血养血等多种具体治疗方法。乳岩早期多属肝气郁结，故治疗应当疏肝理气、健脾和胃，兼以化痰散瘀，并应适当配伍有抗肿瘤作用的中药；对于冲任失调型患者应当滋补肝肾、调和冲任、柔肝健脾，兼以理气活血；乳岩中期热毒蕴结，气滞血瘀，治疗应当清热解毒、活血化瘀；气血亏虚多在乳岩晚期，此时正虚邪盛，肝肾阴虚。气血两亏，治疗应当益气养血、调补肝肾、培元固本。

六、辨证论治

（一）术前

术前，即围手术期，此期根据手术偏于耗气伤血，在脏则易伤胃的病机特点，主要包括：肝气郁结证，痰湿蕴结证，冲任失调证，热毒壅盛证。

1. 肝气郁结证

（1）抓主症：乳房结块，胸闷胁胀，心烦易怒或精神忧郁。

（2）察次症：失眠健忘，阵阵叹息，胃纳欠佳，口苦咽干。

（3）审舌脉：舌质暗红，舌苔薄白或薄黄，脉细弦或沉弦。

（4）择治法：疏肝解郁，软坚散结。

（5）选方用药思路：肝气郁结，气滞痰凝，选用逍遥散或疏肝解郁散加减。方中柴胡疏肝解郁，当归、白芍养血柔肝，三者配合，既补肝体又和肝用；香附、郁金、瓜蒌、延胡索助疏散调达；白术、茯苓健脾和胃。枳壳、浙贝母行滞化痰。合而用之能健脾以化气血，强脾以防肝乘；甘草益气补中并调和诸药。

（6）据兼症化裁：失眠健忘者，加茯神、远志以安神益智；乳房胀痛明显、舌暗红者，加川芎、橘核、青皮以增强行气止痛之功；情志不畅，多怒抑郁者，加佛手、木香以理气畅中。

2. 痰湿蕴结证

（1）抓主症：乳房肿块，质硬不痛，表面凹凸不平，边界不清，固定不移，痰多难咳。

（2）察次症：局部皮肤收缩凹陷如橘皮状，胸胁胀闷，纳少腹胀，肢体沉重倦怠。或兼痰核、瘰疬。

（3）审舌脉：舌质淡，舌苔厚腻，脉弦滑。

（4）择治法：化痰利湿，软坚散结。

（5）选方用药思路：痰湿互结，瘀滞阻络，选用海藻玉壶汤、化痰消核丸加减。方中海藻、昆布、山慈菇、法半夏、浙贝母、夏枯草化痰、软坚散结；土茯苓、泽泻、薏苡仁利湿解毒；青皮、陈皮及苍术理气健脾、燥湿化痰；当归活血以通经脉，配合理气药可使气血调和，促进癌块的消散。综合成方，共收化痰利湿，软坚散结之功。

（6）据兼症化裁：胸胁胀闷重者，加香附、佛手以宽胸理气；痰湿夹热，见苔腻，脉滑数者，加瓜蒌、鱼腥草以清热化痰。

3. 冲任失调证

（1）抓主症：除肝气郁结的症状外，并有月经不调和腰膝酸软的肾虚症状。

（2）察次症：面色晦暗，耳鸣健忘，消瘦，病灶局部溃烂。

（3）审舌脉：舌质红绛，舌苔少，脉细数或细弦。

（4）择治法：疏肝理气，调节冲任。

（5）选方用药思路：冲任失调，肝郁不舒，选用八珍汤加减。方中人参与熟地黄为君药，人参甘温，大补五脏元气，补气生血；熟地黄滋阴。臣以白术补气健脾，当归补血和血。佐以茯苓健脾养心；芍药养血敛阴；川芎活血行气，以使补而不滞。炙甘草益气和中，兼加姜枣调和脾胃，以助气血生化。诸药相合，共成益气补血之效。

（6）据兼症化裁：耳鸣健忘者，加益智仁、菟丝子、枸杞子以温补肾阳；消瘦者，加白术、人参、熟地黄以补元填精。

4. 热毒壅盛证

（1）抓主症：乳房迅速增大，伴有发热，有红肿，甚者破溃呈翻花样。

（2）察次症：血水外渗，或疮而恶臭，溃难收口，口干舌燥，大便秘结，小便黄赤，消瘦乏力。

（3）审舌脉：舌质红绛，舌苔黄腻或厚，脉弦数。

（4）择治法：清热解毒，凉血降火。

（5）选方用药思路：热毒壅盛，蕴结于乳房，选用清瘟败毒散加减。方中重用生石膏配伍知母清热毒之邪；生地黄、玄参、牡丹皮、赤芍清营凉血解毒；竹叶清心除烦；山栀子疏肝泻火；连翘、蒲公英、白花蛇舌草、半枝莲、漏芦清热解毒，祛邪抗癌等诸药合用，共奏清热泻火、凉血解毒、祛邪抗癌之功。

（6）据兼症化裁：大便秘结者，加芒硝、厚朴以行气通下。痰湿夹热，见苔腻，脉滑数者，加瓜蒌、鱼腥草以清热化痰。

（二）术后

术后多为脾胃不和证、气血（阴）两虚证。治疗目的是提高患者对手术的耐受性。减少手术并发症，改善手术及麻醉对患者生活质量的影响。

1. 脾胃不和证

（1）抓主症：食欲不振，食后腹胀，面色萎黄，精神萎靡，体倦乏力。

（2）察次症：大便溏薄或排便无力，小便清长。浮肿或消瘦。舌质淡或胖大。

（3）审舌脉：舌边有齿痕，舌苔薄，脉细弱。

（4）择治法：益气健脾，温阳补肾。

（5）选方用药思路：脾胃不和，肾阳亏虚，选用平胃散加减。方中以苍术为君药，以其辛香苦温，入中焦能燥湿健脾，使湿去则脾运有权，脾健则湿邪得化。湿邪阻碍气机，且气行则湿化，故方中臣以厚朴，本品芳化苦燥，长于行气除满，且可化湿。与苍术相伍，行气以除湿，燥湿以运脾，使滞气得行，湿浊得去。陈皮为佐，理气和胃，燥湿醒脾，以助苍术、厚朴之力。使以甘草，调和诸药，且能益气健脾和中。煎加姜、枣，以生姜温散水湿且能和胃降逆，大枣补脾益气以襄助甘草培土制水之功，姜、枣相合尚能调和脾胃。诸药相合，共成运脾和胃之效。

（6）据兼症化裁：若便溏不止或大便水样者。重用黄芪、党参，加五味子收涩止泻。兼脾肾阳虚者，加熟附子、吴茱萸等益肾健脾。

2. 气血两虚证

（1）抓主症：神疲乏力，少气懒言，心悸气短。

（2）察次症：面色白，失眠盗汗，月经愆期，量少色淡或闭经，唇舌色淡。

（3）审舌脉：舌苔薄白，脉细弱无力。

（4）择治法：益气养血。

（5）选方用药思路：气血两虚选用人参养荣汤加减。方中以八珍汤为基础，益气补血，药理研究证实，具有增强免疫功能、肾上腺皮质功能及抗贫血作用。配黄芪以助益气健脾之功，佐桂心温肾助阳，鼓舞气血。五味子、远志、酸枣仁、鸡血藤补血养心以安神。

（6）据兼症化裁：失眠盗汗者，加茯神、远志、浮小麦以安神止汗。兼脾肾阳虚者，加熟附子、吴茱萸等益肾健脾。

（三）各期乳腺癌均可用蜂穿不留汤

组成：露蜂房、穿山甲、华鼠尾草、王不留行、莪术、黄芪、当归、三七粉。

治法：破血逐瘀，扶正祛邪，解毒活络，软坚散结。

据兼症化裁：若见癌块直径大于 3 厘米，加红花、桃仁、蛇六谷（先煎 1.5 小时）以活血化瘀；已溃加太子参、土茯苓；偏阳虚者加人参养荣丸一丸以温阳补气；阴虚加天冬、生地黄、天花粉以滋阴降火；偏寒者加桂枝、细辛温阳散寒；偏热者加夏枯草、蒲公英；已溃者用 1% 浓度溶液外洗，并将三七粉、白及粉等量混匀外敷。

七、中成药选用

（1）六味地黄丸，功效：滋阴补肾。用于乳腺癌肝肾亏损证。组成：熟地黄、山茱萸（制）、牡丹皮、山药、茯苓、泽泻。每次 9 克，每日 2 次。淡盐汤送下，或水煎服。

（2）山慈菇片、山慈菇注射液，功效：软坚散结，清热解毒。用于乳腺癌术前治疗，可缩小肿块。手术前 2～6 周给药，每次服 2 片，每片 0.2 毫克，每日 4 次。注射液 1 毫升/支（含生药 10 毫克）静脉注射，每次 1 支，每日 1 次。

（3）小金丹，功效：破瘀通络，祛瘀化湿，消肿止痛。用于乳腺肿瘤疾病。组成：白胶香、草乌、五灵脂、地龙、木鳖各制末，没药、当归、乳香各净末，麝香，墨炭（陈年锭子墨，研用）。每次 1 粒，每日 2 次，陈酒送下。孕妇忌服。

（4）冬凌草片（或冬凌草注射液，或冬凌草素注射液），功效：清热解毒，散瘀消肿。用于乳腺癌等。冬凌草片每次 2～3 片，每日 3 次。冬凌草注射液：每次 4 毫升，每日 1 次肌内注射。冬凌草素注射液：每次 10～20 毫克，肌内注射；或加入 25%～50% 葡萄糖注射液中静脉注射，每日 1 次。

（5）藤黄片（或藤黄注射液，或藤黄软膏），功效：破血散结，攻毒蚀疮。用于乳腺癌等。藤黄片每片含藤黄 30 毫克，每次服 2～3 片，每日 3 次，口服。藤黄注射液：每支 100 毫克，每次 100～200 毫克，加生理盐水 20 毫升。静脉注射，或加葡萄糖注射液 250～500 毫升，静脉滴注。藤黄软膏外敷治疗乳腺癌晚期溃破，每 1～2 日 1 次。

（6）西黄丸，功效：清热解毒，和营消肿。可用于放疗、化疗的辅助治疗，缓解由放疗、化疗引起的白细胞减少、恶心、呕吐、头晕乏力等症状。组成：牛黄或体外培育牛黄、麝香或人工麝香、乳香（醋制）、没药（醋制）。每次 3～6 克，每日服 2 次。

八、单方验方

（1）山慈菇、雄黄、露蜂房，先分别研末，再和匀共研，每服 1.5 克，每日 2 次。治疗乳腺癌不论已溃未溃（《中医杂志》）。

（2）川郁金、玫瑰花、青皮、陈皮、橘叶、赤芍、白芍、当归、瓜蒌。每日 1 剂，重者 2 剂，水煎服，用于乳腺癌初起或乳腺癌术后治疗（《中国当代中医名人志》郁仁存）。

九、中医特色技术

（一）针灸

针灸是中医的重要组成部分，广泛应用于各种疾病。针灸作为肿瘤的治疗手段是近几年来开始研究的新课题。目前临床研究表明，针灸对肿瘤患者的疼痛、发热、腹胀、便秘、尿闭、失眠多梦、月经失调等症状，运用循经取穴适当手法，收到减轻症状的效果。

主穴：乳根、肩井、三阴交、足三里、心俞、脾俞、膈俞。

配穴：魄户、神堂、胆俞。并可配合耳穴压豆法治疗。虚寒者，可加用灸法，穴位同上。

操作：毫针刺，虚补实泻法。

（二）中医膳食疗法

膳食调理原则：宜多样化平衡饮食，平衡膳食是癌症患者保持正常体重的最好办法。平衡膳食包括粗粮与杂粮搭配，富含热能，适量蛋白，富含纤维素、高无机盐及富含维生素 A、维生素 C、维生素 E、维生素 K、叶酸等易于消化吸收的食物。乳腺癌患者忌食生葱蒜、母猪肉、南瓜、醇酒，以及辛温、煎炒、油腻、荤腥厚味、陈腐、发霉等助火生痰、有碍脾运的食物。宜食海带、海藻、紫菜、牡蛎、芦笋等具有化痰软坚散结功效的食物。

乳腺癌手术后，可给予益气养血、理气散结之品，巩固疗效，以利康复。如山药粉、糯米、菠菜、丝瓜、海带、鲫鱼、泥鳅、大枣、橘子、山楂、玫瑰花等。

乳腺癌放疗时，易耗伤阴津，故宜服甘凉滋润食品。如杏仁霜、枇杷果、白梨、乌梅、莲藕、香蕉、胡萝卜、苏子、橄榄等。

乳腺癌化疗时，若出现消化道反应及骨髓抑制现象，可食和胃降逆、益气养血之品，如鲜姜汁、甘蔗汁、鲜果汁、佛手、番茄、生薏苡仁、粳米、白扁豆、灵芝、黑木耳、向日葵子等。

膳食疗法：无花果炖排骨取鲜无花果 5 个，排骨 500 克，枸杞子 10 克，陈皮 10 克，调料适量。排骨剁成小块，洗净，用沸水烫过。枸杞子、陈皮洗净；无花果洗净切成小块。四味共置锅中，加水适量，煮至烂熟，加入调料即成。每日 2 次，食量不限，以治疗乳腺癌体虚者。

十、西医治疗

现在主张乳腺癌采用以手术为主的综合治疗。对早期的乳腺癌患者，手术治疗是首先。

全身状况差、主要脏器有严重疾病、年老体弱不能耐受手术者属于手术禁忌。

（一）手术治疗

1. 保留乳房的乳腺癌切除术

保留乳房的乳腺癌切除术手术目的为完整切除肿块。适合于临床一期、二期的乳腺癌患者，且乳房有适当的体积，术后能保持外观效果者。多中心或多灶性病灶、无法明确切缘者禁忌施行该手术。原发灶切除范围应包括肿瘤及周围1～2厘米的组织。确保标本的边缘无肿瘤细胞浸润。术后必须辅以化疗等。近年来随着技术的发展和患者对美容效果要求的提高，保乳手术在我国的开展逐渐增加。

2. 乳腺癌改良根治术

乳腺癌改良根治术有两种术式，一为保留胸大肌，切除胸小肌；二为保留胸大、小肌。前者淋巴结清除范围与根治术相仿，后者不能清除腋上组淋巴结。根据大量病例观察，认为一期、二期的乳腺癌应用根治术及改良根治术的生存率无明显差别，且该改良术式保留了胸肌，术后外观效果良好，是目前常用的手术方式。

3. 乳腺癌根治术和乳腺癌扩大根治术

乳腺癌根治术应包括整个乳房，胸大肌，胸小肌，腋窝一、二、三组淋巴结的整块切除。扩大根治术还需同时切除胸廓内动、静脉及其周围的淋巴结（即胸骨旁淋巴结）。此两种术式现已较少使用。

4. 全乳切除术

手术范围必须切除整个乳房，包括腋尾部及胸大肌筋膜。该术式适宜原位癌、微小癌及年迈体弱不宜做根治术者。

5. 前哨淋巴结活检术及腋淋巴结清扫术

对临床腋淋巴结阳性的乳腺癌患者常规行腋淋巴结清扫术，范围包括一、二组腋淋巴结。对临床腋淋巴结阴性的乳腺癌患者，应先行前哨淋巴结活检术。前哨淋巴结是指接受乳腺癌病灶引流的第一枚淋巴结，可采用示踪剂显示后切除活检。根据前哨淋巴结的病理结果预测腋淋巴结是否有肿瘤转移，对前哨淋巴结阴性的乳腺癌患者可不作腋淋巴结清扫。

手术方式的选择应结合患者本人意愿，根据病理分型、疾病分期及辅助治疗的条件而定。对可切除的乳腺癌患者，手术应达到局部及区域淋巴结最大程度的清除，以提高生存率，然后再考虑外观及功能。对一、二期乳腺癌可采用保留乳房的乳腺癌切除术或乳腺癌改良根治术。

手术治疗的禁忌证：

（1）肿瘤远处转移者。

（2）年老体衰不能耐受大手术。

（3）呈现恶病质者。

（4）重要功能脏器障碍。

（5）有下列情况之一者

1）肿瘤溃破。

2）乳房皮肤橘皮样水肿占全乳房面积1/3以上。

3）肿瘤与胸大肌固定。

4）腋淋巴结彼此融合或与皮肤深部组织粘连。

（二）化学药物治疗

化疗在整个治疗过程中占有重要地位，但因其毒副作用，可适当辅以中药治疗维持患者身体状况。

浸润性乳腺癌伴淋巴结转移者是应用辅助化疗的指征。常用的化疗方案有 CAF 方案、TCA 方案和 CMF 方案。化疗前患者应无明显骨髓抑制，化疗期间定期检查肝肾功能。应用蒽环类药物者要注意心脏毒性。局部晚期患者可辅以术前化疗，缩小瘤体，提高手术成功率。

（三）内分泌治疗

激素依赖性肿瘤（即癌细胞中雌激素受体含量高者）可应用抗雌激素药物，如他莫昔芬，竞争性抑制雌激素受体。

（四）其他治疗

曲妥珠单抗对 HER2 过度表达的乳腺癌有一定疗效。术后 II 期以后病例放射治疗可能降低局部复发率。

十一、各家发挥

（1）顾伯华认为乳腺癌肿块绝非因寒而瘀凝，乃肝火煎熬而致瘀凝痰结，顾伯华十分重视八纲辨证，乳房肿块也有寒热虚实之辨，乳腺癌肿块的形成是由于邪毒蕴热煎熬津液气血而致瘀凝痰结，所以这类肿块是"真热假寒"，不能用治流痰阴疽的温经散寒方药，而必须用清热解毒的方药。如白花蛇舌草、鹿衔草、凤尾草、露蜂房、草河车、蒲公英、半枝莲等，并伍同山慈菇、夏枯草、土贝母、土茯苓等化痰散结。这类清热解毒、化痰散结、活血化瘀的药物都属于广义的祛邪药物。清热解毒药具有较广的抗菌谱，能抑制病毒，提高机体的非特异性免疫力，对实验动物有一定的抑制率。化痰散结、软坚消肿的中药对局部病灶和转移淋巴结有一定的消散作用。活血化瘀药物可使癌细胞不易在循环血液中停留，聚集或种植，从而可以减少转移发生；同时还可以改善微循环，增强血管通透性，改善实体瘤的局部缺氧状态，提高放疗或化疗的敏感性，可以使更多的致敏淋巴细胞到达肿瘤部位发挥其抗癌作用。

（2）周仲瑛从肝郁论治乳腺癌：乳腺癌多因肝气郁滞、气血不调、痰瘀癌毒凝阻乳络而致。女子以血为本，以气为用，肝脏在调畅全身气机中起着非常重要的作用。且女性最易受情志影响，致使体内气机失调，肝失疏泄。《妇人大全良方》认为乳岩的发生属"肝脾郁怒，气血万损"，《外科大成》提到："按乳头属足厥阴肝经，乳房属足阳明胃经外属足少阳胆经。"所以从经脉辨证来看乳腺癌之成是肝气郁结，致经络失和，凝结成癌。周仲瑛认为癌毒作为其病理产物，又是一个重要致病因素。癌毒一旦留结，阻碍经络气机运行，津液不能正常输布则留结为痰，血液不能正常运行则停留为瘀，癌毒与痰瘀搏结，则形成肿块，或软、或硬、或坚硬如岩，附于一处或数处，推之不移，形成癌体。周老指出乳腺癌的治疗重点在于"调肝清热、益肾助阳"，疏肝之中勿忘清火，即清郁热、清痰热、清瘀热。临证时要根据肿瘤情况及兼杂症的不同及气、血、痰、瘀、火、虚等不同辨证论治。故周老在治疗乳腺癌时着重从肝入手，首辨气郁，重视肝气的条达，注意其化火、生风及夹痰、夹瘀的情况，在辨证基础上加用一些疏肝解郁之品，如柴胡、枳壳、芍药、香附、青皮、陈皮。

（3）余桂清重视脾肾固本，善调先天后天：经云："大积大聚，衰其大半而止。"盖恐过于攻伐，伤其气血也。余桂清认为，正邪相争，正盛邪却，正虚则瘤易长，"养正则积自除"。扶正者，健脾养肝益肾也。脾为后天之本，气血生化之源。肾为先天之本，是元阴元阳之所，五脏之阴非此不能滋；五脏之阳非此不能发。若由于某种原因导致脾或肾的功能失调，则不仅可见脾阳虚、脾气虚、肾阳虚、脾肾两虚等脾或肾本脏的疾病，也很容易影响到其他脏腑；反之，其他脏腑气血虚衰，也必累及脾肾。脾和肾相互促进、相互滋养、相互补充，对维持人体正常的生理功能、防止疾病的发生具有十分重要的作用。正如李东垣所言："水为万物之元，土为万物之母，二脏安和，一身皆治，百疾不生。"余桂清在乳岩的治疗中非常重视健脾益肾法的运用。按其不同病情或以补脾为主，或以补肾为主，或脾肾双补。健脾益肾，不仅能够扶助正气，提高机体的抗邪能力，有利于虚弱状态的改善，而且可以对抗或减轻放疗、化疗的毒副作用，帮助患者顺利接受放疗、化疗，从而提高整体疗效。他补脾气多选用六君子汤，善用太子参、炒白术、茯苓，陈皮药力平稳缓和，随证酌情运用，补养而不碍脾胃；益肾喜用枸杞子、菟丝子、女贞子，三子相配，平补肝肾，补而不腻，温而不燥。对于肾阴不足的患者，常予六味地黄丸长期服用。

（4）何任治疗乳腺癌以"扶正祛邪"为治疗原则：何任认为肿瘤形成的根本原因还是"邪之所凑，其气必虚"，以"扶正祛邪"为治疗大法，根据目前临床乳腺癌患者多已行过手术、放疗或化疗等西医治疗，认为中医治疗应以扶正为主，目的在于尽量调动人体本身的免疫功能。治疗癌症扶正贯穿始终，适时使用抗肿瘤专药以祛邪。何老认为，手术直接损伤人体正气，放、化疗多为热毒之邪，最易耗气伤津，故患者临床上多见气阴两亏证。何老予基本方（党参、黄芪、女贞子、猪苓、枸杞子、茯苓）加减治疗，方中党参、黄芪补气健脾，女贞子、枸杞子滋补肝肾，猪苓、茯苓泻其实邪，利尿消肿，目的是使滋阴之药补而不滞，全方可获益气养阴、滋补肝肾、利水渗湿之效。同时，适时以三叶青、猫人参、白花蛇舌草三味抗癌专药对抗肿瘤，祛除邪气。肾阴亏虚，何老予六味地黄丸补肾养阴。阴虚益甚，阴虚火旺，发为骨蒸劳热，午后面颊潮红，何老予以清骨散治之，意在清虚热，退骨蒸，养阴液。放、化疗或手术后，仍有肿块未消者，何老予以皂角刺、炮穿山甲消肿排脓，蒲公英消痈排脓。穿山甲具有通经下乳、透脓托毒、祛瘀散结的作用，直达病所，在乳腺癌的治疗当中使用较多。何老强调炮穿山甲的使用需要选择适当的时机，对于肿块未消者应当选用此药，不仅可以起消肿排脓的作用，还可以引其余药物直达病所，增强疗效；对肿块已消者，当慎用，因该药咸寒，有活血化瘀之功，活血消散的同时可能会导致癌细胞的转移。

（王宽宇）

第四章　常见消化系统疾病

第一节　胆　石　症

胆石症是胆囊或胆管内存在结石而引起剧烈腹痛、黄疸、发热等症状的疾病。胆石按照其主要构成成分一般分为胆固醇性结石和胆色素性结石两大类，前者主要发生在胆囊，而后者则多见于胆管系统。这些结石可以是结石，或是含有较小颗粒的胆汁淤积。胆石症可以没有症状，也可以伴有慢性或急性症状。与单纯的胆汁淤积相比，当有结石存在时患者更易出现症状。

胆石症属于中医学"胆胀"、"胁痛"、"黄疸"范畴。

一、临床诊断要点

（一）主要症状

本病可见胆绞痛，少部分胆囊结石可无任何症状，仅在超声检查时发现有结石，其与结石性质和结石所处的部位有密切关系。脂肪餐、剧烈运动、妇女停经、妊娠或分娩均可诱发胆绞痛。疼痛部位多位于上腹剑突下或右季肋部，可放射至左肩背部。腹痛多为隐痛，可逐渐加重也可迅速出现并持续加重。常出现呕吐。在胆绞痛发作后1～2日内可出现轻度黄疸。亦可出现寒战、发热，消化不良等症状。如出现严重的寒战、高热需考虑有胆总管结石、急性胆囊炎或急性胰腺炎存在。

（二）体征

本病见右上腹压痛，直立位和深吸气时胆囊区有压痛，右季肋部有叩击痛，墨菲征阳性。胆囊管结石嵌顿时可扪及肿大的胆囊。

（三）辅助检查

1. 胆石症发作间歇期实验室检查多无阳性发现

发作期伴胆道感染时，白细胞计数增加。出现胆道梗阻时，血清胆红素增高，胆红素定性试验直接反应阳性，尿胆红素阳性，大便呈陶土色，血清碱性磷酸酶、谷氨酰转肽酶（GGT）

升高。

2. 超声、CT 或 MRI

超声、CT 或 MRI 可显示肝内或肝外胆管、胆囊有无扩张、扩大和有无结石。超声为首选检查方法，可发现结石的回声并伴有声影。CT 对含钙结石诊断较为精确，对肝内胆管结石，如钙盐成分少，胆色素性结石的诊断效果欠佳。此外，CT 还能发现胆囊炎、胆囊癌和胰腺病变。

3. 腹部 X 线片

胆囊区有时可见不透光的结石，或胆囊（管）造影（口服法或静脉注射法）或经内镜逆行性胰胆管造影术（ERCP）可衬透出透光的结石阴影，判断胆管是否有结石存在。

二、中医辨病诊断

（一）诊断依据

胃脘及右胁胀痛，拒按，牵引右肩背，面目皮肤黄染，发热寒颤，纳呆口苦，溲赤便秘，苔薄黄或白腻，脉弦紧或滑。

（二）类证鉴别

1. 胁痛与胸痛

胸痛中的肝郁气滞证与胁痛中的肝气郁结证病机基本相同。胸痛以胸部胀痛为主，可涉及胁肋部，伴胸闷不舒、心悸少寐。胁痛则以一侧或两侧胁肋部胀痛或窜痛为主，伴有口苦目眩等症。

2. 胁痛与胃脘痛

胃脘痛病位在胃脘，兼有嗳气频作、吞酸嘈杂等胃失和降的症状。胁痛则以一侧或两侧胁肋部胀痛或窜痛为主，伴有口苦目眩等症。

三、审析病因病机

（一）情志不畅

由于情志不畅，平素急躁易怒，怒则伤肝，或情志抑郁，忧思伤脾，导致肝失调达，胆汁瘀滞；情志不舒，忧思恼怒，湿浊阻滞，胆为气机升降之枢机，胆气郁闭，通降失职，肝胆气机不利，不通则痛，故为胁痛；客犯中土则呕苦汁，呃逆，纳差，口苦，胃脘部痞满胀痛，厌食油腻。

（二）饮食失节

饮食失节，暴饮暴食，过食肥甘，损伤脾胃，痰湿内生，中焦气机不利，肝郁气滞。

（三）外感邪气

久居潮湿，坐卧湿地，涉水行走，感受湿邪，羁留经脉，阻滞气机，水湿内生，郁而化热，湿热侵袭肝胆。

（四）虫积胆腑

虫积胆腑，影响胆气通降等因素，引起肝胆疏泄及脾胃运化失常，肝胆气滞，湿浊内生，郁久化热，湿热内蕴，煎熬胆汁，结聚成石。

四、明确辨证要点

（一）辨虚实

起病较急，病程较短，或病程虽长而属急性发作，胀痛持续不解，痛处拒按，口苦发热，苔厚脉实者，多属实。起病较缓，病程较长，胁痛隐隐，胀而不甚，时作时止，或绵绵不休，遇劳则发，苔少脉虚者，多属虚。

（二）辨缓急

右胁胀痛，痛势剧烈，甚或绞痛，辗转反侧，呻吟不止，往来寒热，呕吐频繁，苔黄脉数者，则为急证；痛势较缓，无发热呕吐及黄疸者，则病情较缓。

五、确立治疗方略

针对本病肝郁气滞、湿热蕴结的基本病机特点，临证多按"气滞"和"湿热"论治，重视肝胆的关系，重视肝之"性喜条达而恶抑郁"，胆之"以通降下行为顺，滞涩上逆为病"的生理特征。分别采用"疏肝理气"、"清热化湿"、"利胆排石"等法。疏肝是针对肝疏泄功能失常、肝气郁滞而设；利胆是针对胆之排泄不畅、湿热内蕴而立。疏肝与利胆相辅相成。同时本病亦有辨为"实火"、"脓毒"证候者，则主张应用"清热泻火"、"解毒排脓"之法治疗。但由于各种疾病皆与邪正双方斗争有关，气血瘀滞，湿热蕴结是脏腑功能失调的结果，反过来又进一步影响了脏腑的功能，反复发作，耗伤正气。故"益气健脾"法亦是胆石症治疗的重要方法之一。

总体来说，中医治疗胆石症主要是根据不同证型，采取疏肝理气、清热化湿、利胆排石或祛邪攻毒治法，促进胆汁分泌，改善胆道功能，增加胆汁排出量，保持胆道通畅，防止结石进一步增大并对结石起到一定程度的消溶作用，从而有利于排出结石。

六、辨证论治

（一）急性发作期

1. 肝郁气滞证

（1）抓主症：中老年女性多见，多无典型胆绞痛史，右上腹不适，偶发气窜走痛，或可见上腹饱胀感，进食油腻后尤其明显。超声检查以胆囊结石多见，或伴胆囊壁粗糙或增厚。小便色黄或黄浊，大便黏滞不爽。

（2）察次症：胃脘不适，或食后嗳气频作，或伴呕恶，或口苦口腻，情志抑郁。

（3）审舌脉：舌质晦暗，舌边尖红，苔白腻或黄腻，脉细弦或弦涩。

（4）择治法：疏肝理气，利胆排石。

（5）选方用药思路：肝郁气滞，胆腑瘀阻，方选柴胡疏肝散合四金排石汤。柴胡疏肝理气，香附、枳壳疏肝解郁，川芎为血中之气药，行血理气，白芍柔肝缓急止痛，郁金、鸡内金、海金沙、金钱草排石利胆，大黄荡涤肠胃，甘草调和诸药。金钱草具有利湿退黄、解毒消肿的作用，药理研究表明其具有显著促进胆囊收缩功能，并有抗金黄色葡萄球菌、镇痛之功效。

（6）据兼症化裁：若大便干结，加大黄、槟榔；腹部胀满、纳呆，加厚朴、草豆蔻、山楂；口苦心烦，加黄芩、栀子；嗳气，呕吐，加代赭石、炒莱菔子；夜寐欠佳，加合欢花、夜交藤。

2. 肝胆湿热证

（1）抓主症：发病多见于中年、尤见于体型肥胖之中年人，患者平日嗜食肥甘，逐渐或突然发病，上腹或右上腹胀满隐痛，或阵发绞痛，进食油腻之后明显，甚或疼痛放射至胸骨后或右肩背部。超声或胆道造影检查显示胆囊或胆总管内结石存在，常伴胆囊壁粗糙增厚，或胆管扩张征象。小便黄浊，大便黏滞不爽。

（2）察次症：恶心呕吐，恶寒发热或寒热往来，腹胀纳呆，厌食油腻，久病面色晦暗萎黄、浮肿，嗳气频作。

（3）审舌脉：舌质瘀红，边尖红赤，苔黄腻，脉弦滑。

（4）择治法：清热利湿，利胆排石。

（5）选方用药思路：肝胆湿热，蕴结于腑，方选茵陈蒿汤加减。方中茵陈、栀子、大黄清热利湿，疏通胆腑，疏肝利胆，泻火除烦；鸡内金、金钱草、海金沙利胆排石。可加柴胡、黄芩、半夏、郁金疏肝利胆而止痛，或与大柴胡汤同用。

（6）据兼症化裁：小便黄赤者，加滑石、车前子、白通草；苔白腻而湿重者，去大黄、栀子，加茯苓、白蔻仁、砂仁；痛势较剧，或持续性疼痛阵发性加剧，往来寒热者，加黄连、金银花、蒲公英，重用大黄。

3. 肝阴不足证

（1）抓主症：胆石日久，煎熬津液导致肝阴不足，右胁隐隐作痛，或略有灼热感，超声多以胆管内结石为主。

（2）察次症：口燥咽干，急躁易怒，胸中烦热，头晕目眩，出现午后低热，或五心烦热，少寐多梦。

（3）审舌脉：舌红少苔，脉细数。

（4）择治法：滋阴柔肝清热，舒利肝胆。

（5）选方用药思路：肝阴不足，肝阳偏亢，方选一贯煎加减。方中生地黄、北沙参、麦冬、当归身、枸杞子滋阴，川楝子疏肝理气止痛，金钱草、海金沙利胆排石。

（6）据兼症化裁：心烦失眠者，加柏子仁、夜交藤、酸枣仁；兼灼痛者，加白芍、甘草；急躁易怒者，加栀子、青皮、珍珠母；胀痛者加佛手、香橼。

4. 胆火炽盛证

（1）抓主症：发病多见于中老年人。多有胆绞痛、胆囊胀痛反复发作病史。结石多为肝外胆管结石，尤以胆总管结石并发感染者多见。起病急骤，高热寒颤，上腹或右上腹疼痛，或阵发性绞痛，恶心呕吐，甚或疼痛放射至右肩背部、胸骨后或左胁肋部。超声或 CT 检查能显示结石存在，结石嵌顿伴有梗阻，梗阻以上胆管明显增粗。小便黄热，大便秘结。

（2）察次症：脘腹胀满疼痛，烦躁不安，口干口苦。

（3）审舌脉：舌红少津，苔黄腻干燥，脉弦紧而数。

（4）择治法：清肝泻火，利胆排石。

（5）选方用药思路：胆火炽盛，灼伤津液，方选清胆汤加减。方中栀子、黄连、柴胡、白芍、蒲公英、金钱草、瓜蒌清泻肝火；郁金、延胡索、川楝子理气解郁止痛；大黄利胆通腑泻热。

（6）据兼症化裁：心烦失眠者，加丹参、炒酸枣仁；黄疸加茵陈、枳壳；口渴喜饮者，加天花粉、麦冬；恶心呕吐者，加半夏、竹茹。

（二）结石隐匿期

此期发病较为隐匿，无明显不适或仅感上腹部不适，常因体检发现，大致可分为两类：一类为胆囊内结石，圆形或卵圆形，表面光滑或结节状，随体位改变而游移在胆囊内；二为肝内胆管结石，形态常呈串珠状，多嵌顿于右肝叶中下段。兼见舌质晦暗，舌苔腻，脉正常或略弦。针对此种状况，药物疗法较为理想。治法：疏肝理脾、化瘀排石。方选疏肝排石汤。组成：太子参、黄芪、白术、白芍、金钱草、茵陈、丹参、郁金、山楂、鸡内金。治疗过程中如出现肝区胀痛或气窜走痛，是由于结石移动导致，可加服脂肪餐以助结石排出。同时，注意定期行超声检查，并根据相应的状况选择进一步的治疗方案。对于结石过大或过小而量多者宜采用手术治疗方法。

（三）胆囊切除术后恢复期

胆囊切除术后综合征是指胆囊切除术后的部分患者仍有上腹部绞痛、饱胀不适、恶心、呕吐等临床症候群。

1. 气滞血瘀证

（1）抓主症：心下痞满，脘腹胀痛或刺痛，矢气则胀减，善叹息，纳呆或呃逆嗳气。

（2）察次症：心烦易怒，肤色晦暗，消瘦乏力。

（3）审舌脉：舌淡苔白，脉细弦。

（4）择治法：疏肝理气，活血化瘀。

（5）选方用药思路：肝郁不舒，气滞血瘀，方选柴胡疏肝散合血府逐瘀汤加减。柴胡、香附疏肝利胆，解郁升清；枳壳理气解郁，泄热破结；赤芍化瘀止痛，凉血消肿；当归、生地黄、川芎、桃仁、红花活血化瘀；郁金、川楝子行气解郁、活血止痛；丹参活血祛瘀生新；甘草缓急和中，调和诸药。

（6）据兼症化裁：有化热现象者加栀子、黄芩；纳呆食少者加炒麦芽、白术、陈皮。

2. 肝胆湿热证

（1）抓主症：胁肋疼痛，脘腹痞满，口苦尿赤，食少纳呆。

（2）察次症：肢体困重。

（3）审舌脉：舌苔黄厚腻，脉弦滑数。

（4）择治法：清热利湿，疏肝利胆。

（5）选方用药思路：证属肝胆湿热方选龙胆泻肝汤加减。龙胆草清肝胆实火；柴胡疏肝理气；栀子、黄芩清虚热；茵陈、车前子、大黄分利湿热，使热从二便而去。

（6）据兼症化裁：发热者加石膏、蒲公英、紫花地丁、金钱草；纳呆食少者加佩兰、白豆蔻。

3. 脾胃虚弱证

（1）抓主症：右上腹或上腹部胀痛或隐痛，腹胀纳呆。

（2）察次症：逐渐消瘦，神疲乏力，面色萎黄。

（3）审舌脉：舌淡苔薄白或微腻，脉弦缓。

（4）择治法：健脾和胃，舒利肝胆。

（5）选方用药思路：脾失健运，脾胃虚弱，方选逍遥散加减。柴胡疏肝解郁；当归养血和血；白芍养血敛阴，柔肝缓急；白术、茯苓健脾去湿；炙甘草益气补中；薄荷疏散郁遏之气，透达肝经郁热；生姜温胃和中。

（6）据兼症化裁：气虚者加党参；夹湿热者加茵陈。

4. 肝胃阴虚证

（1）抓主症：胁痛隐隐，腹胀纳呆，泛酸嘈杂，口干、口苦，便秘溲赤，五心烦热，潮热盗汗，面部烘热。

（2）察次症：头晕失眠，心烦易怒。

（3）审舌脉：舌红少苔，脉细数。

（4）择治法：滋阴清热，疏肝和胃。

（5）选方用药思路：肝胃阴虚，胁痛隐隐，方选一贯煎合沙参麦冬汤加味。北沙参、麦冬、当归、生地黄、枸杞子、川楝子滋阴养胃，疏肝调气，为养阴柔肝的代表方剂。玉竹、天花粉生津解渴；生扁豆、生甘草益气培中、甘缓和胃；桑叶，轻宣燥热。

（6）据兼症化裁：情志不定，多恼善怒者加珍珠母、川楝子；腹胀纳呆者加生山楂；夜寐欠佳者加合欢花、夜交藤。

七、中成药选用

（1）肝胆双清颗粒，清热利胆、调理气血。组成：熊胆粉、半枝莲、女贞子、沉香等 8 味中药。

（2）胆舒胶囊，舒肝解郁，利胆溶石。组成：薄荷素油。

（3）消炎利胆片，清热，祛湿，利胆。组成：穿心莲、溪黄草、苦木。

八、单方验方

（1）组成：柴胡 6 克，黄芩 10 克，旋覆花 10 克，片姜黄 6 克，杏仁 10 克，苏子梗各 10 克，焦三仙各 10 克，槟榔 10 克，鸡内金 10 克。胆囊炎早期，右胁下作痛，舌苔糙垢很厚，舌质红且干，脉弦滑而数，大便干结，小便赤少，此为胆热郁滞，气机不畅，治宜清泄胆热，疏调气机，以缓疼痛（赵绍琴《名医特色经验精华》）。

（2）金虎汤组成：金钱草、虎杖、柴胡、枳实、黄芩、姜半夏、竹茹。功效：清热利胆、和胃止痛。用于湿热内蕴、胆气不通所致慢性胆囊炎合并胆囊结石者。别名金骨汤（《圣济总录》卷一六七）。

九、中医特色技术

（一）针灸

主穴：胆俞、中脘、足三里、阳陵泉。

配穴：绞痛加合谷，高热加曲池，呕吐加内关。

操作：直刺，留针 20 分钟。针刺治疗胆石症具有解痉止痛、利胆排石、降逆止呕的作用，可单独使用，也可配合中药使用。

（二）穴位贴敷疗法

耳穴取穴：肝、胆、胃、交感、三焦、脾，患者自行按压药籽，每 3～4 次配合脂肪餐，每 2 天双耳交换，20 天为 1 个疗程。耳穴压豆法简便易行，疗效显著，且无痛苦和副作用。其具有调节脏腑功能，疏通经络，加强机体抗病能力的作用。超声显示耳穴压豆后患者胃肠蠕动加强，胆囊收缩功能亦加强，这种作用有利于胆囊结石的排出，适合各种类型胆石症患者的辅助治疗。

十、西医治疗

手术适应证：

（1）胆囊结石反复发作引起临床症状。

（2）嵌顿在胆囊颈部或胆囊管处的胆囊结石导致急性胆囊炎、胆囊坏疽、胆囊穿孔。

（3）慢性胆囊炎导致胆囊萎缩，无功能胆囊。

（4）结石充满胆囊，虽无明显临床症状但胆囊已无功能。

西医手术治疗胆石症的基本方法有：胆囊切除术、胆囊造瘘术、胆囊穿刺引流术、胆总管切开取石、T 管引流术、超声引导经脾肝胆管引流术、胆肠吻合内引流术、肝叶切除术、胰十二指肠切除术、腹腔镜手术［腹腔镜胆囊切除术、腹腔镜胆总管切开取石 T 管引流术（LCTD）、腹腔镜保胆取石术］等。

近年来腹腔镜技术的广泛开展，胆囊切除术成为治疗胆囊结石的"金标准"，但胆囊作为一个重要的消化免疫器官，切除后可出现诸多后果。胆囊切除术并发症有：术后易出现消化不良，腹胀腹泻和反流性胃炎；手术原因导致的周围组织损伤，肝胆管、血管和胃肠损伤；术后结肠癌发病率升高；术后胆总管结石发病率升高等。

保胆取石术近年来迅速发展，避免了胆囊切除术后的各种并发症和不良影响。结石可用取石网完整地从胆囊中取出，并且手术全程是在胆道镜下完成，克服了传统手术的盲区，并同时采取诸多防止胆囊结石复发的措施，术后复查胆囊壁厚度和胆囊收缩功能较术前有明显改善。因此在严格选择手术适应证和排除禁忌证的情况下，经腹腔镜联合胆道镜保胆取石术具有安全性高、创伤小、恢复快等特点，结石复发率降低，且可保留有功能的胆囊，加上术后中医中药配合辅助治疗，进一步降低保胆取石术后胆囊结石的复发率。

十一、各家发挥

（1）王军以理气活血，利胆排石为法，应用利胆排石汤加减，鸡内金 30 克，金钱草 30 克，茵陈 30 克，郁金 30 克，乌梅 30 克，虎杖 30 克，威灵仙 20 克，白芍 15 克，赤芍 15 克，枳壳 10 克，姜黄 10 克，制大黄 10 克，木香 10 克。

（2）燕醒狮以行气活血止痛，溶石排石为治法，应用大柴胡汤加减配合针刺治疗肝胆结石。方剂组成为木香 10 克，牡丹皮 10 克，柴胡 10 克，枳壳 10 克，延胡索 10 克，山栀子 10 克，虎杖 10 克，金钱草 10 克，海金沙 30 克，大黄 15 克，丹参 15 克，鸡内金 15 克，针刺穴位为右胆俞（阴极）、日月、梁门或太冲（阳极）。

（王宽宇）

第二节　急性阑尾炎

急性阑尾炎是外科常见病，是最多见的急腹症。目前，由于外科技术、麻醉、抗生素的应用及护理等方面的进步，绝大多数患者能够早期就医、早期确诊、早期手术，收到良好的治疗效果。但是，有时诊断相当困难，处理不当时可发生一些严重的并发症。到目前为止，急性阑尾炎仍有 0.1%～0.5%的死亡率，因此如何提高疗效，减少误诊，仍然值得重视。

急性阑尾炎属中医学"肠痈"范畴。

一、临床诊断要点

（一）主要症状

典型的腹痛发作始于上腹，逐渐移向脐部，后逐渐转移并局限在右下腹。此过程的时间长短取决于病变发展的程度和阑尾位置。绝大多数患者具有典型的转移性腹痛的特点。部分病例发病时即可出现右下腹痛。单纯性阑尾炎仅表现为隐痛；化脓性阑尾炎呈阵发性胀痛和剧痛；坏疽性阑尾炎呈持续性剧烈腹痛；穿孔性阑尾炎因阑尾腔压力骤减，腹痛可暂时减轻，但出现腹膜炎后，腹痛又会加重；发病早期可能有厌食，恶心，呕吐等症状。有的病例可能出现腹泻。盆腔位的阑尾炎症刺激直肠或膀胱，引起排便、里急后重症状。弥漫性腹膜炎时可致麻痹性肠梗阻，腹胀排气、排便减少；全身症状出现乏力、发热、心率加快等中毒症状；如发生门静脉炎可出现寒战、高热、黄疸。

（二）体征

右下腹压痛是急性阑尾炎最常见的重要体征。压痛点常位于麦氏点，发病早期腹痛尚未转移至右下腹时，右下腹便可出现固定压痛，反跳痛，腹肌紧张，肠鸣音减弱或消失等，但在儿童、老人、孕妇、肥胖虚弱者或盲肠后位阑尾炎时，腹膜刺激征可不明显；如体检时发现右下腹饱满，可触及一压痛性包块，边界不清，固定，应考虑阑尾周围脓肿。

（三）辅助检查

1. 实验室检查

多数急性阑尾炎患者的白细胞计数和中性粒细胞比例增高，发生核左移，尿液检查一般无阳性发现，如尿液中出现红细胞，排除女性月经来潮，提示炎性阑尾与输尿管或膀胱靠近。生育期有闭经史的患者应查 HCG，以除外产科情况。血清淀粉酶和脂肪酶检查有助于除外急性胰腺炎。

2. 影像学检查

腹部 X 片可见盲肠扩张和气液平面；超声有时可发现肿大的阑尾或脓肿。

3. 结肠充气试验

患者仰卧位，用右手压迫其左下腹，再用左手挤压近侧结肠，结肠内气体可传至盲肠和阑尾，引起右下腹疼痛者为阳性。

4. 腰大肌试验

患者左侧卧，使右大腿后伸，引起右下腹疼痛者为阳性。说明阑尾位于腰大肌前方，盲肠后位或腹膜后位。

5. 闭孔内肌试验

患者仰卧位，使右侧髋和右大腿屈曲，然后被动向内旋转，引起右下腹疼痛者为阳性。提示阑尾靠近闭孔内肌。

6. 经肛门直肠指检

引起炎症阑尾所在位置压痛，常在直肠右前方。

二、中医辨病诊断

（一）诊断依据

本病可发生于任何年龄，多见于青壮年，男性多于女性。本病的发病特点是：腹痛起始于胃脘或脐周，数小时后转移至右下腹，伴发热、恶心、呕吐，右下腹持续性疼痛并拒按。

（二）类证鉴别

1. 腹痛

肠痈腹痛先为胃脘部疼痛，继而全腹痛，最后局限在右下腹，多为压痛及反跳痛；普通腹痛多为全腹痛，疼痛不甚，喜温喜按。

2. 石淋

肠痈腹痛多在右下腹，为转移性疼痛。右侧石淋疼痛在右侧腹部及腰部，为突发性绞痛，并向外生殖器部位放射，腹痛剧烈，但体征不明显。肾区叩痛，可见血尿。

三、审析病因病机

（一）饮食不节

由于暴饮暴食，嗜食膏粱厚味，或恣食生冷，致脾胃功能受损，肠道功能失调，传导失司，糟粕积滞，生湿生热，致气血瘀滞，积于肠道而成肠痈。

（二）寒温不适

由于外感六淫之邪，外邪侵入肠中，导致经络阻塞，气血凝滞，郁久化热而成。

（三）情志不畅

由于郁闷不舒，肝气郁结，气机不畅，导致肠道传化失司，易生食积，痰凝瘀积壅塞而发病。

（四）暴急奔走或跌扑损伤

由于劳累过度，饱食后暴急奔走，跌扑损伤，气血逆常，败血浊气壅遏肠中成痈。

急性阑尾炎病在肠腹，属里热实证。因饮食不节、过食油腻生冷或寒温不适、情志失调等，致肠道传化失司，气机痞塞，瘀血停滞，湿热内阻，血肉腐败而成肠痈。

四、明确辨证要点

肠痈，症见身热，腹痛拒按。

（一）辨瘀滞

如属气血瘀滞，则身热不高，腹痛隐隐，持续不休或阵发性加重，且多位于右下腹，或可触及包块，脉弦或弦细，舌质正常现瘀斑，苔薄白或白腻；如属湿热壅积，则身热口渴，腹痛明显，恶心呕吐，大便秘结或泄泻，小便短赤，脉弦数或滑数，舌红，苔薄黄或黄腻。

（二）辨热毒

如为热毒炽盛，则高热口干渴，腹硬满剧痛，面红目赤，口焦唇裂，大便干结或热结旁流，小便短赤，脉弦滑数或洪大，舌干红或绛，苔黄燥或起芒刺。

五、确立治疗方略

对急性阑尾炎的治疗，如为急性期，服用中药效果可能不佳，应配合西医治法以达到最佳治疗效果。中医学认为本病为热毒内聚，瘀结肠中而生痈脓。故上述诸方中，多为清热解毒、通腑消痈之品，即使是痰、湿、浊、瘀内蕴，在应用祛痰、燥湿、涤浊、化瘀等法时，也不能忽视荡涤通下，"六腑以通为用"的原则。当然，对不同症候的治疗还需根据每个患者的体质、证情的寒热虚实，分别采用不同措施。

本病多因湿、热等外邪入侵，肠腑血络损伤，瘀血凝滞，肠腑化热，瘀热互结，导致血败肉腐而成痈脓。故治疗当以活血化瘀解毒为主。若初起小腹疼痛，脉芤数者，可用轻下之。若肠痈已溃脓者，则疼痛淋沥不已，治宜托而补之，可选用内服。若肠痈向外穿破腹壁者，治同痈疽之内外治法。若传统治疗或保守疗法难于取效，而脓将成并有形成溃脓之势者，则应手术治疗。

肿块乃有形之物，消散化解需要长期服药，久用攻散，必耗正气，故有人提出应当注意扶正，或先攻之后补之，或攻补兼施。

六、辨证论治

1. 湿热蕴结证

（1）抓主症：转移性右下腹痛，腹痛呈持续性或阵发性加剧。

（2）察次症：伴有脘腹胀闷、恶心、嗳气，纳呆、大便秘结、小便清或黄。

（3）审舌脉：舌质正常，苔薄白，脉弦紧或细涩。

（4）择治法：通里攻下，清热化湿。

（5）选方用药思路：湿热蕴结者方选大黄牡丹汤加败酱草。方中大黄清热解毒，祛瘀通便；牡丹皮凉血散瘀为君。芒硝助大黄清热解毒，泻下通便为臣。桃仁、牡丹皮活血化瘀为佐。冬瓜仁排脓散结为使。五味合用，再加以败酱草，共奏泻热逐瘀、散结消痈之功。

（6）据兼症化裁：湿重者加藿香、佩兰、薏苡仁；热甚者加黄芩、黄连、蒲公英、生石膏。

2. 气滞血瘀证

（1）主症：转移性右下腹痛，呈持续性、进行性加剧，右下腹局限性压痛，或疼痛拒按。

（2）察次症：伴有恶心纳差，不同程度轻度发热。

（3）审舌脉：舌苔暗紫，脉弦涩或脉弦紧。

（4）择治法：行气活血，通腑泄热。

（5）选方用药思路：气滞血瘀者方选大黄牡丹皮汤合红藤煎加减。方中大黄清热解毒，祛瘀通便；牡丹皮凉血散瘀为君。硝助大黄清热解毒，泻下通便为臣。桃仁、牡丹皮活血化瘀为佐。冬瓜仁排脓散结为使。五味合用，共奏泻热逐瘀，散结消痈之功。合以红藤煎清热解毒，活血化瘀。

（6）据兼症化裁：气滞重者加青皮、厚朴、枳实；恶心者加姜半夏、竹茹。

3. 热毒壅盛证

（1）抓主症：腹膜炎征象可遍及全腹，有弥漫性压痛，反跳痛及肌紧张。

（2）察次症：热毒伤阴者，有高热或恶寒发热，持续不退，时时汗出，烦渴欲饮，面红目赤，唇干口臭，呕吐不食，二眼凹陷，大便多秘结或似痢不爽，小便短赤。

（3）审舌脉：脉弦滑数或洪大而数，舌质红绛而干，苔黄厚干燥或黄厚腻。

（4）择治法：通里攻下，清热解毒。

（5）选方用药思路：本病证属热毒壅盛者方选加味清肠饮加减。主要药物：金银花、连翘、紫花地丁、蒲公英、黄芩、当归、红藤、薏苡仁、冬瓜仁、大黄、川厚朴、枳实，共奏活血解毒、滋阴泻火之功。

（6）据兼症化裁：热在气分者可加用白虎汤；热入血分者加用犀角地黄汤；腹胀者加用厚朴、青皮；口干舌燥加生地黄、玄参、石斛等。

七、中成药选用

（1）白花蛇舌草注射液，清热解毒，利湿消肿。组成：白花蛇舌草，辅料为聚山梨酯80、亚硫酸氢钠。

（2）肿节风注射液，清热解毒，消肿散结。组成：肿节风。辅料为：聚山梨酯80。

（3）肿节风片（胶囊、咀嚼片、分散片、颗粒），清热解毒，消肿散结。组成：肿节风。

（4）清热消炎宁片（胶囊），清热解毒，消炎止痛，舒筋活络。组成：九节茶。

八、单方验方

（1）梅核仁（四十九个去皮尖）、大黄（三两）、牡丹皮（一两三分）、冬瓜仁（四两）、犀角（镑一两半）、芒硝（二两半），上六味咀，如麻豆大，每服五钱匕，水二盏，煎至一盏，去滓温服，以下脓血三两行为度。

（2）活血散瘀汤：川芎、当归尾、赤芍、苏木、牡丹皮、枳壳、瓜蒌仁（去壳）、桃仁（去皮尖合一钱）、槟榔（六分）、大黄（酒炒二钱）、水二盅，煎八分，空心服，渣再煎服。

（3）会脓散：穿山甲（炙）、白僵蚕（炒去丝嘴）、白芷（各五钱）、大黄（三两）、乳香、没药、五灵脂，上末，每服五钱，酒服，脓从大便出，幼者用三钱。

（4）治肠痈汤方：牡丹、甘草、败酱、生姜、茯苓（各二两），薏苡仁、桔梗、麦冬（各三两），丹参、芍药（各四两），生地黄（五两），上十一味咀，以水一斗，煮取三升，分三服，日三。

（5）四圣散：生黄瓜蒌（一枚去皮）、粉草末（四钱）、没药末（三钱）、乳香末（一钱）上件，用好红酒二大碗，慢火煎至一碗，分作两服，两日服尽，大便顺导恶物妙。若干瓜蒌则用两枚。

（6）保安散：上甜瓜子一枚，蛇蜕皮一尺，当归一两，锉微炒，以大盏水一盏，煎七分去滓，食前分作二服，前后温服，以利下恶物效。

（7）神仙蜡矾丸：黄蜡（半两要黄色者一方用七钱）、白矾（一两要明者研细）上熔化黄蜡，和矾为丸，如梧桐子大，每服二十丸，渐加至三十丸，食远用温白汤送下《奇效》（按：此本出《外科精要》，名神仙黄矾丸）。

（8）《究原》排脓内补散：人参、当归、浓朴（姜制）、防风、北梗（焙）、白芷、辣桂黄（炙）、甘草（炙）、白茯苓上为末，每服三钱，温酒调下。如不饮酒，南木香煎汤下《直指》（按：此本《和剂》化毒排脓内补十宜散，今去川芎，加茯苓。《资生经》曰：胡权内补十全散，治肠痈神效。岂此方欤。又按：此本《千金》内补散，彼有川芎、无黄、茯苓）。《得效》加味十奇散，治肺痈已散，于《千金》内补散加乳香、没药。

（9）七贤散：茯苓、山药、牡丹皮、山茱萸、熟地黄、人参（各一钱），黄芪（二钱），水二盅，煨姜三片，大枣二枚，煎八分，食前服。

九、中医特色技术

（一）针灸

1. 毫针

主穴：手足阳明经穴。

配穴：胆囊、阿是穴。

操作：毫针刺用泻法，留针时间20~40分钟，一般每日针刺1~2次，重证可每隔4小时针刺1次。常用穴位：足三里、阑尾、曲池、天枢。主要作用是通调手足阳明的经气，调整阳明腑气，达到散瘀消肿、清热止痛之效。根据"合治内府"的原则，取胃经之合穴足三里以疏导足阳明经。阑尾为治疗阑尾炎之有效穴，且分布于胃经，可通泻肠腑之积热。曲池为大肠经合穴，泻之以疏泄肠中热邪。取大肠之募穴天枢，以通调肠腑之气机。每日针刺治疗1次，20天为1个疗程。

2. 耳针

取穴：阑尾、下脚端、大肠、神门，间歇捻针，留针2～3小时。

（二）穴位注射疗法

取阑尾穴腹部压痛点，用10%葡萄糖注射液2～5毫升，注射深度0.5～0.8寸，每日1次。

十、西医治疗

绝大多数阑尾炎一旦确诊应早期施行阑尾切除术，早期手术切除病变阑尾手术操作较为简易，术后并发症少。如出现化脓坏疽或穿孔再手术，不但操作困难且术后并发症明显增多。

1. 急性单纯性阑尾炎

急性单纯性阑尾炎行阑尾切除术，切口一期缝合。有条件的单位，也可采用经腹腔镜阑尾切除术。

2. 急性化脓性或坏疽性阑尾炎

急性化脓性或坏疽性阑尾炎行阑尾切除术。腹腔如有脓液，应仔细清除，用湿纱布蘸净脓液后关腹。注意保护切口，一期缝合。

3. 穿孔性阑尾炎

穿孔性阑尾炎宜采用右下腹经腹直肌切口，利于术中探查和确诊，切除阑尾，清除腹腔脓液或冲洗腹腔，根据情况放置腹腔引流。术中注意保护切口，冲洗切口，一期缝合。术后注意观察切口，有感染时及时引流。

4. 阑尾周围脓肿

阑尾脓肿尚未破溃穿孔时应按急性化脓性阑尾炎处理。如阑尾穿孔已被包裹形成阑尾周围脓肿，病情较稳定，宜应用抗生素治疗或同时联合中药治疗促进脓肿吸收消退，也可在超声引导下穿刺抽脓或置管引流。如脓肿扩大，无局限趋势，宜先行超声检查，确定切口部位后行手术切开引流。切开引流以引流为主。如阑尾显露方便，也应切除阑尾，阑尾根部完整者施单纯结扎。如阑尾根部坏疽穿孔，可行U字缝合，关闭阑尾开口的盲肠壁。术后加强支持治疗，合理使用抗生素。

5. 腔镜手术

腹腔镜阑尾切除术（LA）已逐渐成为阑尾切除的首选方法。2010年，美国消化内镜外科医师协会（SAGES）指南指出，LA较开腹阑尾切除术（OA）有明显优势，如术后康复快、住院时间短、术后并发症少、切口美容效果好及术中可探查腹腔其他器官等。美国住院患者数据库统计2004～2011年共2 593 786例行阑尾切除的急性阑尾炎患者，LA占60.5%，其中儿童占58.1%、成人占63%、老年人占48.7%。LA比例从2004年的43.3%增长至2011年的75%。LA在非穿孔性阑尾炎手术治疗中增长了66%，而在穿孔性阑尾炎治疗中增长了100%。我国各级医院开展LA情况参差不齐，目前缺少全国性数据。

十一、各家发挥

（1）王伟等以清热通腑、泻热解毒、利湿化瘀为治法，选用自制尾炎汤方，组成：大黄10克，牡丹皮15克，桃仁15克，芒硝20克，冬瓜仁15克，赤芍15克，金银花25克，连翘10克，败酱草20克，生薏仁30克。

（2）邢滔以泻热活血破瘀、散结消肿化湿为治法，临床应用大黄牡丹汤加减联合针灸治疗急性单纯性阑尾炎，方剂组成为大黄20克，炒牡丹皮10克，赤芍10克，冬瓜仁30克，木香10克，红藤20克，金银花20克，败酱草20克，蒲公英20克，桃仁10克，黄芩10克，川楝子10克，生米仁30克，当归15克，针刺穴位选取足三里、阑尾、曲池、上巨虚为主穴，合谷为配穴。

（王宽宇）

第三节　胰　腺　炎

急性胰腺炎是临床常见的急腹症之一，近年来发病率有增加趋势。急性胰腺炎系胰酶对胰腺本身自身消化引起的化学性炎症，往往伴有细菌感染。临床以腹痛、恶心、呕吐、发热和血清胰酶增高为特点，伴或不伴有其他脏器功能的改变，大多数患者病程具有自限性，少部分患者病情凶险。临床将本病分为急性水肿性、出血性、坏死性或出血坏死性和化脓性胰腺炎。

急性胰腺炎属于中医学"胃脘痛"、"胁痛"、"膈痛"、"腹痛"、"胃心痛"、"脾心痛"、"肝胃不和"范畴。

一、临床诊断要点

（一）主要症状

腹痛，腹胀，恶心、呕吐，消化道出血，发热，黄疸，急性坏死性胰腺炎患者可出现休克和脏器功能障碍。

（二）体征

轻型急性胰腺炎仅有腹部体征，腹部检查仅有轻度腹胀，上腹正中偏左有压痛，无肿块，无腹膜炎体征，两侧腰背部皆无触痛或叩痛；重症急性胰腺炎有程度不同的休克症状如心动过速、血压下降，腹部出现腹膜炎体征，压痛、反跳痛及肌紧张，根据坏死的范围及感染的程度，腹膜炎局限于上腹部，或蔓延全腹部，左侧腰部背部多有水肿、饱满及触痛，部分病例腰部皮肤呈片状青紫色改变称 Grey-turner 征，脐周皮肤呈青紫样改变称 Cullen 征；出现明显肠胀气，肠鸣音减弱或消失。大多数病例有移动性浊音，少数患者出现黄疸，左侧胸腔往往有反复性渗出液。

（三）辅助检查

1. 实验室检查

血、尿淀粉酶升高；血清脂肪酶和血清淀粉酶平行的升高；血钙降低发生在发病的第 2～3 天之后，若血钙水平明显降低，低于 2.0mmol/L，则预示病情严重；血糖升高，血糖一般呈轻度升高，若是长期禁食的状态下，血糖仍超过 11mmol/L，则反映胰腺广泛坏死，预后不良；动脉血气分析是急性胰腺炎治疗过程中非常重要的实验室指标，需动态观察，当动脉血氧分压进行性下降时，应考虑急性呼吸窘迫综合征的可能。

2. 影像学检查

超声示胰腺弥漫性肿大，轮廓呈弧形膨出，水肿病变是胰腺内均匀的低回声，分布有出血坏死时可出现粗大的强回声；CT 表现为胰腺密度不均匀，边界模糊弥漫增大，出血坏死型则肿大胰腺内出现皂泡状低密度减低区，密度减低区与周围胰腺实质的对比在增强后更为明显，另外 CT 对胰外侵犯的范围也能做出诊断；MR 可有与 CT 同样的效果。

（四）分型

1. 重度

①全身情况不佳，有明显的循环功能不全及全身重要脏器功能不全；②腹膜刺激征，麻痹性肠梗阻，大量腹水；③化验以下各项有两项以上异常：WBC≥20000/mm^3；Hct≥50%（输液前）或≥30%（输液后）；BUN≥8.4mmol/L 或肌酐≥133mmol/L；FBS≥11.2mmol/L；Ca^{2+}≤2mmol/L；PaO$_2$≤60mmHg；BE≤5mEq/L；LDH≥700IU/L。以上三项中，任何一项符合就判定为重度。

2. 中度

①一般情况尚好，无明显的重要脏器功能不全；②局限在上腹部或轻度波及全腹的腹膜刺激征；③化验指标只有一项异常或均正常。

3. 轻度

①全身情况好，无重要脏器损害；②上腹部局限腹痛，压痛，轻度腹膜刺激征，超声与CT 所见仅有轻度胰腺肿大。

此判定标准原则上只适用于发病 5 日之内；病期超过 5 日的病例，凡出现下列合并症者应判为重症：消化道出血，腹腔出血，重度感染（败血症），DIC；超声、CT 证实胰腺脓肿或腹腔脓肿。

二、中医辨病诊断

（一）诊断依据

急性发病，表现为剧烈上腹痛，痛引腰背。发病之初即出现腹胀、恶心呕吐，呕吐后不能使疼痛缓解。呕吐的频度程度与病变程度相一致。发热程度与病变程度一致。水肿性胰腺炎，可不发热或仅有轻度发热；出血坏死型胰腺炎可出现高热或持续发热。黄疸的发生可能为肿大的胰头压迫胆总管所致。

（二）类证鉴别

1. 胸痛鉴别

胸痛中的肝郁气滞证与胁痛中的肝气郁结证病机基本相同。胸痛以胸部胀痛为主，可涉及胁肋部，伴胸闷不舒、心悸少寐。胁痛则以一侧或两侧胁肋部胀痛或窜痛为主，伴有口苦目眩等症。

2. 胃脘痛

胃脘痛病位在胃脘，兼有嗳气频作、吞酸嘈杂等胃失和降的症状。胁痛则以一侧或两侧胁肋部胀痛或窜痛为主，伴有口苦目眩等症。

三、审析病因病机

急性胰腺炎好发于冬春季，病因主要与胆道疾患（包括创伤）、过量饮酒、暴饮暴食、高脂血症及情志因素有关。

（一）酒食不节

酒食不节，过食辛辣肥甘，饮酒过度，导致肝胆疏泄失司，实热内积，化热生火，邪热炽盛，闭阻不通，络阻血瘀，热毒血瘀互结而致腑气不通，不通则痛。

（二）肝失疏泄

肝脏正常疏泄功能受脾之升清、胃之降浊功能失调而影响，外感湿热之邪或脾虚水湿内生，日久化热，导致湿、热郁结不散，酿生热毒，热毒炽盛导致血热妄行而形成血瘀，热毒血瘀互结，肉腐血败成脓，出现心腹胸脘剧烈疼痛。

（三）情志失调

平素情志不畅或暴怒伤肝，忧思多虑，导致肝气郁结，"气为血之帅"，气滞则血液运行不畅，瘀滞脉内，气郁日久化火，伏火郁蒸血液，热毒血瘀互结发为腹痛；脾失健运，内生湿热，湿热困脾，湿热与热毒互结，亦表现为脘腹疼痛。

总之，急性胰腺炎的病机主要在于少阳阳明合病，导致湿热蕴结于中焦，腑气不通，不通则痛。一般规律都是郁（气机郁滞）、结（实邪结聚）、热（实热或湿热内蕴）、瘀（血行瘀阻）、厥（气血逆乱），其间可以相互兼夹或转换。大致可分为初期、进展期、恢复期。初期正盛邪轻，多为气滞壅塞。进展期正盛邪实，多为湿热内蕴、瘀血互结、邪热内陷、上迫于肺、热伤血络而成气血逆乱之危重证候。恢复期正虚邪恋，多伴气血阴阳不足。

四、明确辨证要点

（一）辨虚实

实证以突然发病，疼痛急迫，腹痛拒按，病程较短为特征；虚证以发病反复，病势较缓，疼痛绵绵喜按，病程较长，脏腑功能虚弱为特征。

（二）分寒热

凡呕吐吞酸，口臭，发热，大便秘结，属实证、热证；呕吐清涎，下利清谷，属虚证、寒证。

（三）辨缓急

腹痛剧烈，但神志清楚者为轻；凡起病不久即以气血败乱为主，或病情发展过程中突然出现昏厥等症者，多属危重证候，须立即抢救。

五、确立治疗方略

根据急性胰腺炎之基本病机"不通则痛"，循辨证求因、审因论治之原则，"六腑以通为顺，以降为和"认为"通腑泻下法"为急性胰腺炎之基本治疗方法。由于急性胰腺炎的患者常表现为腹胀、腹痛、大便秘结不通、发热、黄疸等，因此用"通腑泻下法"可使大便通、腑气降、腹胀缓解、体温降低、黄疸症状减轻。

依据急性胰腺炎的临床病情演变特点，将急性胰腺炎之病程进行分期，可以分为初期、进展期和恢复期。初期表现为腹膜炎、肠麻痹、全身炎症反应综合征，临床可见寒热往来、胸胁苦满、默默不欲饮食、心烦喜呕等表现，在审因论治的基础上结合通下之法，使病因得除，腑气得通，腹痛自止。治法多以疏肝理气、清热解毒、祛湿泻下为主，荡涤胃肠实热，阻止阳明腑实证发展至火毒炽盛，气血逆乱之危重证候。进展期表现为败血症、多脏器功能障碍综合征，临床可见腹痛胀满、拒按、高热面赤或面色苍白、神昏谵语、四肢厥冷、皮肤斑疹、舌质多红绛，苔黄燥，脉数或疾数等热毒炽盛、瘀热内结、气滞血瘀、邪入营血证候。治疗以清热通腑泻下、凉血活血为主，在清热泻下基础上加以活血化瘀之品。用以清热解毒、活血化瘀，辅以通里攻下。此法可有效预防和治疗急性胰腺炎继发的各种感染，改善坏死局部微循环。恢复期表现为内分泌紊乱，临床可见呕吐痞闷、不思饮食、脘腹胀满、消瘦倦怠，或气虚肿满等脾肾阳虚、阴液亏损、气血不足的证候。治疗宜调理脾胃、疏肝化湿。另外，此期不可施补太过，以防余邪滞留，病情缠绵难愈。

六、辨证论治

主要介绍急性期（包括初期和进展期）辨证论治。

1. 肝郁气滞证

（1）抓主症：中上腹阵痛或窜痛，向左季肋部左肩背部窜痛，腹胀，可无发热。

（2）察次症：情志抑郁，急躁易怒，善太息，恶心或呕吐，嗳气呃逆。

（3）审舌脉：舌淡红，苔薄白或薄黄，脉弦紧或弦数。

（4）择治法：疏肝解郁，理气止痛。

（5）选方用药思路：本病证属肝郁气滞者，方选柴胡疏肝散加减。柴胡疏肝解郁，理气止痛；芍药、甘草合用缓急止痛，养血柔肝；川芎行气活血；枳实、香附理气止痛；郁金，行气解郁祛瘀；黄芩、黄连清热和胃；木香、延胡索理气活血止痛，生大黄（后下）泻热通腑。

（6）据兼症化裁：脘腹胀满者加枳壳、厚朴理气宽中；如恶心呕吐重，加半夏、陈皮、竹茹，或并用生姜汁滴舌；如大便秘结重，加芒硝冲服；高热者加金银花、连翘、蒲公英，伴有腹痛拒按或扣及腹部有包块者加红藤、败酱草；热邪入血伤阴者加玄参、生地黄。

2. 肝胆湿热证

（1）抓主症：上腹胀痛拒按或腹满胁痛，多见于胆源性胰腺炎。

（2）察次症：发热口渴，口干口苦，身目发黄，黄色鲜明，呃逆恶心，心中懊憹，大便秘结或呈灰白色，小便短黄，倦怠乏力。

（3）审舌脉：舌质红，苔黄腻或薄黄，脉弦数。

（4）择治法：清热利湿，疏肝利胆。

（5）选方用药思路：本病证属肝胆湿热者，方选清胰汤合茵陈蒿汤加减。柴胡、白芍、木香疏肝理气、缓急止痛；延胡索活血理气止痛；黄芩、胡黄连清肝胃热毒；大黄、芒硝通里攻下、软坚散结以泄中焦之实热；茵陈、栀子清利湿热，利胆退黄。

（6）据兼症化裁：恶心呕吐，纳呆者加竹茹、清半夏、鸡内金和胃止呕。

3. 腑实热结证

（1）抓主症：腹痛剧烈，甚至从心下至少腹痛满不可近，有痞满燥实征象。

（2）察次症：恶心呕吐、日晡潮热、口干口渴、小便短赤。

（3）审舌脉：舌质红，苔黄厚腻或燥，脉洪大或滑数。

（4）择治法：清热解毒，通腑攻下。

（5）选方用药思路：本病证属腑实热结者，方选大承气汤合清胰汤加减。大黄、芒硝通腑泄热、导滞攻下；枳实、厚朴破气散结除满；柴胡、白芍、木香疏肝理气、缓急止痛；延胡索活血理气止痛；黄芩、胡黄连清肝胃热毒。

（6）据兼症化裁：高热者加金银花、连翘、败酱草、蒲公英；腹痛减、大便通，去芒硝，大黄减量，酌加豆蔻仁、陈皮；恶心呕吐者加竹茹、陈皮；热重正虚者加太子参、黄芪；若口渴引饮，加生石膏、天花粉、黄连、芦根等；若瘀血表现明显，腹痛较剧，痛如针刺，部位固定，拒按，舌质紫暗或有瘀斑，脉涩，加丹参、牡丹皮、当归等。

此型易出现热瘀血证、流注痈疡、热深厥深、气血暴脱、脏衰证等变证，应根据不同情况给予相应处理。对于热瘀血证者，可以清热泻火、祛瘀通络为法，出现流注痈疡，炎性腹水及弥漫性腹膜炎时，属水热互结；对于热深厥深者，应急予清热凉血、解毒开窍；而对于气血暴脱及脏衰证期者则应予以益气回阳、养阴固脱等为法。

4. 内闭外脱证

（1）抓主症：脐周剧痛，呼吸喘促，面色苍白，四肢厥冷，抽搐。

（2）察次症：身热烦渴多汗，恶心呕吐，皮肤可见花斑，神志不清，大便不通，小便量少甚至无尿。

（3）审舌脉：舌质干绛，苔灰黑而燥，脉沉细而弱。

（4）择治法：通腑逐瘀，回阳救逆。

（5）选方用药思路：本病证属内闭外脱者，方选小承气汤合四逆汤加减。大黄、枳壳、厚朴通腑泄热、导滞攻下、破气散结除满；熟附子、干姜回阳救逆；葛根、赤芍、红花、生晒参补气养血；代赭石降逆平喘；生牡蛎收敛固涩、清热益阴、软坚散结、敛阴潜阳；甘草调和诸药。

（6）据兼症化裁：热者加金银花、连翘、败酱草、蒲公英；腹痛减、大便通，去芒硝，大黄减量，酌加豆蔻仁、陈皮；恶心呕吐者加竹茹、陈皮。

5. 蛔虫上扰证

（1）抓主症：起病常在右上腹部，脐周腹痛，钻痛、顶痛，有急有缓，继而上腹或偏左

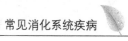

侧胀痛不止，阵发性加剧，时作时止，喜温喜按，恶心呕吐，或呕吐蛔虫。

（2）察次症：发热，黄疸。

（3）审舌脉：舌质红暗或红，苔黄腻，脉弦紧或弦细略数。

（4）择治法：清胰驱蛔，理气通里。

（5）选方用药思路：本病证属蛔虫上扰者，方选清胰汤2号加减。柴胡疏肝解郁，木香行气止痛，白芍柔肝止痛，三药共起疏肝开郁、行气祛滞止痛之效；黄芩、黄连清热燥湿；槟榔、使君子、苦楝根皮驱蛔消积除胀；芒硝泻热通里。方中驱蛔药不可久用，一般用3～5天或蛔虫驱除即止。

（6）据兼症化裁：黄疸明显加茵陈、虎杖、郁金；神疲纳差加茯苓、白术、党参；胁痛重加延胡索、川楝子；血瘀明显加丹参、赤芍。

6. 肝脾不和证

（1）抓主症：胸胁胀满或窜痛，情志抑郁，食欲不振，腹胀便溏，纳呆。

（2）察次症：发作性腹痛腹泻，肠鸣音亢进。

（3）审舌脉：舌苔白或腻，脉弦。

（4）择治法：补脾柔肝，祛湿止泻。

（5）选方用药思路：肝脾不和，胸胁胀痛，方选痛泻要方。久泻者加升麻、党参、肉豆蔻；消化不良者加山楂、神曲。

（6）据兼症化裁：小便不利者加车前子、滑石；腹胀明显者加厚朴、砂仁。

7. 肝胃不和证

（1）抓主症：胸脘胁胀闷疼痛，嗳气，嘈杂吞酸，不欲食。

（2）察次症：急躁易怒或情志抑郁。

（3）审舌脉：舌红苔薄黄，脉弦数。

（4）择治法：疏肝解郁，理气和胃。

（5）选方用药思路：本病证属肝胃不和者，方选柴胡疏肝散合平胃散。方中柴胡疏肝解郁；香附理气疏肝止痛，川芎活血行气止痛，二药相合，助柴胡以解肝经之郁滞，并增行气活血止痛之效；白芍、炙甘草养血柔肝，缓急止痛；陈皮、枳壳理气消滞；苍术健脾化湿；厚朴行气除湿，燥湿运脾。

（6）据兼症化裁：若胃脘痛甚者，加延胡索、木香、川楝子；若嗳气频作，加旋覆花、沉香；若肝郁化热而见泛酸嘈杂者，加左金丸；若气滞血瘀而见刺痛拒按者，加蒲黄、五灵脂、丹参；若气郁痰阻者，加旋覆花、代赭石、生姜；若气郁化火伤津之干呕，舌红少津者，加麦冬、太子参。

七、中成药选用

（1）茵栀黄注射液，用于黄疸型急性胰腺炎患者，功效：清热解毒、利湿退黄。组成：茵陈提取物、栀子提取物、黄芩苷、金银花提取物。辅料为葡萄糖、葡甲胺。

（2）清开灵注射液，清热解毒、醒神开窍。组成：胆酸、珍珠母（粉）、猪去氧胆酸、栀子、水牛角（粉）、板蓝根、黄芩苷、金银花。

（3）复方丹参注射液，活血化瘀、改善循环。组成：丹参、降香。

（4）血必净注射液，活血化瘀、舒经通络、溃散毒邪。组成：红花、赤芍、川芎、丹参、当归。辅料为葡萄糖。

八、单方验方

（1）消炎散组成：芙蓉叶、大黄、黄芩、黄连、黄柏、泽兰叶、冰片，共研细末用黄酒或酒精调敷于胰脓肿或囊肿处。该方具有清热凉血，活血化瘀，改善囊肿组织微循环，消除炎症病理产物，增加机体抗病能力的作用。适用于急性胰腺炎出现胰腺假性囊肿者（《中西医结合治疗急腹症》）。

（2）清胰陷胸汤组成：柴胡、黄芩、胡黄连、木香、延胡索、大黄（后下）、芒硝（冲服）、甘遂（冲服）。功效：疏肝理气、下热逐水。适用于急性出血坏死型胰腺炎之腹胀严重者、呼吸功能不全者的早期治疗（《急腹症方药新解》）。

九、中医特色技术

（一）针灸

1. 针法

主穴：足三里、下巨虚、内关；中脘、梁门、阳陵泉、地机；脾俞、胃俞、中脘。

配穴：呕吐者加天突；腹胀明显者加上巨虚。

操作：强刺激，得气后留针 30 分钟，急性期每日 2～3 次。针刺后接通电针，达到通络止痛的目的，解除平滑肌痉挛，使胆汁和胰液排泄通畅，从而有利于胰腺功能的恢复。

2. 灸法

隔盐灸神阙，每日 1 次，10 次为 1 个疗程。《医学入门》中提到："药之不及，针之不到，必须灸之。"针刺与灸法可相互协同，增进疗效。该法可促进急性胰腺炎患者胃肠功能的恢复，减少并发症，操作简单，不受体位限制，患者易于接受。

（二）中药灌肠疗法

大黄、芒硝、枳实、厚朴、黄芩、忍冬藤、连翘、栀子、当归、生地黄、牡丹皮、虎杖、柴胡、龙胆草，温度 35～45℃，保留灌肠 30 分钟。功效：清热泻火、凉血通腑。适用于急性胰腺炎进展期，该方可有效防止肠功能衰竭及菌群移位，减少并发症，降低死亡率。

（三）中药外敷疗法

芒硝、如意金黄散外敷神阙，每日 2 次，必要时增加次数以保护胰腺，减少渗出。

十、西医治疗

（一）西医手术治疗适应证

早期就出现难以纠正的多器官功能衰竭，虽经积极内科治疗病情仍不断加重，影像学检查提示胰腺已广泛坏死、胰外侵犯范围不断扩大；胆源性急性胰腺炎，伴有结石嵌顿、急性胆道感染等；急性胰腺炎晚期胰腺和胰周组织坏死并继发感染；处理胰腺各类并发症如出血、瘘、局限性脓肿或假性囊肿。

（二）西医手术治疗方式

急性胰腺炎的手术方法常无固定形式，往往根据患者的病情及术中情况决定。临床上大致分为直接手术（针对胰腺进行手术）和间接手术（针对胰周外围组织采取的手术）两大类。急性期针对病变胰腺组织采取的手术有胰包膜切开减压术、胰床引流术、胰腺坏死组织清除术和胰腺切除术。急性期针对胰腺外围脏器采取的手术方法有胆道手术和三造瘘术（减压性胃造瘘、营养性空肠造瘘及探查性胆总管造瘘）。针对急性胆源性胰腺炎的手术方式有经纤维十二指肠镜行 Oddi 括约肌切开取石及鼻胆管引流或开腹手术如胆囊切除术、胆总管探查术、小网膜囊胰腺区引流等。

关于急性胰腺炎，特别是重症急性胰腺炎的外科手术治疗应掌握好手术时机和手术方式。选择时机应遵循"个体化"原则和与病程发展相适应的原则。有明确手术治疗指征者应在病程发展进入重症或不可逆阶段之前进行手术。胰周积脓或弥漫性化脓性胰腺炎应及时手术，加强围术期手术管理，术前24小时积极有效支持治疗，避免在入院12小时内行急诊手术，减少对机体不稳定内环境的进一步损伤，从而降低急性胰腺炎患者的死亡率。

十一、各家发挥

（1）冯志松等以泻下通腑为大法，选用柴胡、白芍、枳实、厚朴、黄芩，重用生大黄和芒硝，临床治疗重症急性胰腺炎，使腹胀迅速缓解，肠道功能得以有效恢复。

（2）麻安秀等以泻热通便、荡涤肠胃为治法，单用大黄通便，不佳者辅以芒硝，临床治疗急性胰腺炎，能明显改善胃肠黏膜血流灌注，缓解其缺血、缺氧状态，有利于保护胃肠黏膜。

（王宽宇）

第四节　肠　梗　阻

肠梗阻是指任何原因引起的肠内容物通过障碍，是以腹痛、呕吐、腹胀、停止排气排便为特征的临床常见急腹症。其发病原因可为机械性（由于机械性因素引起肠腔狭窄或不通，包括肠外因素、肠壁因素和肠腔内因素等）、动力性（分为麻痹性和痉挛性两类）、血运性（由于肠系膜血管栓塞或血栓形成导致肠管壁血运障碍，肠道失去蠕动能力，肠管虽无堵塞，但肠内容物不能通过）和其他原因不明的假性肠梗阻。按肠壁有无血运障碍可分为单纯性和绞窄性肠梗阻；按病变部位分为高位和低位肠梗阻；按梗阻程度可分为完全性和不完全性肠梗阻。

肠梗阻属于中医学"腹痛"、"腹胀"、"肠结"、"呕吐"范畴。

一、临床诊断要点

（一）主要症状

各种不同原因引起的肠梗阻的临床表现虽不同，但均是因为肠内容物不能顺利通过肠腔所导致的，因此共同的临床表现为腹痛、呕吐、腹胀和停止排气排便。机械性肠梗阻表现出的腹痛为阵发性绞痛，初起较轻，进行性加重，绞痛部位多发生在脐周并可伴有肠鸣音亢进，呈高调的金属音或气过水声。麻痹性肠梗阻则呈现持续性胀痛，听诊肠鸣音消失。呕吐是机械性肠梗阻主要症状之一，且高位梗阻呕吐出现较早，低位梗阻呕吐出现较晚，吐出物呈"粪"样。肠管出现血运障碍时呕吐物呈棕褐色或血性。麻痹性肠梗阻呕吐多为溢出样。腹胀常继发于腹痛之后，高位梗阻时腹胀并不明显，有时可见"胃型"，低位梗阻及麻痹性肠梗阻时可出现全腹胀，叩诊呈鼓音，腹壁较薄的患者可见"肠型"，闭襻性肠梗阻在腹部可出现不对称的局部膨胀。急性完全肠梗阻患者可出现排气排便停止。在不完全肠梗阻或早期高位肠梗阻，其下余段肠管积存的气体和粪便仍可排出，因此容易误诊为不是肠梗阻。某些绞窄性肠梗阻如肠套叠，则可排出血性黏液样便。

（二）体征

单纯性肠梗阻早期全身可无明显变化，后期因呕吐、脱水及电解质紊乱可出现唇干口燥，眼窝凹陷，皮肤弹性减退，脉搏细弱等症状。绞窄性肠梗阻由于毒素吸收可出现全身中毒症状及休克。单纯性肠梗阻可有轻度压痛，绞窄性肠梗阻可有固定性压痛及反跳痛，腹肌紧张，移动性浊音阳性，腹腔穿刺可抽出血性腹水。因肠扭转引发的肠梗阻患者可在腹壁扪及痛性包块。机械性肠梗阻听诊可闻及气过水声或金属音，肠鸣音亢进；麻痹性肠梗阻则肠鸣音消失。

（三）实验室检查

血常规检查白细胞可升高，血红蛋白、血细胞比容可因脱水导致血液浓缩而升高。尿量减少，尿比重升高，pH 降低。离子检查可出现紊乱，如酸中毒时钾离子浓度可升高，但尿量增加和酸中毒纠正时钾离子浓度可突然降低，二氧化碳结合力降低。

（四）腹部 X 线

腹部 X 线常提示肠管扩张，或可见中等以上气液平面及气胀肠襻。胀气多局限于梗阻部位以上的肠段。小肠梗阻后气液平面多在中腹部呈阶梯状排列。空肠黏膜环状皱襞在肠腔充气时呈"鱼骨刺状"。结肠胀气位于腹部周边呈结肠袋形。钡剂灌肠可用于疑有结肠梗阻的患者，但小肠梗阻的患者禁用钡剂灌肠以免加重病情。

二、中医辨病诊断

（一）诊断依据

对于单纯性肠梗阻诊断标准为出现腹痛、呕吐、腹胀和停止排气排便，腹部听诊可闻及肠鸣音亢进伴有气过水声或金属音,腹部无明显固定的压痛及反跳痛、肌紧张,腹部 X 线可见中等以上气液平面及气胀肠袢;麻痹性肠梗阻腹胀较显著但无阵发性绞痛,常继发于腹腔内严重感染或腹部大手术之后,肠鸣音减弱或消失,腹部 X 线显示大小肠全部积气扩张;绞窄性肠梗阻可出现持续性剧烈腹痛,或伴有呕血便血,或出现血性腹水,或出现烦躁不安、发热、四肢冰冷,腹部呈不对称性隆起并可触及痛性包块或充气的肠袢,肠鸣音减弱或消失,可出现全身中毒症状及休克,立位腹部平片可见梗阻以上部位肠管扩张充满液体,在扩张的肠管间隙可见腹水,白细胞计数可明显升高。

(二)类证鉴别

1. 肠痹

肠痹系内脏痹证之一,即痹证影响于大小肠所出现的一种证候。主要症状为渴饮而小便不利,腹胀泄泻。因大小肠之气痹阻不行,致水道不通,糟粕不化,清浊不分所致。肠痹以持续腹胀或胀痛为主,腹部膨隆,叩之呈鼓音,肠鸣音减弱或消失,且无肠型,腹部 X 线检查小肠与结肠都呈均匀的扩张,肠管内积气和液面较少等可资鉴别。

2. 气腹痛

气腹痛指突起的腹部阵发性剧痛,可经治或自然缓解,缓解后可无明显症状,腹部喜按,无包块,亦无肛门停止排气排便现象,腹部 X 线及胃肠镜检查无器质性病变。

3. 便秘

便秘多为慢性久病,少数便秘日久者,腹部可以扪及大小不等的包块,均为粪块羁留肠道所致,表现为大便干结难行,偶伴腹胀,饮食减少,恶心呕吐,有矢气和肠鸣音。

三、审析病因病机

(一)外感时邪

外感六淫,如伤于风寒则寒凝气滞,经脉受阻,不通则痛。

(二)情志失调

忧愁思虑过度;或久坐不动;或跌打损伤,伤及胃肠;或虫积肠道,或肺失宣降,腑气不通,均可导致大肠气机郁滞,功能失司,糟粕不得下行,皆可致肠道梗阻不通。

(三)饮食不节

暴饮暴食,伤及脾胃,饮食内停;恣食肥甘厚腻辛辣之品酿生湿热,蕴蓄肠胃;误食馊腐,饮食不洁,或过食生冷,寒湿内停等,均可损伤胃肠,以致肠道传导失职,糟粕内停而致肠梗阻。

(四)素体亏虚

病后、产后及年老体虚之人,阴阳气血亏虚,阳气虚则传送无力,阴血虚则润泽荣养不足,大肠失于传导。

总之,外感时邪,情志失调,饮食所伤,素体亏虚,均可导致气机阻滞,发为本病。

四、明确辨证要点

（一）辨气滞血瘀

根据腹痛的发病机理，阵发性走窜样胀痛常属气滞证；疼痛呈持续性，痛有定处并可触及包块多属血瘀证。

（二）辨寒热

腹部冷痛，喜温喜按，畏寒肢冷多属寒凝证；腹部胀满硬痛，疼痛呈持续性并进行性加重，拒按，伴有恶心呕吐，发热口渴，舌红苔黄等症者多属热毒蕴结证。

五、确立治疗方略

肠梗阻的中医治疗主要根据"六腑以通为用"及"通则不痛"的基本理论，以"通里攻下"为总的治疗原则。早期机械性肠梗阻及单纯肠扭转、肠套叠、动力性肠梗阻和不完全性肠梗阻在中西医结合的严密观察下可进行非手术疗法。绞窄性肠梗阻除极早期阶段外，其他阶段均以手术治疗为宜。梗阻早期，正气尚盛，运用急下法可解毒存津，并预防脱水及毒素吸收而发生休克，促使肠内容物尽快通过肠道解除梗阻，对肠扭转患者急下法应视为禁忌。气滞者行气通腑，瘀结者破瘀通腑，对于寒凝肠道者应用温下寒积法，肠道实热壅盛者用泄热通腑之法，有明确手术指征者立即手术治疗。

西医治疗：肠梗阻大部分非手术治疗，包括禁食，胃肠减压，补液，纠正电解质、酸碱平衡紊乱，必要时应用抗生素控制感染。对于非手术治疗无效者应及时手术治疗，手术方式视具体情况而定，总之要尽快解除梗阻，防止感染。

六、辨证论治

1. 气滞血瘀证

（1）抓主症：见于早期急性单纯性肠梗阻和早期麻痹性肠梗阻，进一步加重者可为早期绞窄性肠梗阻。腹痛阵作，自觉气在腹中窜行，伴有肠鸣音亢进，有气过水声或金属声，持续性腹部膨胀疼痛，望诊腹部膨隆或可见肠形，停止排气排便。

（2）察次症：胸闷气促，发热，恶心呕吐。

（3）审舌脉：舌质红或紫，苔薄白或白腻，脉弦数。

（4）择治法：通里攻下，行气散结。

（5）选方用药思路：气滞血瘀，瘀滞于里，方选厚朴三物汤加减。方中厚朴行气消满；大黄、枳实泻热导滞。三药相合，使气滞通畅，实积消除，腑气得以通畅，则诸证自解；木香、炒莱菔子行气止痛，调中导滞；沉香粉降气温中，暖肾纳气；桃仁、当归活血祛瘀。

（6）据兼症化裁：对于疑似蛔虫性肠梗阻者加乌梅、细辛、川椒，去沉香粉。大便干结难下者加芒硝冲服。腹痛剧烈者加延胡索、制乳香、制没药。

2. 寒邪凝滞证

（1）抓主症：见于早期单纯性肠梗阻如痉挛性肠梗阻。阵发性腹部冷痛，痛势急剧，伴有恶心呕吐，腹胀肠鸣，辘辘有声，停止排气排便或腹泻便质清稀。

（2）察次症：面白肢冷，口渴不欲饮。

（3）审舌脉：苔白腻或白滑，脉弦紧。

（4）择治法：温中散寒，泻下通便。

（5）选方用药思路：寒邪凝滞，肠道不通，方选大黄附子汤加减。方中大黄，泻下通便，荡涤积滞；细辛辛温宣通，散寒止痛，助附子温里散寒；木香、厚朴、枳壳行气止痛，调中导滞。

（6）据兼症化裁：腹痛明显者加白芍、甘草；寒甚者加干姜；妇女血瘀痛甚者加桃仁、当归、益母草、川芎。

3. 肠道实热证

（1）抓主症：见于急性单纯性肠梗阻或粘连性肠梗阻早期。症见腹部硬满胀痛，阵发性加剧，呕吐臭秽，腹壁腹肌紧张拒按，停止排气排便。

（2）察次症：发热口渴，口干唇燥，小便黄赤。

（3）审舌脉：舌红苔黄脉沉数。

（4）择治法：解毒泻热，通腑散结。

（5）选方用药思路：肠道实热，蕴结不通，方选大柴胡汤加减。方中柴胡、黄芩和解清热，以除少阳之邪；大黄、枳实泻阳明热结，行气消痞；芍药柔肝缓急止痛，与枳实相伍理气和血，以除心下满痛；半夏、生姜和胃降逆止呕。大枣、生姜调和脾胃。

（6）据兼症化裁：大便干结难下者加芒硝冲服。临床应注意及时观察病情变化，中病即止，不宜久服，采取最有效的治疗措施。

4. 气阴两虚证

（1）抓主症：腹部胀满疼痛，忽急忽缓，喜温喜按。

（2）察次症：恶心呕吐，大便不通，乏力，面白无华，或有潮热盗汗，口干咽燥。

（3）审舌脉：唇裂舌焦，苔焦黄或焦黑燥裂，脉细弱或细数。

（4）择治法：益气养阴，润肠通便。

（5）选方用药思路：气阴两虚者，方选新加黄龙汤加减。方中大黄、芒硝急下存阴；人参、当归补益气血；麦冬、生地黄、玄参、海参养阴增液；姜汁、大枣、甘草固护胃气，调和诸药；桔梗开宣肺气，通调胃肠。

（6）据兼症化裁：腹痛明显者加白芍；寒甚者加干姜。

七、中成药选用

（1）木香槟榔丸：主要成分：木香、槟榔、青皮、陈皮、广芪、枳壳、黄连、黄柏、大黄、香附子、牵牛。具有流湿润燥，推陈致新，滋阴抑阳，散郁破结，活血通经的功效。

（2）枳实导滞丸，具有消食导滞、清热祛湿的功效。主要成分：枳实（炒）、大黄、黄连（姜汁炙）、黄芩、六神曲（炒）、白术（炒）、茯苓、泽泻。

（3）越鞠丸，具有行气解郁的功效。主要成分：香附（醋制）、川芎、栀子（炒）、苍术（炒）、六神曲（炒）。

八、单方验方

复方大承气汤：川朴 30 克，莱菔子 30 克，枳壳 9 克，桃仁 9 克，赤芍 15 克，川军 15 克（后入），芒硝 9 克。水煎服，每日 1 剂。具有通里攻下，行气活血的功效，可用于治疗肠梗阻（《常见病单方验方选》）。

九、中医特色技术

（一）针灸

主穴：足三里透上巨虚，天枢透腹结。

配穴：关元、内关。

操作：实证只针不灸，用泻法，强刺激，不留针。虚症、久痛用补法，留针 20～30 分钟，留针期间用艾条灸。治疗 2 小时症状无明显缓解，用中药大承气汤加味治疗（适用于初发患者）。

耳针：取交感、小肠、大肠、皮质下、神门等敏感点穴位，每次选 2～3 个穴，强刺激。

（二）推拿

患者仰卧，腹壁上放少许滑石粉，酌情施术，蛔虫梗阻者，顺其梗阻肠段纵轴两端按摩，促其松散；肠扭转则顺扭转相反方向按摩，同时配合体位多次改变，促其回旋复位。

（三）中药外敷疗法

大黄粉 30 克，蜂蜜或 75%乙醇调匀外敷脐部及其周围皮肤，用胶布固定，持续敷 10～12 小时，每日换药 1 次。生大黄味苦寒泻下，可以荡涤肠胃，通利水谷，它所含结合性大黄酸类物质，能刺激大肠壁引起肠管收缩、分泌增加，使大肠内容物容易排出，从而达到泻下通便作用。吴茱萸 10 克，研为细末，加米醋适量调为稀糊状，贴敷于肚脐孔处，外用敷料盖住并以胶布固定，每 12 小时换药 1 次。吴茱萸辛、苦而热，入肝、脾、肾经，上可暖脾胃，下可温肾阳，有疏肝下气、散寒止痛之效，促进胃肠蠕动，加快胃肠功能恢复。

十、西医治疗

（一）西医非手术治疗

西医非手术治疗主要通过禁食；胃肠减压（引出吞入的气体和滞留的液体，迅速降低肠内压力，改善肠壁血液循环，利于肠壁病变回复及全身状况好转。麻痹性肠梗阻和单纯性的粘连性肠梗阻可能因此而愈。减少需手术者的手术操作困难、减少术后合并症）；补液（纠正水、电解质和酸碱平衡失调，单纯性肠梗阻给予补液。绞窄性肠梗阻和机械性肠梗阻晚，血液浓缩，血容量不足，在纠正水、电解质及酸碱失衡的同时，应给予血浆、全血或低分子右旋糖酐等）；解除梗阻（根据梗阻原因，采用不同措施以解除梗阻如乙状结肠扭转或肠套叠用乙状结肠镜插入或钡灌肠方法）；预防感染（肠梗阻后肠道内大量细菌繁殖，细菌和毒素通过损伤的肠壁进入腹腔并被吸收，引起腹膜炎和毒血症。应积极选用抗革兰氏阴性杆菌为主的广谱抗生素静脉滴注）；空气灌肠整复［小儿肠套叠时，用自动控制整复器治疗。哭闹不安用少量镇静剂，必要时用基础麻醉，以 26 号带气囊的肛管，插入肛门，腹部透视，观察肠腔内气体分布情况、团块阴影等，连接肛管与灌肠整复器，调节压力（8kPa 为诊断压力，8～10.7kPa 为整复治疗压力，10.7kPa 以上为冲击压力，后者应慎用）。肛管内连接低速注气，每次约 5 分钟，观察气体到达套入头部即见软组织块影，并推动头部迅速后退，如大量气体进入小肠，肿块影小时，即为复位表现。如不复位，放气后给予热敷，休息片刻后再注气，需耐心，注气间歇时进行局部按摩，可促进复位，但忌用暴力］。

（二）手术治疗

手术治疗适用于各种类型的绞窄性肠梗阻（嵌顿疝、肠扭转、闭袢性梗阻、肠系膜血管栓塞等），肿瘤或先天畸形及非手术治疗无效者均应手术治疗。手术方式包括松懈粘连、套叠及扭转复位、切除肠坏死及肿瘤、肠造瘘术等。

十一、各家发挥

（1）张晓东等用大承气汤（大黄 12 克，厚朴 15 克，枳实 12 克，芒硝 9 克）口服治疗术后早期肠梗阻患者，效果显著。

（2）郭宏珺等采用神阙穴外贴［白芷、小茴香、檀香、大黄、赤芍、厚朴、木香、枳实、大腹皮各 30 克，芒硝 10 克］及中药内服［厚朴、莱菔子各 30 克，大黄（后下）、赤芍各 15 克，枳壳、芒硝、桃仁各 9 克，炙黄芪、白术、丹参各 12 克，甘草 6 克］治疗粘连性肠梗阻，效果显著。

（王宽宇）

第五章　常见泌尿系统疾病

第一节　泌尿系统结石

泌尿系结石又称尿石症，包括肾结石、输尿管结石、膀胱结石和尿道结石。本病好发于青壮年男性，男女之比约为 3：1。临床上可出现腰痛、血尿、尿路梗阻、肾积水、肾功能受损，严重时可危及生命。尿石症的形成机制尚未完全清楚，有多种学说，肾钙化斑、过饱和结晶、结石基质、晶体抑制物质、异质促进成核学说是结石形成的基本学说。许多资料显示，尿路结石可能是多种影响因素所致。近些年来，随着经皮肾镜、输尿管镜及激光、气压弹道等新技术的应用，尿石症的临床治疗有了突破性进展，95%以上的尿石症可不再采用传统的开放性手术治疗，一些复杂难治的结石也可以通过微创技术治疗。

泌尿系结石属于中医学"石淋"的范畴，又有"砂淋"、"砂石淋"等名称。

一、临床诊断要点

（一）主要症状

1. 疼痛

肾结石可引起肾区疼痛伴肋脊角叩击痛。肾盂内大结石及肾盏结石可无明显临床症状，活动后出现上腹或腰部钝痛。输尿管结石可引起肾绞痛或输尿管绞痛，典型表现为阵发性腰部或上腹部疼痛，剧烈难忍，并沿输尿管行径放射至同侧腹股沟，还可涉及同侧睾丸或阴唇。结石处于输尿管膀胱壁段或输尿管口或膀胱时，可伴有膀胱刺激症状及尿道和阴茎头部放射痛。

2. 血尿

通常为镜下血尿，少数患者可见肉眼血尿。

3. 恶心、呕吐

输尿管结石引起尿路梗阻时，管壁局部扩张、痉挛和缺血。由于输尿管与肠有共同的神经支配而导致恶心、呕吐，常与肾绞痛伴发。

4. 排尿突然中断伴排尿困难

排尿突然中断伴排尿困难为膀胱结石的典型症状。

（二）体征

肿物：前尿道结石可于阴茎体部触及结节状肿物，尿道外口偶可见露出的部分结石。

（三）实验室检查

1. 尿常规

镜检可见红细胞，如合并感染可见到脓细胞，有时尿中可见结晶。

2. 尿培养

合并感染时可发现致病菌，应同时做药物敏感试验。有时需鉴别是感染导致结石还是结石继发感染。

3. 肾功能测定

肾功能测定包括血肌酐、尿素氮检查、尿肌酐、肌酐清除率等检查，可了解有无肾功能损害。

4. 血、尿生化

可进行血钙、磷、尿酸、钾、钠、氯、镁测定，必要时查 24 小时尿钙、磷、尿酸、草酸、胱氨酸、枸橼酸、钾、钠、氯、镁，以了解有无血、尿生化异常。

5. 结石成分分析

收集排出的结石送检，为防治结石复发提供参考。

（四）影像学检查

1. 尿路平片

95%以上的结石能在尿路平片（KUB）中发现，必要时同时摄侧位片，以排除腹部其他钙化阴影。

2. 静脉尿路造影

静脉尿路造影（IVU）可了解结石与尿路的关系，有无肾脏积水和功能障碍。透 X 线的尿酸结石可表现为充盈缺损。传统的 KUB+IVU 仍是上尿路结石最好的检查手段。

3. 超声

超声可发现平片不能显示的小结石和透 X 线结石，了解有无肾积水和肾实质的厚度。

4. CT

CT 平扫能发现 KUB、IVU 和超声检查不能显示或较小的输尿管结石。

5. 膀胱镜检查

膀胱镜检查能直接见到结石。

6. 腔内检查

上述方法不能确定诊断时，可选择逆行肾盂造影和输尿管肾镜检查。

（五）临床分型

尿路结石可分为上尿路结石和下尿路结石。

上尿路结石：肾结石和输尿管结石。

下尿路结石：膀胱结石和尿道结石。

二、中医辨病诊断

（一）诊断依据

尿中时夹砂石，小便艰涩，或排尿时突然中断，尿道窘迫疼痛，尿中带血，少腹疼痛难忍，或腰痛如绞，牵引脐中，达于外阴。

（二）类证鉴别

1. 癃闭

癃闭以排尿困难，小便量少，甚至点滴俱无，小便总量减少为特征；石淋则以小便不畅，尿有砂石，尿流突然中断为特征，尿量正常。

2. 血淋

血淋以小便滴沥不爽，尿中带血为特征；与石淋不同，石淋日久结石损伤血络也可见尿中带血，但必具石淋之特征。

三、审析病因病机

（一）湿热

膀胱湿热，过食辛热肥甘之品，或嗜酒太过，酿成湿热，下注膀胱；或下阴不洁，秽浊之邪侵入膀胱，酿成湿热，或肝胆湿热下注皆可使湿热蕴结下焦，膀胱气化不利，发而为淋。若湿热蕴积，尿液受其煎熬，日积月累，尿中杂质结为砂石，则发为石淋。

（二）肾虚

淋证的病位在肾和膀胱，且与肝脾有关。其病机主要是肾虚，膀胱湿热，气化失司。肾与膀胱相表里，肾气的盛衰，直接影响膀胱的气化与开合。淋证日久不愈，热伤阴，湿伤阳，易致肾虚；肾虚日久，湿热秽浊邪毒容易侵入膀胱，引起淋证的反复发作。

因此，肾虚和膀胱湿热在淋证的发生、发展及病机转化中具有重要的意义。

四、明确辨证要点

（一）辨虚实

石淋初起阴血未亏，湿热偏盛，舌质红，苔薄黄，脉弦或数者多为实证；久则阴血亏耗，伤及正气，或为阴虚，或为气虚，阴虚者，腰酸隐痛，手足心热，舌质红，少苔，脉细数；气虚者，面色少华，精神萎顿，少气乏力，舌质淡边有齿痕，脉细而弱；石淋日久，伤及正气，阴血亏耗，亦可表现为正虚邪实并见之证。

（二）分寒热

若小便涩痛，舌苔黄腻，脉弦数或濡数为湿热内蕴之热证；若腰膝酸软，手足心热，舌红少苔，脉细数者为肾阴亏虚之阴虚内热证；若面色少华，畏寒肢冷，伴腰酸，舌淡，脉沉迟弱者为寒证。

五、确立治疗方略

实则清利，虚则补益，是治疗淋证的基本原则。清利湿热、化石通淋为主要治疗法则；理气化瘀是重要的辅佐措施；通中寓补是变证变治之法。实证有膀胱湿热者，治宜清利湿热；气滞不利者，治宜利气疏导。虚证以脾虚为主者，治宜健脾益气；以肾虚为主者，治宜补虚益肾。所以徐灵胎评《临证医案指南·淋浊》时指出："治淋之法，有通有塞，要当分别，有瘀血积塞住溺管者，宜先通，无瘀积而虚滑者，宜峻补。"

六、辨证论治

1. 湿热内蕴证

（1）抓主症：多为下尿路结石，结石大小小于 0.6 厘米，尿中有时夹有砂石，或排尿时突然中断，小便艰涩疼痛，淋沥不畅，尿道窘迫疼痛，腰痛难忍，少腹拘急。

（2）察次症：身热不扬，口干口苦。

（3）审舌脉：舌质偏红，舌苔白腻或黄腻，脉滑数。

（4）择治法：清热利湿，通淋排石。

（5）选方用药思路：湿热内蕴，尿路不通，方选八正散加味。滑石清热利湿，利水通淋；木通上清心火，下利湿热；萹蓄、瞿麦、车前子清热利水通淋；栀子清热泻火；大黄荡涤邪热（若邪热不重可酌情减量）；金钱草、海金沙、石韦化石通淋。

（6）据兼症化裁：尿中带血者，可加小蓟、白茅根凉血止血。

2. 气滞血瘀证

（1）抓主症：多为下尿路结石，结石大小小于 0.6 厘米，腰部隐痛或钝痛，或排尿时突然中断，疼痛剧烈且上连腰腹，砂石排出后疼痛即缓。

（2）察次症：腹痛便秘，多汗，失眠。

（3）审舌脉：舌象正常或暗红，脉弦紧或沉涩。

（4）择治法：活血化瘀，理气排石。

（5）选方用药思路：气滞血瘀，瘀阻尿道，方选化瘀排石通淋汤。金钱草、海金沙、鸡内金消坚排石化结；琥珀、萹蓄通利化石；砂仁、乌药行气；血竭、当归活血；王不留行、蒲黄化瘀散结；牛膝助石下达。

（6）据兼症化裁：胀痛明显者加三棱、莪术；口苦咽干者加柴胡、黄芩；口干者加石斛。

3. 肾阴亏虚证

（1）抓主症：多为上尿路结石日久，结石大小大于 0.6 厘米，腰部酸痛，小便淋沥或不禁，头昏耳鸣，失眠多梦，时有低热，心悸气短，五心烦热。

（2）察次症：腹胀便秘。

（3）审舌脉：舌质红苔少，脉细数。

（4）择治法：滋养肾阴，通淋排石。

（5）选方用药思路：本病证属肾阴亏虚者，方选知柏地黄汤加味。方中知母、黄柏滋阴降火；熟地黄、山茱萸、山药滋补阴精；茯苓、牡丹皮、泽泻利湿降相火。可酌加鳖甲、穿山甲滋阴潜阳化石；王不留行、鸡内金等利水通淋。

（6）据兼症化裁：五心烦热者可加地骨皮、柏子仁；潮热盗汗者加银柴胡、地骨皮、生龙骨、生牡蛎；头晕目眩者加夏枯草、菊花；咽干口渴者加麦冬、生地黄、沙参。

4. 肾阳亏虚证

（1）抓主症：多为上尿路结石，结石大小小于 0.6 厘米，腰部酸痛，四肢欠温，怯冷，尿频或小便不利，或夜尿较多。

（2）察次症：畏寒，肢冷，小便清利。

（3）审舌脉：舌质淡，苔白厚，脉沉细弱。

（4）择治法：温补肾阳，排石通淋。

（5）选方用药思路：本病证属肾阳亏虚者，方选金匮肾气丸加味。熟地黄、山药、山茱萸补肾填精；茯苓、牡丹皮、泽泻利湿降浊；桂枝、附子温肾助阳；车前子、王不留行利水通淋。可酌加黄芪、巴戟天等。

（6）据兼症化裁：兼有脾气虚，中气不足，少腹坠胀，小便点滴而出者，加黄芪、升麻、柴胡、白术；畏寒怕冷明显者加制附子。

七、中成药选用

（1）排石颗粒，清热利水，通淋排石。其主要成分为金钱草、车前子（盐水炒）、木通、瞿麦、徐长卿、石韦、忍冬藤、滑石、甘草、冬葵子。

（2）泌石通胶囊，清热利湿，行气化瘀。用于气滞血瘀型及湿热下注型肾结石或输尿管结石，适用于结石在 1 厘米以下者。其主要成分为槲叶干浸膏、滑石粉。

八、单方验方

（1）瓦松煎浓汤趁热熏洗少腹，可治小便砂淋（《经验良方全集》）。

（2）水牛角治石淋、破血：水牛角烧灰，酒服 6 克，日服 5 次（《圣济总录》）。

（3）用桃木胶如枣大一块，夏以冷水三合，冬以开水三合调服。每日服 3 次，当有石排出。石尽即停药（《古今录验方》）。

九、中医特色技术

针灸：主要用于治疗急性痛证，针灸治疗后可以缓解疼痛，促进结石排出，有效缩短病程。

主穴：肾俞、京门、阴陵泉、中极。

操作：用平补平泻法，留针 1～3 分钟。

十、西医治疗

（一）手术治疗

手术治疗分腔镜手术和开放性手术两类。手术前必须了解双肾功能，有感染时先进行抗感染治疗。输尿管结石手术在入手术室前应摄尿路平片作最后定位。

腔镜手术有输尿管镜取石或碎石术、经皮肾镜取石或碎石术等。前者适用于中、下段输尿管结石，平片不显影结石，因肥胖、结石硬、停留时间长而不能行 ESWL 治疗者；后者对结石远端尿路梗阻、质硬结石、残余结石、有活跃性代谢疾病及需在此手术者尤为适宜。目前碎石的方法有液电、超声、气压弹道及钬激光等。随着医疗及相关技术的进步，腹腔镜取石术也用于处理以上方法不易处理的结石，而且输尿管软镜已在临床应用。

腔镜手术与开放性手术均可进行输尿管切开取石术、肾盂切开取石术、肾窦切开取石术、肾实质切开取石术、肾部分切除术和肾切除术等。

（二）保守疗法

此法适用于结石光滑而直径小于 0.6 厘米，无梗阻感染，或纯尿酸结石及胱氨酸结石。通常认为直径小于 0.4 厘米的光滑结石 90% 能自行排出。保守疗法包括：

（1）一般治疗：如大量饮水、调节饮食、控制感染、适度活动等。

（2）肾绞痛的治疗：肌内注射阿托品 0.5 毫克或哌替啶 50 毫克等，以达解痉镇痛效果。也可针刺肾俞、足三里、三阴交、京门，并予强刺激。

（3）调节尿 pH：口服枸橼酸钾、碳酸氢钠等碱化尿液的药物，对尿酸和胱氨酸结石有一定防治作用。

（4）溶石治疗：对胱氨酸结石可用 D-青霉胺、α-巯丙酰甘氨酸、乙酰半胱氨酸治疗，有溶石作用。

（三）体外冲击波碎石

体外冲击波碎石（ESWL）最适用于直径小于 2.5 厘米的结石，是通过 X 线、超声对结石进行定位，将冲击波聚焦后作用于结石。碎石效果与结石部位、大小、性质、是否嵌顿等因素有关。碎石排出过程中易引发肾绞痛。若击碎的结石堆积于输尿管内，可引起"石街"，有时会继发感染。如需再次治疗，间隔时间不得少于 10 天。

十一、各家发挥

（1）马晓俐等运用益肾排石汤（基础方：桑寄生、川断、白芍、金钱草、海金沙、鸡内金、泽泻、车前子、滑石、枳实、川朴、大黄）配合耳穴治疗肾结石，服用汤药加耳穴埋针法选穴：肾、输尿管、三焦、肝、交感。

（2）丁美萍等用自拟方（基础方：大黄、冬葵子、滑石、车前子、石韦、瞿麦、金钱草、海金沙、鸡内金、郁金、延胡索、五灵脂、牛膝、白芍、胡核桃、甘草）配合电针治疗（主穴：肾结石取肾俞、关元、阴陵泉；输尿管结石取肾俞、膀胱俞、昆仑、水道；膀胱尿道结石取关元、中极、水道，三阴交）。

（孔祥定）

第二节　前列腺增生

良性前列腺增生是引起老年性排尿障碍原因中最为常见的一种良性疾病（以下简称前列腺增生）。其发病率随年龄增长而逐渐递增，大多数发病年龄在 50～70 岁。有关前列腺增生发病机制的研究很多，但至今病因仍不完全清楚。目前一致公认老龄和有功能的睾丸是前列腺增生发病的两个重要因素，两者缺一不可。

前列腺增生属于中医学"癃闭"范畴。

一、临床诊断要点

（一）主要症状

1. 尿频

尿频是前列腺增生最常见的早期症状，夜间更为明显。随着病情发展，尿频逐渐加重，或可出现急迫性尿失禁等症状。

2. 排尿困难

排尿困难是前列腺增生最重要的症状，病情发展缓慢。典型表现是排尿迟缓、断续、尿流细而无力、射程短、终末滴沥、排尿时间延长。

3. 膀胱刺激症状

前列腺增生合并感染或结石时，可出现明显尿频、尿急、尿痛症状。

（二）体征

1. 尿潴留

当病情加重达到一定程度时，可使膀胱逼尿肌功能受损，收缩力减弱，残余尿逐渐增加，继而发生慢性尿潴留。

2. 腹部增大

急性尿潴留时，下腹部膨隆，耻骨上区触及充盈的膀胱。

3. 前列腺增大

直肠指检，前列腺增大，表面光滑，富于弹性，中央沟变浅或消失。

（三）实验室检查

1. 尿流率检查

尿流率有两项主要指标（参数），即最大尿流率（Qmax）和平均尿流率（average flow rate, Qave），其中最大尿流率更为重要。尿量在 150～200 毫升时进行检查较为准确，Qmax<15 毫升/秒说明排尿不畅；Qmax<10 毫升/秒说明梗阻严重，必须治疗。必要时行尿动力学检查，对逼尿肌和尿道括约肌失调，以及不稳定膀胱逼尿肌引起的排尿困难均可明确鉴别，对确定

手术适应证及判断手术后疗效有重要意义。

2. 血清前列腺特异性抗原（PSA）测定

前列腺癌、BPH、前列腺炎都可能使血清 PSA 升高。因此，血清 PSA 升高不是前列腺癌特有的。另外，泌尿系感染、前列腺感染、前列腺穿刺、急性尿潴留、留置导尿、直肠指诊及前列腺按摩也可以影响血清 PSA 值。如 PSA>10ng/ml 应高度怀疑有前列腺癌的可能，可作为前列腺癌穿刺活检的指征。血清 PSA 作为一项危险因素可以预测 BPH 的临床进展，从而指导治疗方法的选择。

（四）影像学检查

1. 超声

超声可以了解前列腺形状、大小、有无异常回声、突入膀胱的程度，以及残余尿量。经直肠超声（transrectal ultrasonography，TRUS）还可以精确测定前列腺体积（计算公式为 0.52×前后径×左右径×上下径）。另外，经腹部超声检查可以了解泌尿系统（肾、输尿管）有无积水、扩张、结石或占位性病变。

2. 其他检查

膀胱镜检查除了可窥视后尿道、膀胱颈及腔内前列腺增生时的改变外，还可以发现膀胱内有无结节与占位性病变。静脉尿路造影对前列腺增生的确诊也有重要意义。对于前列腺质地坚硬或呈结节状者，行活组织检查或针吸细胞学检查有助于前列腺癌的确诊。计算机体层扫描（CT）和磁共振成像（MRI）也可用于诊断及鉴别诊断。

二、中医辨病诊断

（一）诊断依据

癃闭是由于肾和膀胱气化失司导致的以排尿困难，全日总尿量明显减少，小便点滴而出，甚则闭塞不通为临床特征的一种病证。其中以小便不利，点滴而短少，病势较缓者称为"癃"；以小便闭塞，点滴全无，病热较急者称为"闭"。癃和闭虽有区别，但都是指排尿困难，只是轻重程度上的不同，因此多合称为癃闭之名。

（二）类证鉴别

1. 淋证

淋证以尿频而痛为主要表现，每次排尿量少但每日排尿总量并不减少。癃闭以排尿困难，小便量少，甚至点滴全无为特征，多无尿频尿痛的表现，其小便量少且每日排尿总量低于正常，甚至小便闭塞而无尿排出。

2. 水肿

水肿也可表现为小便不利，小便量少，但水肿主要是指体内水液潴留，泛溢肌肤，以头面、眼睑、肢体浮肿为主要表现。癃闭则多不伴浮肿。但应注意的是，两者相互关连，水肿日久可发展为癃闭，癃闭日久不愈，甚则可导致水肿的发生。

3. 关格

关格也有小便不通的表现，但常与呕吐并见，且多由癃闭、水肿等病症的晚期转化而来，病情更为严重和复杂。癃闭可合并有水续膀胱之候，病症相对单纯而轻。

三、审析病因病机

（一）湿热蕴结

过食辛辣肥腻，酿湿生热，湿热不解，下注膀胱，或湿热素盛，肾热下移膀胱，或下阴不洁，湿热侵袭，膀胱湿热阻滞，气化不利，小便不通，或尿量极少，而为癃闭。

（二）肺热气壅

热邪袭肺，肺热气壅，肺气不能肃降，津液输布失常，水道通调不利，不能下输膀胱；又因热气过盛，下移膀胱，以致上下焦均为热气闭阻，气化不利，而成癃闭。

（三）脾气不升

劳倦伤脾，饮食不节，或久病体弱，致脾虚清气不能上升，则浊气难以下降，小便因而不通，而成癃闭。

（四）肾元亏虚

年老体弱或久病体虚，肾阳不足，命门火衰，气不化水，是以"无阳则阴无以化"，而致尿不得出，或因下焦炽热，日久不愈，耗损津液，以致肾阴亏虚，水府枯竭，而成癃闭；肝郁气滞七情所伤，引起肝气郁结，疏泄不及，从而影响三焦水液的运行和气化功能，致使水道通调受阻，形成癃闭；尿路阻塞，瘀血败精，或肿块结石，阻塞尿道，小便难以排出，因而形成癃闭。

四、明确辨证要点

（一）辨虚实

癃闭有虚实的不同，因湿热蕴结，浊瘀阻滞，肝郁气滞，肺热气壅所致者，多属实证；因脾气不升，肾阳亏虚，命门火衰，气化不及州都者，多属虚证。即使同一中焦病变，也有虚实之异。中焦湿热不解，下注膀胱，气化不利者属实证；而中气不足，脾气不升，浊阴不降导致小便不利者属虚证。辨别虚实的主要依据：若起病较急，病程较短，体质较好，尿流窘迫，赤热或短涩，苔黄腻或薄黄，脉弦涩或数，属于实证；若起病较缓，病程较长，体质较差，尿流无力，精神疲乏，舌质淡，脉沉细弱，属于虚证。

（二）分寒热

若尿热赤短涩，舌质红，苔黄，脉数者属热；若口渴欲饮，咽干，气促者，为热壅于肺；若口渴不欲饮，小腹胀满者，为热积膀胱；若时欲小便而不得出，神疲乏力者，属虚；若年老排尿无力，腰膝酸冷，为肾虚命门火衰；若小便不利兼有少腹坠胀，肛门下坠者，为脾虚中气不足；若尿线变细或排尿中断，腰腹疼痛，舌质紫暗者，属浊瘀阻滞。

五、确立治疗方略

癃闭的治疗应根据"腑以通为用"的原则，着眼于通。但通之法，又因证候的虚实而各异。实证治宜清湿热、散瘀结、利气机而通水道；虚证治宜补脾肾、助气化，使气化得行，小便自通。同时，还要根据病因，审因论治。根据病变在肺、在脾、在肾的不同，进行辨证施治，不可滥用通利小便之品。此外，根据"上窍开则下窍自通"的理论，尚可应用开提肺气的治法，开上以通下，即所谓"提壶揭盖"之法治疗。若小腹胀急，小便点滴不下，内服药物缓不济急，应配合导尿或针灸以急通小便。

六、辨证论治

（一）实证

1. 膀胱湿热证

（1）抓主症：小便点滴不通，或量少而短赤灼热，小腹胀满。

（2）察次症：口苦口黏，或口渴不欲饮，或大便不畅。

（3）审舌脉：舌质红，苔黄腻，脉濡数。

（4）择治法：清热利湿，通利小便。

（5）选方用药思路：湿热互结，尿路瘀阻，方选八正散加减。方中木通、车前子、萹蓄、瞿麦通闭利小便；栀子清化三焦之湿热；滑石、甘草清利下焦之湿热；大黄通便泻火。

（6）据兼症化裁：舌苔厚黄腻者，可加苍术、黄柏，以加强其清化湿热的作用。兼心烦，口舌生疮糜烂者，可合导赤散，以清心火，利湿热。湿热久恋下焦，又可导致肾阴灼伤而出现口干咽燥，潮热盗汗，手足心热，舌红，可改用滋肾通关丸加生地黄、车前子、牛膝等，以滋肾阴，清湿热而助化气；若因湿热壅结日久，三焦气化不利，小便量极少或无等，治宜降浊和胃，清热化湿，方用黄连温胆汤加大黄、丹参、车前子、白茅根、泽兰叶等。

2. 肺热壅盛证

（1）抓主症：小便不畅或点滴不通，呼吸急促或咳嗽。

（2）察次症：咽干，烦渴欲饮。

（3）审舌脉：苔薄白，脉滑数。

（4）择治法：清泻肺热，通利水道。

（5）选方用药思路：肺热气壅，肺气失降，津液输布失常，方选清肺饮。方中黄芩、桑白皮清泻肺热，麦冬滋养肺阴，车前子、木通、栀子、茯苓清热而利小便，使上清下利，则小便自通。

（6）据兼症化裁：兼心烦，舌尖红或口舌生疮等症者，乃为心火旺盛之征象，可加黄连、淡竹叶等以清心火；兼大便不通者，可加杏仁、大黄以宣肺通便；兼表证而见头痛，鼻塞，脉浮者，可加薄荷、桔梗以解表宣肺。

3. 肝郁气滞证

（1）抓主症：小便不通或通而不爽，两胁及少腹胀满，睾丸疼痛。

（2）察次症：情志抑郁，或多烦善怒或易激动，头晕头痛。

（3）审舌脉：舌质红，苔薄黄，脉弦。

（4）择治法：疏调气机，通利小便。

（5）选方用药思路：肝郁不舒，气机瘀滞，方选沉香散加减。方中沉香、橘皮疏达肝气，当归、王不留行行下焦气血，石韦、冬葵子、滑石通利水道。

（6）据兼症化裁：肝郁气滞症状重者，沉香散合六磨汤加减；气郁化火者，沉香散加龙胆草、牡丹皮、栀子等；肝火伤阴者，一贯煎加减；肝阳上亢者，沉香散加天麻、钩藤。

4. 尿道阻塞证

（1）抓主症：小便点滴而下，或时通畅时阻塞不通。

（2）察次症：小腹胀满疼痛，或腰部绞痛，有时可见尿血，或有砂石排出。

（3）审舌脉：舌质紫暗，或有瘀点、瘀斑，脉细涩或弦。

（4）择治法：行瘀消石，通利水道。

（5）选方用药思路：尿道阻塞，运化失常，方选王不留行散加减。方中王不留行、当归、赤芍、蒲黄通瘀散结；甘草、木通、滑石、车前子、冬葵子利水消石；肉桂通尿开闭；甘草缓急止痛。

（6）据兼症化裁：兼大便秘结者，加大黄、桃仁通腑化瘀；瘀血较重，兼尿有血块者，抵当丸加减；病久血虚，兼面色无华者，加黄芪、丹参；一时性小便不通，胀闭难忍者，可服用琥珀粉。

（二）虚证

1. 中气不足证

（1）抓主症：小腹坠胀，时欲小便而不得出，或量少而不畅。

（2）察次症：精神疲惫，食欲不振，气短而语声低微，或兼肾下垂。

（3）审舌脉：舌质淡，边有齿印，脉细弱。

（4）择治法：补中益气，升提利尿。

（5）选方用药思路：气机失常，中气不足，方选补中益气汤合春泽汤。方中人参、黄芪、白术益气健脾运湿，补中益气；桂枝通阳化气；升麻、柴胡升清降浊；猪苓、泽泻、茯苓利水渗湿。

（6）据兼症化裁：若脾虚及肾，兼见肾虚证候者，可加用济生肾气丸，以温补脾肾，化气利尿。

2. 下焦虚寒证

（1）抓主症：小便不通或点滴不爽，排出无力，腰酸冷或酸软无力。

（2）察次症：面色白，神气怯弱，形寒怕冷。

（3）审舌脉：舌质淡，苔白，脉沉细迟弱而无力。

（4）择治法：温补肾阳，化气利尿。

（5）选方用药思路：下焦虚寒，肾阳不足，方用济生肾气丸加减。方中桂枝、附子补下焦之阳，鼓动肾气；熟地黄、山药、山茱萸滋补肾阴；牛膝、车前子利尿启癃。

（6）据兼症化裁：兼有脾虚证候者，合补中益气汤或春泽汤同用；老人精血俱亏，改用香茸丸；肾阳衰败，命门火衰，致三焦气化无权，浊阴内蕴，可用温脾汤合吴茱萸汤。

七、中成药选用

（1）癃闭舒胶囊，益肾活血，清热通淋。其主要成分为补骨脂、益母草、金钱草、海金沙、琥珀、山慈菇。

（2）泽桂癃爽胶囊，行瘀散结，化气利水。其主要成分为泽兰、皂角刺、肉桂。

八、单方验方

（1）海金沙两钱，灯心草三钱，淡竹叶四钱，水煎服，每日1剂，清火利小便，用于癃闭（《江西草药》）。

（2）蜗牛膏：蜗牛3枚，连翘研为泥，再加密香少许，贴脐中，以手揉按之，小便立通（《万病回春》卷四）。

（3）以独蒜1枚，栀子3枚，盐少许，捣烂摊纸贴脐，良久小便即通（《张氏医通》卷七）。

（4）芒硝9克，连须葱1根，捣为一处，用青布摊在上，似膏药样，用热瓦熨之小便即出（《万病回春》卷四）。

九、中医特色技术

（一）针灸

主穴：肾俞、膀胱俞、三阴交、阳陵泉等穴位。

操作：实证用毫针泻法，虚证用毫针补法，每日1～3次，以减轻排尿困难。

（二）按摩

点揉气海、关元、中极、关元、三阴交，揉搓涌泉、肾俞、命门等，以强壮体质、补益肾气、固摄小便。

（三）耳穴压豆

耳穴压豆常选用穴位：肾、膀胱、输尿管、三焦、外生殖器等。每日压迫5次（每次按压处微痛为度），每次30分钟，3日更换1次。

十、西医治疗

（一）手术治疗

对症状严重、存在明显梗阻或有并发症者应选择手术治疗。如有尿路感染、残余尿量较多或有肾积水、肾功能不全时，宜先留置导尿管或膀胱造瘘引流尿液，并抗感染治疗，待上述情况明显改善或恢复后再择期手术。手术疗效肯定，但有一定痛苦与并发症等。经尿道前列腺电切术（TURP）适用于大多数良性前列腺增生患者，是目前最常用的手术方式。开放手术仅在巨大的前列腺或有合并膀胱结石者选用，多采用耻骨上经膀胱或耻骨后前列腺切除术。

（二）观察等待

观察等待是一种非药物、非手术的治疗措施，包括患者教育、生活方式指导、随访等。当良性前列腺增生患者的生活质量尚未受到下尿路症状明显影响的时候，观察等待是一种合适的处理方式。

（三）药物治疗

前列腺增生患者药物治疗的短期目标是缓解患者的下尿路症状，长期目标是延缓疾病的临床进展，预防合并症的发生。在减少药物治疗副作用的同时保持患者较高的生活质量是药物治疗的总体目标。对梗阻较轻、年老体衰或有心、肺、肾功能障碍的患者，可选择药物治疗。治疗前列腺增生的药物种类很多，目前较为公认的有三种：

1. α受体阻滞剂

通过阻滞分布在前列腺和膀胱颈部平滑肌表面的肾上腺素能受体，松弛平滑肌，达到缓解膀胱出口动力性梗阻的作用。临床多选用选择性α_1受体阻滞剂（多沙唑嗪、阿夫唑嗪、特拉唑嗪）和高选择性α_1受体阻滞剂（坦索罗辛）。

2. 5α-还原酶抑制剂

前列腺增生患者血液中总的游离睾酮虽然下降，但由睾酮经5α-还原酶转化而成的双氢睾酮是增加的。5α-还原酶抑制剂通过抑制体内睾酮向双氢睾酮的转变，进而降低前列腺内双氢睾酮的含量，达到缩小前列腺体积、改善排尿困难的治疗目的。目前应用的5α-还原酶抑制剂包括非那雄胺和度他雄胺。联合治疗是联合应用α受体阻滞剂和5α-还原酶抑制剂治疗前列腺增生。适用于前列腺体积增大、有下尿路症状的患者。

3. 植物制剂和中药

植物制剂（如普适泰）及中医中药辨证施治在缓解前列腺增生相关下尿路症状方面取得了一定的临床疗效，并在国内外得到了较广泛的临床应用。

（四）其他疗法

1. 经尿道微波热疗

经尿道微波热疗可部分改善良性前列腺增生患者的尿流率和下尿路症状。适用于药物治疗无效（或不愿意长期服药）而又不愿意接受手术的患者，以及伴有反复尿潴留而又不能接受外科手术的高危患者。

2. 经尿道针刺消融术

经尿道针刺消融术是一种简单安全的治疗方法，适用于不能接受外科手术的高危患者，但对一般患者不推荐作为一线治疗方法。术后下尿路症状改善为50%～60%。

3. 前列腺支架

前列腺支架是通过内镜放置在前列腺部尿道的金属（或聚亚安酯）装置，可以缓解良性前列腺增生所致下尿路症状。仅适用于反复尿潴留又不能接受外科手术的高危患者，作为导尿的一种替代治疗方法。常见并发症有支架移位、钙化、闭塞，以及感染、慢性疼痛等。

十一、各家发挥

（1）刘绍峰运用药酒治疗前列腺增生，处方组成：生黄芪、天花粉各30克，党参、生三棱、生莪术、生鸡内金、威灵仙各15克，生水蛭、当归、知母、桃仁各12克。脾虚便溏者，去知母、桃仁，加白术、生山药；肾虚怕冷者，加肉桂、补骨脂；小便失禁者，加益智仁、桑螵蛸；尿涩痛甚者，加竹叶、黄柏；血尿者，加白茅根。用法：将上药浸泡于白酒2升内，待1周后服用。每次30毫升，每日2次，口服，30日为1个疗程。停用其他药物。

（2）魏道祥治疗前列腺增生症选方乌药、益智仁、桑螵蛸、穿山甲（代）各15克，桂枝、杏仁各1克，黄芪、萹蓄各30克，三棱、莪术、石菖蒲、车前子各20克，泽兰25克，用法：将上药水煎服，每日1剂。每周用5剂，10周为1个疗程。每日温水坐浴，停用其他疗法。禁酒及刺激之品。

附：急性尿潴留

尿潴留是指膀胱内充满尿液而不能排出，是一种临床症状，可由某些疾病、外伤、手术或麻醉等因素引起。急性尿潴留是指患者突然发生的短时间内膀胱充盈，膀胱迅速膨胀而成为无张力性膀胱，下腹胀满并膨隆，尿液急迫而不能自行排出。急性尿潴留是临床工作中经常遇到的问题，情况紧急，且原因很多，必须正确诊断和及时处理。

尿潴留属于中医学"癃闭"范畴。

导致急性尿潴留患者发病的原因有很多，如良性前列腺增生、尿道狭窄、前列腺癌、便秘、药物、传染病、神经系统疾病和不明因素等。现总结如下：

（一）机械性梗阻

如膀胱颈部和尿道任何部位的病变引起的急性尿潴留。

（1）良性前列腺增生，多发于60岁以上的老年人。治疗可参考前列腺增生章节。

（2）尿道损伤，如尿道外暴力损伤，以尿道球膜部多见；器械性损伤，以尿道外口、尿道球部、前列腺部或膀胱颈部多见，多因技术不熟练和操作粗暴所致。治疗可选用五味消毒饮合八正散加减。方中金银花清热解毒，消散痈肿；紫花地丁、蒲公英、野菊花、紫背天葵子清热解毒，凉血消肿散结；木通、车前子、萹蓄、瞿麦通利小便；栀子清化三焦之热；滑石、甘草清利下焦之热；大黄通便泻火。

（3）尿道狭窄，多因外伤和炎症所致。治疗可在定期扩张的同时选用八正散加减。方中木通、车前子、萹蓄、瞿麦通利小便；栀子清化三焦之热；滑石、甘草清利下焦之热；大黄通便泻火。

（4）膀胱颈部阻塞，常见于结石、肿瘤、异物、血块、盆腔肿物的压迫及膀胱颈部炎性水肿等。治疗可选用犀角地黄汤合八正散加减。方中犀角（水牛角丝）、生地黄清热解毒，滋阴凉血；赤芍、牡丹皮清热凉血，活血散瘀；木通、车前子、萹蓄、瞿麦通利小便；栀子清化三焦之热；滑石、甘草清利下焦之热；大黄通便泻火。

（二）功能性梗塞

功能性梗塞即膀胱、尿道无器质性梗阻病变，尿潴留系排尿功能障碍所致。治疗可选用济生肾气丸加减。桂枝、附子补下焦之阳，鼓动肾气；熟地黄、山药、山茱萸滋补肾阴；牛膝、车前子利尿启癃。

（孔祥定）

第六章　其他常见普外科疾病

第一节　疝

疝是体内某个脏器或组织离开其正常解剖部位，通过先天或后天形成的薄弱点、缺损或孔隙进入另一个部位，伴有不适感和疼痛，称为疝。特别是长时间站立、大小便或举重物时症状会更加明显，俗称"小肠串气"。疝气多是因为咳嗽、喷嚏、用力过度、腹部过肥、用力排便、妇女妊娠、小儿过度啼哭、老年腹壁强度退行性变等原因引起，多见于小儿和老年人。常见的疝有腹股沟直疝、脐疝、斜疝、切口疝、手术复发疝、白线疝、股疝等。其中腹股沟疝最为常见。

疝属于中医学"疝"范畴。

一、临床诊断要点

（一）临床表现

主要症状：最早的表现是腹股沟区坠胀感，伴以该区时隐时现的肿块。肿块的特点是站立咳嗽时肿块出现，平卧或手法还纳后肿物消失。但嵌顿疝、绞窄疝则有疼痛感且很难推回腹腔。若嘱患者咳嗽，按压肿物处可有冲击感；肿物卧则入腹，立则复出。肿物日渐增大，甚至患侧阴囊亦同时肿胀下坠，以致行走不便，并有坠重感觉。有的疝块在平卧或用手推后可以回纳，有的仅能部分回纳，此时伴有少腹阴囊牵痛。

（二）体征

1. 局部体征

腹外疝局部体征出现早、比较明显。典型体征为局部隆起的、可复或不可复的肿块。肿块的位置、大小、形态、张力及有无压痛等，因疝的种类及疝内容物不同而异。腹股沟斜疝之肿块多呈圆形或梨形，经腹股沟管内环，通过腹股沟管，出外环口，进入阴囊。其外环口宽大，腹股沟管松弛，还纳疝内容物后，手指压迫内环口（腹股沟韧带中点上方 2 厘米处）则肿块不再突出。腹股沟直疝肿块多呈半圆形，从直疝三角区向前突出，不进入腹股沟管内环和阴囊。股疝肿块位于腹股沟韧带下，肿块较小，不易还纳。白线疝、脐疝肿块呈半球形，多为无症状肿块。腹内疝多不能扪及肿块，如能扪及且有压痛，则常提示疝内容物嵌顿、绞窄。可复性疝肿块质软，少有压痛，常于站立、咳嗽、排便等腹压增加时出现，平卧或在肿块表面加压肿块可消失。疝内容物若为肠袢时，在肿块上听诊可闻及肠鸣音，加压返纳肿块时有"咕噜"声。

2. 全身体征

（1）消化系统体征：以消化道梗阻为主要体征，如腹胀、肠型、腹部不同程度不同范围的压痛。腹内疝绞窄时则出现反跳痛，腹肌紧张等腹膜刺激征。腹部听诊可闻及肠鸣音亢进及气过水声。

（2）泌尿系统体征：疝内容物为膀胱时，可有轻度耻骨上压痛，如发生输尿管或其开口处梗阻，可有肾区压痛、叩击痛，偶可扪及肾脏肿大。

（3）呼吸系统体征：主要见于膈疝，大量疝内容物进入胸腔，可影响患侧肺泡的扩张，出现气体交换障碍及低氧血症。主要体征是呼吸加快、口唇青紫、气急、咳嗽等。慢性病程者可出现杵状指、桶状胸。

（4）循环系统体征：多见于膈疝，特别是心包疝、老年患者及原有心功能不全的患者。膈疝可使纵隔移位，挤压心脏使心排出量减少；心包疝引起急性心包填塞，临床以心跳加快、血压下降为常见，甚至发生紫绀、水肿、肝大、颈静脉怒张等急性右心衰竭体征。

（三）实验室检查

实验室检查一般无异常表现。

（四）影像学检查

超声为首选检查方法。腹股沟区可探及疝囊及疝内容物。
CT 或 MRI：腹股沟区可见疝囊及疝内容物，伴有交通性鞘膜积液可见积液。
腹膜造影：对于较小的疝或隐匿性疝，腹膜造影腹股沟区可见疝囊和或疝内容物。
X 线检查：疝嵌顿或绞窄疝可见肠梗阻征象。
透光试验：腹股沟斜疝透光试验阴性，与鞘膜积液相鉴别。

二、中医辨病诊断

（一）诊断依据

本病的发生，不外乎气机郁滞、寒湿侵袭及气虚下陷。气滞者，气机失于疏泄，筋脉不利，或气胀流窜，结于少腹，注于阴囊，可见少腹或阴囊肿胀偏痛，结滞不舒，缓急无时。寒湿者，由外受之，寒湿凝滞，筋脉挛急，可见结块肿硬而冷，牵引睾丸作痛。遇暖则缓，遇寒加重。气虚者，筋脉弛缓，无力摄纳，则肿块突出，劳则气耗，故肿块时大时小，劳累时加重。因本病以老年、体弱者及小儿较常见，临床以中气下陷者居多，多呈反复发作。嵌顿和绞窄时肿物不能回复，患者咳嗽时手按肿物处无冲击感，局部紧张，压痛明显，并可伴有恶心呕吐，少腹剧痛，大便不通，肢冷汗出，脉沉迟等症。

（二）类证鉴别

1. 腹痛

腹痛的部位是在胃脘部以下，耻骨毛际以上，常伴有便秘、泄泻等肠道症状，病变范围较广，以此为鉴。

2. 交通性水疝

疝与交通性水疝都可能出现时大时小，或随体位改变而时有时无的肿块，但狐疝的肿物透光试验阴性，肿块部在咳嗽时有冲击感，有时可听到肠蠕动音，交通性水疝透光实验阳性，故可鉴别。

三、审析病因病机

（一）肝郁气滞

肝郁气滞，肝本受邪，或情志伤肝，或土壅木郁，而肝气郁，失于疏泄，经脉失和而致狐疝。疝气多见于新生的小儿和中老年男子，女性亦可发生。

（二）中气下陷

中气下陷，先天禀赋不足，肝肾亏虚或素体虚弱，年迈体衰；或内伤脾胃；或久咳、久泻，便秘努挣；或强力举重，操劳过虚，均可导致脾胃功能减弱，气虚下陷，筋脉弛缓，不能固摄而成狐疝。

（三）外感寒湿之邪

感受寒湿，久坐湿地，或冒雨雪，或寒冬涉水，感受寒湿之邪，以致寒湿凝滞，阻于厥阴，经脉失和，气滞不行，发为狐疝。

总之，本病与肝肾脾及任脉有关，脏器本虚，复感寒湿，或强制劳役，或情志抑郁，以致气机不利，筋脉失约，摄纳无权而引起。

四、明确辨证要点

（一）辨虚实

虚者，以中气下陷而致倦怠、畏寒、面色萎黄为主证；实者，可见阴囊皮色青紫、触压痛等症。

（二）分寒热

寒者，以寒邪滞于肝脉，而致阴囊、睾丸疼痛，畏寒为特征；热者，湿热下注而致阴囊、睾丸疼痛。

（三）辨缓急

下腹胀痛，痛势剧烈，甚或绞痛，辗转反侧，呻吟不止，往来寒热，呕吐频繁，苔黄脉数者，则为急证；痛势较缓，无发热及全身症状者，则病情较缓。

五、确立治疗方略

针对本病肝郁气滞、中气下陷、寒湿凝滞的基本病机特点，临证多按"气滞"和"寒凝"、"中气不足"论治，重视肝肾的关系，重视肝之"性喜条达而恶抑郁"，"肝肾亏虚或素体虚弱，中气下陷先天禀赋不足，年迈体衰"的生理特征，分别采用"疏肝理气"、"散寒祛湿"、"补益中气"等法。疏肝是针对肝疏泄功能失常、肝气郁滞而设；散寒祛湿是针对寒湿凝滞，阻于厥阴，经脉失和，气滞不行而立；补益中气则是针对中气下陷先天禀赋不足，肝肾亏虚或素体虚弱，年迈体衰，气虚下陷，筋脉弛缓，不能固摄。疏肝与散寒祛湿、补益中气相辅相成。但由于各种疾病皆与邪正双方斗争有关，气血瘀滞、寒湿凝滞、中气下陷是脏腑功能失调的结果，反过来又进一步影响了脏腑的功能，反复发作，耗伤正气，故"补益中气"法亦是治疗疝的重要方法之一。

因本病以老年、体弱者及小儿较常见，临床以中气下陷者居多，故治疗以益气升提为主要原则。

中西医结合方法治疗疝是国内目前较常采用的方法，将疝的治疗分为三个阶段，首先控制咳嗽、便秘等腹压增加症状，消除中医证候；其次手术彻底清除疝内容物及疝囊；最后消除疝遗留的病理生理改变，从而达到彻底治愈的目的。小儿疝可以采用纱布绷带扎紧内环部，等待自愈。对伴有一些严重疾患的重危患者，或有前列腺肥大、慢性支气管炎、肝性腹水等腹压增高的患者不宜手术。为缓解症状可用疝带，让疝还纳入腹腔后将疝带的软垫压紧内环，防止斜疝脱出；疝存在机械性因素，如狭窄、嵌顿、炎性粘连等或伴有严重的全身病变，非手术治疗效果不佳者或通过手术治疗可创造有利于非手术治疗的条件者，均可首先采取手术治疗，解除梗阻因素及由此引发的感染症状。慢性咳嗽、排尿困难、严重便秘、腹水等，腹内压力增高情况，或合并糖尿病，手术前应先予处理，以避免和减少术后复发。解决腹胀情况可施行中药外敷，活血化瘀。可用汤药或外敷以缓解腹压增高症状，解决便秘等情况可服用中药以润燥滑肠通便，为手术治疗创造条件，提高手术治疗的成功率，减轻患者痛苦。疝若任其发展极易发生粘连和嵌顿，因此应及早接受治疗。

六、辨证论治

1. 肝郁气滞证

（1）抓主症：中老年男性多见，下腹部不适，偶发气窜走痛，或可见下腹饱胀感，劳累后尤其明显。超声提示有疝囊突出，小便色黄，大便黏滞不爽。

（2）察次症：胃脘不适，或食后嗳气频作，或伴呕恶，或口苦口腻，情志抑郁。

（3）审舌脉：舌质晦暗，舌边尖红，苔白腻或紫暗，脉细弦或弦涩。

（4）择治法：疏肝解郁，理气止痛。

（5）选方用药思路：肝郁气滞，肝本受邪，经脉失和，方选柴胡疏肝散。方用柴胡，配香附、枳壳、陈皮理气；白芍、炙甘草缓急止痛；川芎活血消肿、引药下行；川楝子、延胡索理气止痛。全方共奏疏肝行气、消肿止痛之功。

（6）据兼症化裁：若大便干结，加大黄、槟榔、火麻仁、麻子仁、桃仁、郁李仁；腹部胀满、纳呆，加厚朴、草豆蔻、山楂；口苦心烦，加黄芩、栀子；嗳气呕吐，加代赭石、炒莱菔子；夜寐欠佳，加合欢花、夜交藤；胀痛明显者，加荔枝核，赤芍；胸闷欲呕者，加法半夏、瓜蒌皮；胁肋不适者，加郁金、柴胡；痛甚加乳香、没药。

2. 寒湿凝滞证

（1）抓主症：发病多见于中老年人，感受寒湿久坐湿地，或冒雨雪，或寒冬涉水，感受寒湿之邪，以致寒湿凝滞，阻于厥阴，经脉失和，气滞不行，逐渐或突然发病，下腹部有坠胀不适感，久坐之后亦明显，甚或疼痛放射至阴器两侧。超声提示有疝囊突出。小便清，大便不爽。

（2）察次症：恶寒发热，腹胀纳呆，久病面色青白晦暗萎黄。

（3）审舌脉：舌质淡红，苔薄白，脉滑或涩。

（4）择治法：温经散寒，止痛祛湿。

（5）选方用药思路：寒湿凝滞，阻于厥阴，方选暖肝煎加味。方用肉桂、沉香、小茴香温经散寒；乌药散寒消肿止痛；吴茱萸入厥阴气分温肝逐寒，加生姜加强散寒之力；草薢、茯苓健脾祛湿；当归、枸杞子养血补肝肾。

（6）据兼症化裁：若畏寒怕冷者，加附子、干姜以助阳。下腹坠胀者，加黄芪、升麻以升阳举陷。苔白腻而湿重者，去大黄、栀子，加茯苓、白豆蔻、砂仁；痛势较剧，或持续性疼痛阵发性加剧者加橘核、川楝子以缓急止痛。

3. 气虚下陷证

（1）抓主症：下腹部坠胀不适感，发病多见于中老年人，中气下陷，先天禀赋不足，肝肾亏虚或素体虚弱，年迈体衰；或内伤脾胃；或久咳、久泻，便秘努挣；或强力举重，操劳过虚，均可导致脾胃功能减弱，气虚下陷，筋脉弛缓，不能固摄而成疝。

（2）察次症：腹胀纳呆，小便清长，大便不爽。

（3）审舌脉：舌质淡红，苔薄白，脉细弱无力。

（4）择治法：益气举陷止痛。

（5）选方用药思路：中气下陷，先天禀赋不足，方选补中益气汤加川楝子、延胡索。方用黄芪、党参、甘草补脾益气；陈皮、白术健脾理气；当归和血养阴，补阳和阴；升麻、柴胡举陷升清；干姜、大枣调和营卫；延胡索、川楝子理气止痛。

（6）据兼症化裁：若畏寒，肢冷，可加熟附子、干姜以温中助阳。血虚者加当归、白芍养血。

七、中成药选用

（1）补中益气丸，补中益气、升阳举陷。其主要成分为黄芪（蜜炙）、党参、甘草（蜜炙）、白术（炒）、当归、升麻、柴胡、陈皮、生姜、大枣。

（2）橘核疝气丸，散寒止痛。其主要成分为橘核（炒）、海藻（洗）、昆布（洗）、海带（洗）、川楝子（去肉、炒）、桃仁（麸炒）、厚朴（去皮）、姜汁（炒）。

（3）十香暖脐膏，散寒止痛，暖脐止泻。其主要成分为八角茴香、小茴香（盐）、乌药、香附、当归、白芷、母丁香、肉桂、沉香、乳香（醋炙）、没药（醋炙）、木香。

八、单方验方

（1）石菖蒲适量，煎水，水洗患处。用于治疗小儿疝气偏坠，阴部湿疮（《吉林中草药》）。

（2）苦椿树叶 250 克，煮滚放坛内，先熏后洗，每日数次。用于治疗疝气偏坠（《外治寿世方》）。

（3）花椒 30 克，大葱 7 个，全瓜蒌 1 个，陈醋 250 毫升。将上药和匀，白布包好加水煎熬。熏洗患处，每日 1 次。用于疝气偏坠（《中医外治法奇方妙药》）。

九、中医特色技术

（一）针灸治疗

1. 针刺治疗

主穴：三角灸、三阴交、大敦、关元。

配穴：寒疝加气海、足三里；湿热疝加中极、阴陵泉；狐疝加气冲、太冲。

操作：主穴用隔姜灸或艾条灸，除三角灸外，也可用毫针刺，用泻法。配穴用泻法。留针 10～15 分钟。

2. 耳穴压豆

取穴：肝、肾、胃、交感、三焦、脾，患者自行按压药籽，每天 3～4 次，每 2 天双耳交换，20 天为 1 个疗程。耳穴压豆法简便易行，疗效显著，且无痛苦和副作用。其具有调节脏腑功能，疏通经络，加强机体抗病能力的作用。后天补益先天，这种作用有利于升阳举陷，适合各种类型疝病患者的辅助治疗。

（二）药熨法

用小茴香、橘核各 60 克，食盐 6 克，共研粗末放于铁勺内，微火炒之，勤搅拌勿焦，倒出待温度适宜时入布袋内放患处热熨，用后将药倒入盆内阴干（勿晒）后可继续使用。或用生香附 20 克研粗末与食盐 20 克，酒醋炒热，布包频熨患处。

（三）贴药法

阳和解凝膏掺桂麝散贴于患处；或用牡蛎、干姜为末，掺于药膏内贴之。

十、西医治疗

（一）非手术治疗

1. 疝气带的使用

疝气带的使用适用于年老体弱或因身患其他重病不能施行手术者。疝带使用时，必须先将疝内容物完全回纳，然后用疝气带的软压垫压迫于内环处，阻止疝突出。疝带白天佩带，夜晚睡眠时除去。由于难复性疝的内容物不能完全回纳，所以疝带不能用于难复性疝。使用疝带也有一定缺点，主要是长期使用可使疝囊颈因反复摩擦变得肥厚坚韧，这样可使嵌顿疝的发病率增高，并可促使疝内容物和疝囊发生粘连，形成难复性疝。

2. 手法复位

手法复位适用于早期（3～5 小时以内）的嵌顿性疝，局部压痛不明显，估计尚未形成绞窄，没有腹膜刺激症状，可以试行复位。手法复位也适用于病史长的巨大疝，估计腹壁缺损较大而疝环松弛者。复位方法：让患者卧于头低足高位，注射哌替啶或巴比妥类药，或针刺大敦、三阴交、气海、太冲等穴以镇静止痛，并使腹壁肌肉松弛，然后用右手托起阴囊，持续缓慢地将疝块推向腹腔，同时轻轻按摩外环和内环，以协助疝内容物回纳。手法复位，切忌粗暴，以免挤破肠管。回纳后，应严密观察腹部情况 24 小时，注意有无腹痛、腹肌紧张及大便带血现象，警惕挤破肠管或把已坏死肠管送回腹腔的可能及注意肠梗阻是否解除。如有上述情况，应尽早手术探查。有嵌顿疝病史者，应建议患者尽早进行手术治疗，以防复发。

总之，若出现嵌顿或绞窄，导致挛急剧痛，或阵发性绞痛拒按，应以解痉镇痛为先，并尽快进行手术治疗，以免出现坏疽等严重并发症。

（二）手术治疗

手术适应证：①长期保守治疗不愈伴有症状者；②嵌顿或有疝内容物坏死者；③年龄大于 2 岁；④疝环口直径大于 2.5 厘米者；⑤伴有局部腹壁肌肉发育不良者，成人脐疝易转变成为难复性疝或发生嵌顿；⑥少年、儿童较小的腹股沟斜疝，老年和巨大的腹股沟斜疝；⑦组织缺损较小的疝环直径小于 2 厘米的遗留术及新发术；⑧组织缺损较大的疝环直径大于 2 厘米的真性复发疝；⑨嵌顿性或绞窄性疝；⑩腹壁切口疝。

针对难复性疝可行手术治疗，腹股沟疝最有效的治疗方法是手术修补。

1. 针对术前合并症的处理

慢性咳嗽、排尿困难、严重便秘、腹水等，腹内压力增高情况，或合并糖尿病，手术前应先予处理，以避免和减少术后复发。可用汤药或药物外敷以缓解腹压增高症状，解决腹胀情况可施行中药外敷如中药陈皮、枳实、厚朴、木香、桃仁、莱菔子等以理气除胀消满。解决咳嗽可用杏仁、半夏、天南星、甘草、瓜蒌等缓解症状。解决便秘等情况可服用中药火麻仁、麻子仁以润燥滑肠通便，中成药苁蓉润肠口服液以润燥滑肠，缓解便秘。

2. 手术治疗疝的基本方法

治疗又分为传统组织张力缝合修补和无张力疝修补技术，传统组织张力缝合修补术已较少应用。目前国际公认的是无张力疝修补技术，包括开放术式和腹腔镜术式，如无张力疝修补术，疝囊成形和高位结扎，经腹腔镜疝修补术，腹腔镜下直接缝合修补术，腹腔镜下全腹膜外修补术（简称 TEP）等。

近年来腹腔镜技术的广泛开展，疝修补术成为治疗疝气的主要术式，但疝是由于腹壁缺损导致，修补后可出现诸多后果。疝术后并发症有：术后易出现腹胀和便秘；手术原因导致的周围组织损伤，肠管移位等。

经腹腔镜疝修补术近年来迅速发展，避免了疝术后的各种并发症和不良影响。可结扎疝囊，取出疝内容物，并且手术全程是在腹腔镜下完成，克服了传统手术的盲区，并同时采取诸多防止疝复发的措施，术后复查较术前有明显改善。因此在严格选择手术适应证和排除禁忌证的情况下，经腹腔镜疝修补术具有安全性高、创伤小、恢复快等特点，疝复发率降低，加上术后中医中药配合辅助治疗，进一步降低疝的复发率。

十一、各家发挥

（1）贺起智等用暖肝煎加减，处方：枸杞、当归、茯苓各15克，小茴香、乌药、肉桂各10克，海沉香5克。寒疝见睾丸肿硬冷痛者加荔枝核、川楝子各10克，治疗疝气病，辨证为寒疝，以暖肝温肾，行气止痛为主法。提示本方对本病有缓解疼痛，缩小肿块的作用。

（2）谢晶日等以"天台乌药散"为基础加味，处方：柴胡10克，升麻20克，乌药30克，木香10克，炮姜10克，小茴香20克，肉桂15克，川芎10克，白芷10克，白术10克，薏苡仁20克，神曲10克，陈皮10克等，外洗处方：红花10克，透骨草20克，乌药20克等。中药内服与外洗同时治疗7天。外用药可以直接作用于发病部位，有其独特的治疗作用。外用药中透骨草、红花可直接渗透到患处，具有极好的活血止痛、软坚消痞功效，与口服中药相辅相成，共同达到满意的治疗果。

（陈　静）

第二节　体表肿物

常见体表肿物指位于身体表面，发源于皮肤及附属器官、皮下及深部软组织而在体表可以触及的肿块。体表肿物多数是良性疾病，分为肿瘤性和非肿瘤性肿物两大类。恶性少见。体表肿物属于中医学"肉瘤"、"脂瘤"范畴。

一、临床诊断要点

（一）临床表现

1. 皮脂腺囊肿

皮脂腺囊肿可发于任何年龄，以成人为多见。凡有皮脂腺的部位均可发生，但多见于皮脂腺丰富的头面部、臀部及背部。主要症状是皮内有一肿物，不痛，肿物大小常在1～3厘米，界线清楚，略隆起。皮脂腺囊肿有时亦可生长得较大，可发生感染，亦可硬化和钙化，与表皮样囊肿相同，两者临床上极难鉴别。

2. 纤维瘤

纤维瘤又称皮赘可发于中老年，以女性多见，好发于颈、腋窝、腹股沟皱褶处。临床上分为单发袋状型与多发丝状型两型。

（1）单发袋状型：好发于躯干下部，为单个口袋状肿物，根部较细呈蒂状，触之柔软无弹性，正常皮色，偶因蒂扭转而疼痛，也可发生炎症与坏死。

（2）多发丝状型：好发于颈部或腋窝，为针头至绿豆大的柔软丝状突起，呈正常皮色或淡褐色。

3. 脂肪瘤

脂肪瘤由成熟的脂肪组织所构成，在小儿纤维瘤较多见，凡体内有脂肪存在的部位均可发生。脂肪瘤有一层薄的纤维内膜，内有很多纤维索，纵横形成很多间隔，最常见于颈、肩、背、臀和乳房及肢体的皮下组织、面部、头皮、阴囊和阴唇，其次为腹膜后及胃肠壁等处；极少数可出现于原来无脂肪组织的部位。如果肿瘤中纤维组织所占比例较多，则称纤维脂肪瘤。

脂肪瘤为由增生的成熟脂肪组织形成的良性肿瘤。多见于 40～50 岁的成年人。瘤体质地柔软，圆形或分叶状，位于皮下，可以推动；瘤体大小不等，小的如枣大，触诊可知，大的可隆起皮面，但表面皮肤正常。肿瘤单发或多发，见于体表的任何部位，以肩、背、腹部为多见。多无自觉症状。血管脂肪瘤为一特殊类型的脂肪瘤，以年轻人较为多见，好发于下肢，可自觉疼痛，触之亦有压痛。组织病理学检查时，在瘤体内除了可见大片成熟的脂肪细胞外，还可见到多数增生的血管，整个瘤体的境界清楚。

（二）体征

1. 皮脂腺囊肿

皮脂腺囊肿局部所见囊肿埋在皮肤和皮下组织内，和皮肤粘连，基底可移动。表面皮肤因受压而紧张、萎缩，有时略带青色，并在皮肤表面有一小孔，此是扩大了的皮脂腺开口，亦是囊肿与皮肤粘连最紧的部位。在推动囊肿时，开口处略下陷而成一小坑，有时此开口处塞有一黑点（粉刺样小栓），用力挤压时，可挤出灰白色蜡样半流质物，并有恶臭。

2. 纤维瘤

纤维瘤皮损质软，表面光滑，直径约 1 厘米，通常有蒂。

3. 脂肪瘤

脂肪瘤瘤体质地柔软，呈圆形或分叶状，位于皮下，可以推动；瘤体大小不等，小的如枣大用手摸方能触知，大的可隆起皮面，但表面皮肤正常。肿瘤单发或多发，见于体表的任何部位，以肩、背、腹部为多见。多无自觉症状。

（三）实验室检查

脂肪瘤感染见白细胞计数、中性粒细胞比例增加，WBC$<4\times10^9$/L 或 WBC$>12\times10^9$/L，应根据病情做生化、免疫功能等检查。

（四）影像学检查

影像学检查主要用于深部肿物的诊断。超声检查可发现肝、胆、肾、乳腺等的病变。其他影像学检查如 CT、MRI 均可辅助诊断。

二、中医辨病诊断

（一）诊断依据

1. 局部症状

初期可见皮肤肿物，伴或不伴有功能障碍；中期可能成脓或有感染等症状。后期若及时接受手术治疗，取出内容物，创面逐渐愈合。

2. 全身症状

轻者可出现恶寒发热、头身疼痛、口渴纳呆、便秘溲赤、舌红苔黄脉滑数等症状。重者可出现恶心呕吐、烦躁不安、神昏谵语、吐血衄血等热入营血之危重证候。若为阴证患者则可出现骨蒸潮热、持续低热、两颧红赤、手足心热、自汗盗汗等气阴两虚征象。

（二）类证鉴别

肉瘤、血瘤与筋瘤互相鉴别。

肉瘤为单个或多个，瘤体大小不一，质地柔软如棉，按之可以压扁，推之可以移动，与皮下无粘连，无囊性感，张力较小，表面无黑色小孔。血瘤常在出生后即被发现，随年龄增长而长大。瘤体小如豆粒，大如拳头，正常皮色，或呈暗红或紫蓝色，形成瘤体的血管一般为丛状的血管或毛细血管。筋瘤则由管径较粗的静脉曲张而形成，瘤体沿主干静脉走向而迂曲，状如蚯蚓。

三、审析病因病机

（一）外因

外因六淫八风感，饮食起居不内外，负挑跌仆损身形，膏粱之变营卫过，藜藿之亏气血穷。

（二）内因

内因既可以是各种致病因素引起的脏腑功能紊乱，也可以是局部脉络虚弱，不耐邪侵。

总之，疮疡病病因有外感六淫邪毒、感受特殊之邪、外来伤害、情志内伤、饮食不节、房事劳损等六个方面。体表肿物的发病机理是由于上述各种原因作用，导致气血凝滞，经络阻塞，而最终形成肿物。故体表肿物从开始到结束的整个过程病情发展可分为初期、中期和后期三个阶段。初期以局部症状为主，主要因局部气血凝滞、营卫不和、经络阻隔而出现肿物的症状；中期肿块形成后，若治疗得当，及时切除肿块达到治愈目的，或人体正气尚盛，毒从外解，气血凝滞得以解除，溃疡腐脱新生，创口结痂愈合；气血亏少者，病情迁延难愈，这一过程称为后期。气血盛衰决定了疾病的预后。疾病病邪炽盛，通过经络传导影响或侵犯脏腑，则可导致脏腑功能失和，甚至危及生命。

四、明确辨证要点

（一）辨年龄

本病青壮年多为良性，中年以上尤其是老年多为恶性。

（二）辨部位

淋巴结肿大多数是良性的。若肿大的淋巴结在锁骨上下，则应想到转移癌。长在阴茎龟头上的肿物，也有较大的危险性。一般部位的黑痣，癌变的可能性甚小，而手掌、足部和腰际等经常受到刺激部位的黑痣，则比较容易恶变。

（三）辨形状

形状规则、边缘清楚、圆形或椭圆形者，大多属良性；相反，形状不规则、边缘不清、表面凸凹不平者，多为恶性。

（四）辨硬度

肿物越硬，恶性的可能性越大。

（五）辨生长速度

恶性肿物生长速度快；而生长速度慢，几年乃至十几年变化不大的肿物，多为良性。另外，原来生长速度慢的突然变快，则要警惕癌变的可能。

（六）辨活动度

良性者活动度较大，即与周围组织分离；而恶性者活动度小，甚至不活动，与皮肤及基底部粘连。

（七）辨单发或多发

如在颈部、腹股沟处发现多个硬度较大淋巴结，由可活动到融合成团，应想到恶性淋巴瘤的可能；在急慢性炎性病灶附近发现少数淋巴结肿大，且有触痛、不硬，应想到由炎症引起。

（八）辨破溃

体表肿物若发生破溃，除了结核，就应想到恶性肿瘤。

（九）辨疼痛

初发肿物如有触痛，大多由炎症引起，因恶性肿物初期一般不会疼痛。

（十）辨兼症

伴有食欲不振、消瘦、贫血等消耗症状，恶性的可能性更大些。

五、确立治疗方略

根据体表肿物形成的病因病机，确立以清热解毒、行气活血为体表肿物治疗的基本方法。其具体治疗方法分为内治和外治两个方面，内治指全身治疗，外治指局部治疗，在体表肿物的治疗过程中往往采用内外结合的治疗方案。

内科治疗主要采用消、托、补法治疗体表肿物。消、托、补是针对疮疡初期、中期、后期三个不同病理阶段而设立的专门治疗法则。体表肿物患者因邪毒蕴结、气血瘀滞、经络阻塞，日久便出现热毒证。早期采用清热解毒法通过解热、解毒等手段改善热毒的病理过程。中期瘀滞化热、热盛肉腐成脓，热盛是病情进一步发展的原因，脓是热盛肉腐的病理产物，因此此期主要应加强清热解毒药的力度，同时佐以透脓脱毒的药物，采用托法，包括扶正托毒、透脓托毒、排脓托毒等方法。后期脓毒外泄，正气损耗，治疗方法以补法为主，补益调治，扶助正气，助其新生，包括补气血、调脾胃、益肝肾为主，但应切记不要过早应用补益剂，或以祛邪扶正并用。

外科治疗则是应用药物及手术，配合一定的器械，直接作用于患者体表肿物部位，以达到治疗目的的一种方法。治疗过程中密切关注患者生命体征，应卧床休息，维持水电解质平衡，及时纠正酸碱失衡。

六、辨证论治

（一）气瘤

1. 气滞痰凝证

（1）抓主症：多见于皮脂腺丰富的头面部、臀部及背部。主要症状是皮内有一肿物，不痛。肿物大小常在1～3厘米。界线清楚，略隆起。腺囊肿有时亦可长得较大，亦可发生感染，亦可硬化和钙化。

（2）察次症：便秘，局部疼痛。

（3）审舌脉：舌质暗，苔薄，脉滑或濡。

（4）择治法：理气化痰，消肿散结。

（5）选方用药思路：痰凝气滞，瘀阻肿胀，方选二陈汤或四七汤加减。方用半夏消痞除满，橘红理气行滞，茯苓淡渗健脾，生姜助半夏、橘红降逆化痰，炙甘草调和诸药。

（6）据兼症化裁：大便秘结者加生大黄、芒硝、枳实；肿块较大者加浙贝母。

2. 痰湿化热证

（1）抓主症：多见于皮脂腺丰富的头面部、臀部及背部。主要症状是皮内有一肿物，不痛。肿物大小常在1～3厘米。界线清楚，略隆起。腺囊肿有时亦可长得较大，亦可发生感染，亦可硬化和钙化。

（2）察次症：心烦，呕恶。

（3）审舌脉：舌淡，苔黄腻，脉濡滑。

（4）择治法：清热化痰，消肿散结。

（5）选方用药思路：痰湿互结，郁久化热，方选龙胆泻肝汤合仙方活命饮加减。方用龙胆草泻火除湿，黄芩、栀子、金银花清热泻火，泽泻、木通、车前子渗湿泄热，白芷、防风通滞散结，川贝母、天花粉清热化痰，穿山甲、皂角刺透脓溃坚，当归、赤芍、乳香、没药、陈皮、生地黄养血活血兼滋阴，甘草调和诸药。

（6）据兼症化裁：大便秘结者加生大黄、芒硝、苦杏仁。

（二）肉瘤（脾虚痰湿证）

（1）抓主症：常见于中老年，以女性多见，好发于颈、腋窝、腹股沟皱褶处。

（2）察次症：皮损质软，表面光滑，直径约1厘米，通常有蒂。

（3）审舌脉：舌红，苔黄腻，脉弦滑。

（4）择治法：健脾燥湿，化痰散结。

（5）选方用药思路：脾虚运化失司，痰湿内阻，方选归脾丸和二陈汤加减。方用黄芪、人参、白术补脾益气，龙眼肉、当归补血养心，酸枣仁、茯神、远志宁心安神，炙甘草调和诸药。

（6）据兼症化裁：伴精神抑郁，心烦易怒，加乌药、香附、川芎。

（三）脂瘤（痰气凝结证）

（1）抓主症：肿瘤单发或多发，见于体表的任何部位，以肩、背、腹部为多见。多无自觉症状。瘤体质地柔软，呈圆形或分叶状，位于皮下，可以推动。

（2）察次症：瘤体大小不等，小的如枣大，用手摸方能触知，大的可隆起皮面，但表面皮肤正常。

（3）审舌脉：舌红苔黄，脉弦滑。

（4）择治法：理气宽中，化痰散结。

（5）选方用药思路：痰气凝结，瘀阻于内，方选二陈汤和四七汤加减。方用半夏消痞除满，橘红理气行滞，茯苓淡渗健脾，生姜助半夏、橘红降逆化痰，炙甘草调和诸药。

（6）据兼症化裁：伴发热恶寒头痛，加黄芩、栀子、生地黄、柴胡等。

七、中成药选用

（1）蒲地蓝消炎片，清热解毒，抗炎消肿。其主要成分为蒲公英、黄芩、苦地丁、板蓝根。

（2）新癀片，清热解毒，活血化瘀，消肿止痛。其主要成分为肿节风、三七、人工牛黄、肖梵天花、珍珠层粉。

（3）龙胆泻肝丸，清肝胆，利湿热。其主要成分为龙胆草、柴胡、黄芩、栀子（炒）、泽泻、木通、车前子、当归、熟地黄、炙甘草。

八、单方验方

（1）阳玉龙膏加味（酒当归、白芷、皂角刺、透骨草、伸筋草、石见穿、荭草各 30 克，胆南星、鸡血藤、草果仁各 15 克，炮姜、赤芍、白芍、制川乌、制乳香、制没药、白芥子、炒桃仁、五加皮、蛇蜕、广木香各 10 克，炮穿山甲、川牛膝、花椒各 9 克，蟾皮 6 克，蜈蚣 3 克，生姜 3 片，大枣 5 枚）并外敷中药（阿魏、硫黄各 30 克，苏合香 20 克，麝香 1.5 克）[和瑞欣.和贵章教授治疗脂肪肉瘤验案.中医学报，2012，27（7）：795～796]。

（2）解郁化痰饮内服配合针刺及隔蒜泥灸疗法治疗腹膜后巨大脂肪肉瘤，患者服药 1 个疗程后，肿块缩小一半，后经半年治疗临床痊愈 [李明文.自拟解郁化痰饮结合针灸治疗腹膜后巨大脂肪肉瘤 1 例.中国中医药现代远程教育，2009，7（10）：142]。

（3）仙方活命饮出自明代薛己的《校注妇人良方》，由白芷、贝母、防风、赤芍、当归尾、甘草节、皂角刺、穿山甲、天花粉、乳香、没药、金银花、陈皮组成。该方具有清热解毒、消肿溃坚、活血止痛的功效，主治阳证疮疡肿毒初起者 [崔亚丽.仙方活命饮治多发性脂肪瘤案.中国中医药，2016-2-4]。

（4）用单味薏苡仁，煮粥食用，治疗皮下脂肪瘤 [成荣生.薏苡仁治疗皮下脂肪瘤.中医杂志，2008，（1）：59]。

（5）五烟丹治疗皮脂腺囊肿感染，药用：胆矾、磁石、朱砂、白矾、雄黄，研极细粉末，备用 [静蔼晨，王玉辉，王殿荣，等.五烟丹治疗皮脂腺囊肿感染 25 例.辽宁中医杂志，2004，（1）：38]。

（6）香贝养荣汤治愈脂瘤，香附 12 克，浙贝母 30 克，青陈皮各 10 克，半夏 10 克，款冬 10 克，党参 10 克，白术 10 克，当归 10 克，赤白芍各 10 克，炙黄芪 15 克，远志 10 克，白芥子 10 克，黄药子 12 克，山慈菇 6 克［王德春.香贝养荣汤治愈脂瘤壹例报道.陕西中医函授，1988，（4）：42］。

九、中医特色治疗

可用穴位贴敷治疗本病。
（1）浅表小面积血瘤用五妙水仙膏外敷，瘤体出血者外敷云南白药止血。
（2）肉瘤予阳和解凝膏掺黑退消外敷。
（3）脂瘤染毒未成脓者予金黄膏、玉露膏外敷。

十、西医治疗

（一）纤维瘤

（1）非手术治疗：化学烧灼，可用三氯醋酸等局部涂擦，腐蚀瘤体。也可用液氮冷冻、电凝或激光灯方法进行治疗。较大皮损局麻下可用电干燥治疗。
（2）手术切除：对较大有蒂损害可在根部行手术切除。大多不需麻醉，在基底部剪掉，如出血可用氯化铝外用止血。
（3）注意事项：局部创面切勿造成感染。

（二）脂肪瘤

脂肪瘤极少癌变，一般无须治疗；若瘤体较大，影响活动，或近期内突然增大或发生破溃，则应手术切除。手术方法还可实行脂肪瘤旋切术。

十一、各家发挥

（1）史荣康运用自拟祛脂化瘤汤（生牡蛎、蛇六谷、泽泻、决明子、茯苓、丹参、白术、香附）治疗皮下脂肪瘤，痰湿偏盛者加半夏、陈皮，肝郁气滞者加柴胡、枳壳，湿热甚者加黄芩、蒲公英，血瘀明显者选用桃仁、红花。每日 1 剂，2 次温服，4 周为 1 个疗程。
（2）王波从痰从瘀论治多发性脂肪瘤，认为人体内癥瘕包块与痰、瘀有关，其治疗脂肪瘤从痰瘀着手，以祛痰散结、活血化瘀、消癥祛瘀为立法基础临床辨证论治脂肪瘤患者。基本处方用药：茯苓 20 克，丹参 18 克，法半夏、白术、赤芍、瓦楞子各 15 克，胆南星、陈皮、莪术、皂角刺、穿山甲、海藻、桂枝各 10 克，水煎服，每日 1 剂，分 2 次早晚温服。嘱全部患者坚持服药 60～90 余剂。所有患者服药后复查：1 厘米×2 厘米以下的脂肪瘤组织全部消失，2 厘米×2 厘米左右的基本消失，一部分显著缩小，且不易触及，服药期间均未发生不良反应。
（3）许丽萍等运用远红外去痛贴治疗皮下脂肪瘤，认为脂肪瘤患者多因郁滞伤脾，痰气凝结，久之导致体内出现痰核肿块，并自创外用远红外去痛膏贴治疗。其组方为制乳香、制天南星、制川乌、大黄、独活、威灵仙、红花、土鳖虫、透骨草、全蝎、川牛膝、姜汁等活血化瘀，软坚散结，祛痰消肿中药。治疗方法：单发性脂肪瘤将去痛贴膏贴敷在皮下脂肪瘤所在的具体位置，多发性脂肪瘤可以同时贴敷多个脂肪瘤肿块部位。每次贴敷时间为10～18小时，可连续贴敷3～5天或反复贴敷多个疗程，直至瘤体肿块及其病变组织消失或缩小，10天为1个疗程。

（4）林国通等运用中药加针灸治疗良性肿瘤。把脂肪瘤患者大体分为四个主要证型，针对每个证型均采取相应的针灸配合中药的治疗方案。

1）痰凝气聚型：以涤痰散结，行气导滞为基本治法。中药处方：昆布、海藻各20克，牡蛎18克，海浮石、玄参各16克，贝母、白芥子14克，法半夏、桔梗、陈皮各12克，甘草6克，水煎服，每日1剂，早晚温服。针灸处方：临床选用1.5寸毫针针刺双侧丰隆、合谷、肝俞、脾俞、肺俞，留针30分钟，治疗期间每隔10分钟行针1次，瘤块周围病变区域行散刺针法同时配合艾灸以加强刺激，或行点刺法不留针。

2）气滞血瘀型：以活血去瘀，软坚散结为基本治法。中药处方：生地黄18克，五灵脂16克，黄芪、桃仁、川芎、红花、怀牛膝各12克，穿山甲10克，水煎服。针灸处方：选用适当长度的毫针针刺双侧血海、尺泽、三阴交、脾俞、胃俞及大椎，留针30分钟，每隔10分钟行针1次以加强刺激。

3）气虚郁结型：以疏肝散结，行气解郁为基本治法。中药处方：香附、郁金、牡蛎各16克，何首乌14克，柴胡、赤芍各10克，青皮、甘草各6克，水煎服。针灸处方：针刺三阴交、神门、阳陵泉、合谷、肝俞、期门，留针30分钟，可用皮肤针轻叩瘤块，或点刺不留针。

4）湿热蕴结型：以清热燥湿，行气宽中为基本治法。中药处方：盐黄柏30克，生地黄、山慈菇各20克，土茯苓、蒲公英各16克，牛膝、桔梗各12克，知母、泽泻各10克，水煎服。针灸处方：分别用适当长度的毫针针刺足三里、合谷、关元、八髎、肾俞，以患者感到局部酸胀感为宜并留针30分钟。

（陈　静）

第三节　外科感染

感染是指在一定条件下，病原微生物入侵机体组织，在其中生长繁殖并与机体相互作用，引起一系列局部和（或）全身炎症反应等病理变化的过程。外科感染一般是指需要手术治疗的感染性疾病和发生在创伤或手术后的感染，在外科领域中最常见，占所有外科疾病的1/3～1/2，常分为特异性和非特异性感染。特异性感染如结核、破伤风、气性坏疽、念珠菌病和真菌等，通常需要特定的药物进行治疗；非特异性感染又称化脓性感染或一般性感染，主要有皮肤、软组织、手部急性化脓性感染和全身化脓性感染，如疖、痈、疔、疽、丹毒、败血症、脓血症、菌血症和毒血症等，致病菌常为金黄色葡萄球菌、链球菌、大肠杆菌等，普通的抗菌药即可治疗。

皮肤、软组织和手部急性化脓性感染属于中医学"疮疡"、"外伤染毒"范畴；全身性化脓性感染属于中医学"内陷"、"走黄"范畴。

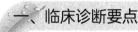

一、临床诊断要点

（一）临床表现

红、肿、热、痛、溃疡及功能障碍是疮疡共同的局部特征，但不一定全部出现。波动感是浅表位置化脓性感染诊断的主要依据，但应注意与血肿、动脉瘤或动静脉瘘相鉴别。深部脓肿波动感可不明显，但其表面组织常有水肿，局部可出现压痛，穿刺有助于深部脓肿的诊断。

（二）体征

全身化脓性感染可出现高热、伴或不伴有寒战、头晕、头痛、关节酸痛、食欲不振、恶心、呕吐或腹泻，病情严重者可出现烦躁、昏迷、脉搏加快、呼吸急促或困难、肝脾肿大、皮肤黏膜见瘀斑瘀点等危重证候。

（三）实验室检查

白细胞计数、中性粒细胞比例增加，WBC$<4\times10^9$/L 或 WBC$>12\times10^9$/L 或发现未成熟的白细胞时，提示病情加重。血小板计数降低。应根据病情做生化、免疫功能等检查。

（四）影像学检查

影像学检查主要用于深部感染的诊断。超声可发现肝、胆、肾、乳腺等的病变，还可发现胸腹腔、关节腔是否有积液。疑似骨关节病变可选择 X 线摄片。其他影像学检查如 CT、MRI 均可辅助诊断。

（五）病原体测定

取脓液或病灶渗液涂片，行革兰染色后在显微镜下观察，可分辨病菌的革兰染色性和菌体形态。同时取脓液、血液、尿液、痰液或穿刺液做细菌培养及药物敏感性试验，必要时重复培养。如疑似结核、包虫病、巨细胞病毒感染应采用其他特殊检测手段以明确病因。

二、中医辨病诊断

（一）诊断依据

1. 局部症状

初期：阳证大多有红、肿、热、痛，伴或不伴有功能障碍；阴证多无红、热、痛，仅有肿块或结节。中期：已成脓者多有波动感。后期：若及时接受手术治疗，使脓液排出通畅则症状逐渐减轻，创面逐渐愈合；若脓液排泄不畅或脓水稀薄，淋漓不断，则症状难消，易生它病。

2. 全身症状

轻者可出现恶寒发热、头身疼痛、口渴纳呆、便秘溲赤、舌红苔黄脉滑数等症状。重者可出现恶心呕吐、烦躁不安、神昏谵语、吐血衄血等热入营血之危重证候。若为阴证患者则可出现骨蒸潮热、持续低热、两颧红赤、手足心热、自汗盗汗等气阴两虚征象。

（二）类证鉴别

1. 疖

疖是一种生于肌肤浅表部位，以局部红、肿、热、痛，突起根浅，肿势局限，脓出即愈为主要表现的急性化脓性疾病。

2. 痈

痈常为单发，较少发生于头面部，初期无头，肿势范围较大，为6～9厘米，一般7～10天成脓，初期即伴有明显全身症状。

3. 颜面疔疮

颜面疔疮初期即有粟粒脓头，跟脚较深，肿势散漫，出脓较疖晚而有脓栓，大多数初期即有明显全身症状。

4. 有头疽

有头疽好发于项背部，初期即有多个粟粒样脓头，后红肿范围扩大，多超过9厘米，溃后状如蜂窝，全身症状明显，病程较长。

三、审析病因病机

（一）外因

外因引起的疮疡最为常见，是疮疡病发病的必备条件。外感六淫邪毒、感受特殊之毒、外来伤害等作用于人体，通过化火、化毒的病理过程外发为疮疡，其最终表现为化火、化毒之征象。

（二）内因

内因既可以是各种致病因素引起的脏腑功能紊乱，也可以是局部脉络虚弱，不耐邪侵，即所谓"最虚之处，便是容邪之地"。

总之，疮疡病病因有外感六淫邪毒、感受特殊之邪、外来伤害、情志内伤、饮食不节、房事劳损等六个方面，虽致病因素不同，但是在疮疡病的形成过程中均能化热生火，同时疮疡病的最终临床表现也常有火热之象。因此，火热毒邪是疮疡病最常见的病因。

四、明确辨证要点

（一）辨阴阳

《疡医大全》说："凡诊视痈疽施治，必先审阴阳，乃医道之纲领。阴阳无谬，治焉有差！医道虽繁，可一言以蔽之曰阴阳而已。"阳证基本病理为血气之热瘀结成毒，局部表现为皮色红赤、肿势高突、伴有灼热和疼痛，常出现发热恶寒、头痛身重、壮热呕恶、便干溲赤、脉浮洪、苔黄或黄腻的症状，预后良好。阴证基本病理为血气之寒凝积久成毒，局部表现为皮肤漫肿塌陷，很少出现灼热或疼痛，全身症状为潮热盗汗、烦躁纳呆、肢倦便溏，舌淡红苔薄白，脉沉细数，不易成脓、不易溃破、不易敛，预后较差。

（二）辨肿

肿是由于经络阻隔、气血凝滞而成。《内经》云："营气不从，逆于肉里，乃生痈肿。"热肿：肿而色红，皮薄有光泽，焮热疼痛，肿势急剧，常见于阳证疮疡，如疔疖初期、丹毒等。寒肿：肿而不硬，皮色不泽，苍白或紫黯，皮肤清冷，常伴有酸痛，得暖则舒，常见于冻疮、脱疽等。风肿：漫肿宣浮，或游走无定，不红微热，疼痛轻微。湿肿：皮肉重垂胀急，深则按之如烂棉不起，浅则光亮如水疱，破流黄水。痰肿：肿势如棉、馒，或硬如结核，不红不热。气肿：肿势皮紧内软，不红不热，常随喜怒消长。实肿：肿势高起，根盘收束。虚肿：肿势平坦，跟盘散漫。肿势的缓急、集散，常为诊断病情虚实、轻重的重要依据。

（三）辨疼痛

痛是由于气血瘀滞，阻塞不通导致的。热痛主要为患者自觉患处灼热疼痛，得寒则减。寒痛得温痛减。风痛主要特征为痛无定处，游移不定，遇风加剧。湿痛自觉肢体沉重，酸胀。化脓痛为疮疡最常见的疼痛形式，表现为痛势急胀，痛无定时，如同鸡啄，按之中软应指，多见于疮疡成脓期。痛与肿结合辨证也有重要意义，先肿而后痛者，其病浅在肌肤；先痛而后肿者，其病深在筋骨。

（四）辨脓

脓是因肌肤之内热盛肉腐蒸酿而成的，也是由气血化生而成的。脓是肿疡在不能消散阶段出现的重要症状。疮疡的出脓是正气载毒外出的表现。阳证脓疡局部按之灼热痛甚，年老体弱者因其反应迟钝，故痛感缓和；阴证脓疡，痛热不甚但酸胀感明显。皮肤肿胀，皮薄光亮者为有脓；深部脓肿，皮肤变化不明显但胀痛较为显著。阳证脓疡局部皮肤温度升高。若肿块触之变软，则脓已成。确认成脓的方法有：按触法、透光法、点压法、穿刺法。脓的性质、色泽和气味可体现元气的盛衰。总之，脓宜稠厚，不宜稀薄；宜明净，不宜污浊；宜排出，不宜滞留。

五、确立治疗方略

根据疮疡形成的病因病机，确立清热解毒、行气活血为疮疡病治疗的基本方法。其具体治疗方法分为内治和外治两个方面。内治指全身治疗，外治指局部治疗，在疮疡的治疗过程中往往采用内外结合的治疗方案。

内科治疗主要采用消、托、补三法治疗疮疡。消、托、补是针对疮疡初期、中期、后期三个不同病理阶段而设立的专门治疗法则。疮疡初期以消法为主，包括汗、下、温、清、行气与和营法。疮疡患者因邪毒蕴结、气血瘀滞、经络阻塞，日久便出现热毒证。早期采用清热解毒法可以抑制或杀死多种病原微生物，通过解热、抗炎、抗病毒、增强免疫力等手段改善炎症的病理过程。清热解毒法无论热毒在表在里，在上在下，在脏在腑均可使用。中期瘀滞化热、热盛肉腐成脓，热盛是病情进一步发展的原因，脓是热盛肉腐的病理产物，因此此期主要应加强清热解毒药的力度，同时佐以透脓脱毒的药物，采用托法，包括扶正托毒、透脓托毒、排脓托毒等方法。后期脓毒外泄，正气损耗，治疗方法以补法为主，补益调治，扶助正气，助其新生。包括补气血、调脾胃、益肝肾为主，但应注意切记不要过早应用补益剂，或以祛邪扶正并用。

外科治疗则是应用药物及手术，配合一定的器械，直接作用于患者体表感染部位，以达到治疗目的的一种方法。根据疮疡的不同时期选择不同的治疗方法，主要包括箍围消肿法、透脓去腐法、生肌收口法三种。箍围消肿法适用于疮疡初期，具有活血、行气、祛风、解毒、消肿、定痛之功效。透脓去腐法主要适用于疮疡中期，脓肿已成，此时应用透脓去腐法使脓液排出，毒随脓泄，达到脱腐新生的目的。透脓去腐法主要有脓肿切开引流法和药物腐蚀代刀破头法。后期主要应用提脓去腐法和生肌收口法，根据肿疡创面的具体情况又分为洗涤、药线、提脓去腐、腐蚀、生肌收口、垫棉法等。

在疮疡阳证疾患过程中出现因正气不足、火毒炽盛、毒不外泄、反陷于里、内攻脏腑的一系列危重证候者，应及时找到并处理原发灶。如清除坏死组织、脓肿切开及引流，并根据原发灶的性质选择合适的抗菌药物，在微生物学结果未获得时应及时、足量、经验性地应用广谱抗生素。一旦药物敏感性试验结果得出后及时调整抗生素应用方案。治疗期间重复做细菌培养和药物敏感性试验，并根据结果选择最佳抗生素治疗方案。当原发灶得以治疗，体温恢复后 36～72 小时可以考虑停药。并定期做细菌学检测，注意真菌感染的出现。治疗过程中密切关注患者生命体征，应卧床休息，维持水、电解质平衡，及时纠正酸碱失衡。必要时反复输血，高热时可采用药物或物理方法降温。

六、辨证论治

（一）疖

1. 热毒蕴结证

（1）抓主症：好发于颈后发际、背部、臀部；轻者疖肿仅有一二个，多者可散发全身，或簇集一处，或此起彼伏。

（2）察次症：发热，口渴，便秘溲赤。

（3）审舌脉：舌红，苔黄，脉数。

（4）择治法：清热解毒，散结消肿。

（5）选方用药思路：热毒蕴结于皮肤，方选五味消毒饮。金银花、野菊花，清热解毒散结；蒲公英、紫花地丁清热解毒；蒲公英利水通淋；紫背天葵子入三焦，除三焦之火。

（6）据兼症化裁：热毒炽盛者加黄连、栀子；小便短赤者加生薏苡仁、泽泻、赤茯苓；大便秘结者加生大黄、芒硝、枳实；脓成溃迟加皂角刺、僵蚕、川芎；疖肿难化者加浙贝母、僵蚕。病情较重者，配合使用合适的抗生素治疗。

2. 暑热浸淫证

（1）抓主症：好发于夏秋季节，以小儿及产妇多见。局部皮肤红肿结块，灼热疼痛，跟脚浅，范围局限。

（2）察次症：发热，口渴，便秘溲赤。

（3）审舌脉：舌红，苔黄，脉数。

（4）择治法：清暑化湿，解毒消肿。

（5）选方用药思路：暑热浸淫，发于皮肤，方选清暑汤加减。连翘清热解毒、消肿散结、疏风散热；天花粉清热生津、消肿排脓；赤芍清热凉血、散瘀止痛；金银花清热解毒、疏散风热；甘草调和诸药；滑石清热解暑、收湿敛疮；车前子清热利尿；泽泻利水渗湿、泄热。

（6）据兼症化裁：疖在头面部者加野菊花、防风；疖在身体下部者加黄柏、苍术、败酱草。

3. 阴虚内热证

（1）抓主症：疖肿此起彼伏不断发生。散发全身各处或固定一处。范围较大，易发展成有头疽。

（2）察次症：口干唇燥，五心烦热。

（3）审舌脉：舌红、苔薄白或薄黄，脉细数。

（4）择治法：养阴清热，解毒消肿。

（5）选方用药思路：本病证属阴虚内热者，方选防风通圣散合增液汤加减。方中防风、荆芥、薄荷、麻黄轻浮升散，解表散寒；大黄、芒硝软坚散结；栀子、滑石清虚热、利水，使热从小便去；桔梗、石膏清肺泻胃；川芎、当归、芍药和血补肝；黄芩清中上之火；连翘清热；白术健脾；甘草调和诸药。增液汤增液润燥，辅助通便。

（6）据兼症化裁：口干唇燥者加天花粉、芦根。

4. 脾胃气虚证

（1）抓主症：疖肿泛发全身，成脓，收口时间长，脓水稀薄。

（2）察次症：面色萎黄，神疲乏力，纳少便溏。

（3）审舌脉：舌淡或边有齿痕，脉细数。

（4）择治法：健脾和胃，清热化湿。

（5）选方用药思路：本病证属脾胃气虚者，方选防风通圣散合参苓白术散加减。防风通圣散解表、清热、攻下。参苓白术散补脾益肺。两方合用健脾和胃、清热化湿。脾虚夹湿者加藿香、佩兰；疖肿难化者加浙贝母、僵蚕；疮面色泽晦暗者加肉桂、熟附子。

（6）据兼症化裁：糖尿病或体质虚弱者，结合降糖、提高免疫力治疗。

（二）痈

1. 初期（热毒蕴结证）

（1）抓主症：皮肉之间突然肿胀，光软无头，迅速结块，表面焮红。

（2）察次症：轻者可无全身症状，重者可出现恶寒发热，头痛身痛，恶心。

（3）审舌脉：口渴，舌苔黄腻，脉弦滑或洪数。

（4）择治法：清热解毒，化瘀散结。

（5）选方用药思路：本病证属热毒蕴结者，方选仙方活命饮加减。仙方活命饮作为"疮疡之圣药，外科之首方"，适用于阳证而体实的各种疮疡肿毒。金银花清热解毒；当归尾、赤芍、乳香、没药、陈皮行气活血通络，消肿止痛；白芷、防风通滞散结，热毒外透；浙贝母、天花粉清热化痰散结，消未成之脓；穿山甲、皂角刺通络，透脓溃坚；甘草清热解毒，调和诸药；煎药加酒者增加全方活血化瘀之力。

（6）据兼症化裁：热盛，红肿痛甚者加黄连、栀子；小便短赤者加生薏苡仁、泽泻、赤茯苓；大便秘结者加承气汤；脓成溃迟者加贝母、僵蚕、皂角刺、川芎。病情较重者应使用有效抗生素治疗。

2. 中期（热盛肉腐证）

（1）抓主症：局部红肿明显，肿势高突，疼痛剧烈，痛如鸡啄。溃后脓出，肿痛消退。

（2）察次症：发热持续不退。

（3）审舌脉：舌红、苔黄，脉数。

（4）择治法：清热和营，透脓脱毒。

（5）选方用药思路：本病证属热盛肉腐者，方选仙方活命饮合五味消毒饮。常用金银花、蒲公英、野菊花、紫花地丁清热解毒；贝母、天花粉清热化痰散结；当归尾、赤芍、甘草、皂角刺、乳香、没药行气活血通络。

（6）据兼症化裁：便秘者加生大黄、枳实；小便黄赤者加生薏苡仁、泽泻、赤茯苓；口渴者加生地黄、石斛、淡竹叶。

3. 后期（气血两虚证）

（1）抓主症：脓水稀薄，疮面肉芽疏松脆弱，色淡红而不鲜或色暗红，愈合缓慢。

（2）察次症：面色无华，神疲乏力，纳少。

（3）审舌脉：舌质淡胖，舌苔少，脉沉细无力。

（4）择治法：益气养血，托毒生肌。

（5）选方用药思路：气血两虚，生肌乏源，方选托里消毒散加减。方中四君益气，四物养血，金银花、白芷、连翘清热解毒。

（6）据兼症化裁：纳差食少者加炒麦芽、鸡内金。

（三）疔（颜面部疔疮）

1. 热毒蕴结证

（1）抓主症：局部肿势高突，色红，跟脚收束。

（2）察次症：发热，头痛。

（3）审舌脉：舌红，脉数。

（4）择治法：清热解毒，化痰散结。

（5）选方用药思路：本病证属热盛肉腐者，方选五味消毒饮或黄连解毒汤加减。方用金银花、蒲公英清热解毒，消痈散结；紫花地丁凉血消痈；野菊花、紫背天葵子清热解毒而治痈疮疔毒；黄芩、黄连、黄柏、栀子共泻三焦之火。

（6）据兼症化裁：毒盛肿甚者加大青叶，重用黄连；壮热口渴者加竹叶、石膏、连翘；大便秘结者加生大黄、芒硝、枳实；肿块较大者加浙贝母；不易出脓者加皂角刺。

2. 火毒炽盛证

（1）抓主症：疮形平坦，肿势散漫，皮色紫黯，焮热疼痛。

（2）察次症：高热，头痛，烦渴引饮，呕恶，便秘溲赤。

（3）审舌脉：舌红苔黄腻，脉数。

（4）择治法：清热凉血，解毒消肿。

（5）选方用药思路：本病证属火毒炽盛者，方选清热地黄汤、黄连解毒汤、五味消毒饮加减。方用金银花、蒲公英清热解毒，消痈散结，紫花地丁凉血消痈，野菊花、紫背天葵子清热解毒而治痈疮疔毒，黄芩、黄连、黄柏、栀子共泻三焦之火，生地黄凉血散结。

（6）据兼症化裁：痛甚者加乳香、没药；大便秘结者加生大黄、芒硝；不易出脓者加皂角刺。

（四）走黄（毒盛入血证）

（1）抓主症：原发病灶处忽然疮顶陷黑无脓，肿势散漫，迅速向周围扩散，边界不清，皮色转为暗红。

（2）察次症：寒战高热，头痛，烦躁，胸闷，四肢酸软无力，舌质红绛。

（3）审舌脉：舌苔多黄燥，脉洪数或弦滑数。

（4）择治法：清热凉血，解毒散结。

（5）选方用药思路：本病证属毒盛入血者，方选五味消毒饮、黄连解毒汤、犀角地黄汤加减。方用金银花、蒲公英清热解毒，消痈散结；紫花地丁凉血消痈；野菊花、紫背天葵子清热解毒而治痈疮疔毒；黄芩、黄连、黄柏、栀子共泻三焦之火；犀角凉血清心而解毒；生地黄凉血滋阴；芍药、牡丹皮活血散结。

（6）据兼症化裁：壮热不退，神识昏糊者，加紫雪丹，或安宫牛黄丸以清热凉血，解毒开窍；大便秘结者，加生大黄、元明粉泄热通便；痉厥抽搐者，加水牛角、钩藤镇惊息风。

七、中成药选用

（1）二丁颗粒，清热解毒，利湿退黄。其主要成分为紫花地丁、蒲公英、半边莲。

（2）蒲地蓝消炎片，清热解毒，抗炎消肿。其主要成分为蒲公英、黄芩、苦地丁、板蓝根。

（3）新癀片，清热解毒，活血化瘀，消肿止痛。其主要成分为肿节风、三七、人工牛黄、肖梵天花、珍珠层粉。

八、单方验方

（1）抽脓散组成：炙蜣螂、白芷、甲片，共研细末后掺于疮口内，腐肉自脱，脓浊自出。适用于疮口内腐肉不脱，脓水不多者，并可用于瘘管（《杂病源流犀烛》）。

（2）冲和膏组成：赤芍2两，白芷1两，防风1两，独活3两，龙脑3钱，石菖蒲1两5钱。功能主治：外症初起，坚肿色淡。用法用量：临用时姜汁、醋调敷，每日1换。功能温经活血通络。主治痈疽发背，阴阳不和，冷热瘀凝者（《古方汇精》）。

（3）芋根糊：野芋根1只。用醋磨如糊状，涂抹患处。功能清热消肿。主治脑后疽（即对口疽）（《上海中医药杂志》）。

九、中医特色技术

（一）灸法

灸法适用于疮疡初期坚肿，特别是阴寒毒邪凝滞筋骨而正气虚弱难以起发，不能托毒外达者；或溃疡久不愈合，脓水稀薄，肌肉僵化，新生肉芽迟缓者。灸法多用隔药灸，即捣药成饼或切药成片，上置艾炷，于疮上灸之。灸炷的大小，炷数的多少须视疮形的大小及疮口的深浅而定。总的原则是务必使药力达到病所，使痛者灸至不痛，不痛者灸至觉痛为止。临床应注意疗疮等是热阳证不宜使用灸法。

（二）火针烙法

火针烙法是一种将针具烧红后刺激患部的治疗方法。其原理是借着灼烙的方法代替开刀，从而做到引流脓肿并能防止出血。适用于肉厚脓深的阴证疮疡。

（三）"洞式切口"中药捻引流

"洞式切口"中药捻引流适用于任何类型的脓肿（包括甲沟炎、脓性指头炎、肛周脓肿等）。

十、西医治疗

对于病情较轻者主要以局部治疗为主，早期未破溃的炎性结节可用热敷、超短波等物理疗法；若脓肿已经形成，或已有破溃，引流不畅者需及时做切开引流。手术时机以病变区中央有皮下坏死，软组织肿胀为宜，不宜过早或过迟。在静脉麻醉下做广泛切开引流，清除脓液、坏死组织，尽量保留切口周围皮片。一般用"十"字或"十十"字切口，有时亦可作"Ⅲ"形切口。切口长度不应超过正常皮肤，但应深达筋膜，尽量清除坏死组织，伤口内用纱布或油纱填塞止血。术后每日换药，并注意纱布条应填塞至伤口每个角落，掀起皮瓣边缘，以利于引流。伤口内用生肌膏促进肉芽生长。待肉芽组织健康时可考虑植皮，以缩短疗程。

对于病情较重已出现脓毒血症临床表现者应从处理原发感染病灶、应用抗生素及增强机体抵抗力等方面入手。及早处理原发感染病灶和迁徙病灶。脓肿应及时切开引流；异物、坏死组织应及时祛除，避开死腔，充分引流；急性腹膜炎、化脓性胆管炎等应及时手术，修补穿孔、解除梗阻、去除病因；静脉导管引起脓毒症感染时拔除导管是控制感染的关键措施。根据原发灶的性质，经验性选择抗菌药物，通常选用广谱抗生素或联合应用两种抗菌药物。随后根据疗效、病情演变、细菌培养及药敏选择针对性的抗菌药物。应用抗生素应做到早期、足量。病情好转后应及时停药。重症患者应加强监护，注意生命体征、神志、尿量、动脉血气分析等。对贫血、低蛋白血症的患者可输新鲜血液、清蛋白等改善患者状况。纠正水、电解质紊乱及酸碱失衡，控制血糖在生理范围之内，对原有基础性疾病应加以控制。

十一、各家发挥

（1）王玉以三虫（土鳖虫、蜈蚣、地龙）为主药，配伍蒲公英、鸡血藤、薏苡仁、生地黄、黄柏等药物，组成自拟三虫汤治疗慢性复发性丹毒。研究结果表明，三虫汤中三味虫药，相辅相成，有收通经络、攻瘀散结、解毒祛风之功，治疗慢性复发性丹毒疗效显著。

（2）闫伟、朱晓男用自制水调散（等量黄柏、煅石膏干燥后研磨成粉，冲水调成糊状）外敷治疗下肢丹毒患者，平均治愈时间为10天。临床试验表明，水调散外敷具有直达病灶、见效快、疗程短、取用方便的特点。

（陈　静）

第四节 外科急腹症

急腹症是一组起病急、变化多、进展快、病情重，需要紧急处理的腹部病症。急腹症的诊断、鉴别诊断，以及处理时机和方法的正确把握非常重要，一旦延误诊断，处理失当，常危及生命。常见的急腹症包括：急性阑尾炎、溃疡病急性穿孔、急性肠梗阻、急性胆道感染及胆石症、急性胰腺炎、腹部外伤、泌尿系结石及异位妊娠子宫破裂等。

外科急腹症相当于中医学的"腹痛"范畴。

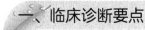

一、临床诊断要点

（一）主要症状

1. 腹痛

（1）腹痛的部位：最先发生的部位可能是病变的原发部位。如胃、十二指肠溃疡穿孔开始在上腹部痛，当穿孔后消化液流向下腹，此时腹痛扩展至右下腹乃至全腹，易与阑尾炎穿孔相混。急性阑尾炎为转移性腹痛，开始在脐周或上腹部，为炎症刺激性内脏痛，当炎症波及浆膜或阑尾周围壁层腹膜时，则表现为右下腹痛。腹痛最明显的部位常是病变最严重的部位，如有腹膜刺激征，则常提示该部位有腹膜炎。

（2）腹痛的性质：持续性剧烈钝痛，患者为了减轻腹痛采用侧卧屈膝体位，咳嗽、深呼吸和大声说话均加重疼痛，定位准确，提示该部位壁层腹膜炎症刺激——急性腹膜炎。持续性胀痛常为脏层腹膜受扩张牵拉所致，按压腹部疼痛加重，如麻痹性肠梗阻、肝脏肿瘤等。阵发性绞痛，为空腔脏器平滑肌阵发性痉挛所致，常提示消化道、胆道或输尿管存在梗阻因素，如机械性肠梗阻、胆道结石、蛔虫、肿瘤，输尿管结石等。持续性疼痛阵发性加剧，表现梗阻与炎症并存，常见于绞窄性肠梗阻早期、胆道结石合并胆囊炎、胆囊结石合并胆囊炎等。

（3）腹痛的程度：分为轻度（隐痛），中度和重度（剧痛），表示病变的轻、中、重，但也因个人耐受程度有所差异。

2. 消化道症状

（1）厌食：小儿急性阑尾炎患者常先有厌食。

（2）恶心、呕吐：腹痛发生后常伴有恶心和呕吐。

（3）排便：胃肠道炎症患者多伴有便频；消化道梗阻患者多表现为便秘；消化道肿瘤患者常伴有血便。

3. 其他伴随症状

腹腔器官炎症性病变通常伴有不同程度的发热。急性胆管炎患者可伴有高热、寒战和黄疸。消化道出血患者可见贫血貌。有尿频、尿急、尿痛者应考虑泌尿系疾患。

（二）体征

一般急性腹膜炎患者多下肢屈曲，静卧惧动，腹式呼吸减弱。腹腔内出血者常有面色苍白、脉快弱或休克。空腔器官梗阻患者常辗转不安。肠梗阻可见腹胀、肠型；见胃型及胃蠕动波则提示幽门梗阻。一般分为轻、中、重 3 度：轻度为手压至腹膜层；中度是压至肌层；重度是压在皮下即出现该体征，重度又称"板状腹"，常提示可能有急性消化道穿孔、绞窄性肠梗阻或急性出血坏死性胰腺炎等严重弥漫性腹膜炎情况。触诊时还应注意肝、胆囊、脾可否扪及，其硬度及表面性状，有无触痛；可否扪及异常包块或肠袢等。叩诊移动性浊音，有则提示腹腔积液，可能为腹膜炎或腹腔内出血起。肝区叩痛可能有肝脓肿或胆道感染，肾区叩痛可能有肾结石。听诊肠鸣音亢进常见于机械性肠梗阻和急性胃肠炎，高调、金属音和气过水声是机械性肠梗阻的特征。肠鸣减弱指 1 分钟以上听到 1 次肠鸣；肠鸣消失指 3 分钟以上不能闻及肠鸣，常见于急性腹膜炎及麻痹性肠梗阻。振水声提示幽门梗阻或急性胃扩张。腹部扪及膨胀随动脉搏动之包块，且闻及血管杂音，提示腹主动脉瘤。

（三）实验室检查

白细胞计数和分类有助于诊断炎症及其严重程度；血红蛋白下降可能有腹腔内出血；血小板进行性下降，应考虑有无合并弥散性血管内凝血，提示需进一步检查；尿中有大量红细胞提示泌尿系结石或肾损伤；血尿淀粉酶增高提示急性胰腺炎；严重水、电解质和酸碱紊乱提示病情严重；血直接胆红素升高，伴转氨酶升高，提示胆道阻塞性黄疸；尿素氮、肌酐增高可能是原发病合并急性肾功能障碍或尿毒症性腹膜炎。

（四）影像学检查

影像学检查包括腹部 X 线检查、超声、CT、MRI 等。腹部 X 线照片或透视发现膈下有游离气体，对诊断胃、十二指肠溃疡穿孔、小肠或肠憩室穿孔很有帮助。腹脂线及腰大肌影模糊或消失提示有腹膜炎。急性机械性肠梗阻表现为梗阻以上的肠管扩张、积气及多个气液面；麻痹性肠梗阻为全肠道（包括结肠）扩张、积气，是全腹膜炎的特征之一；发现孤立性肠管扩张伴液气面，应考虑闭袢性肠梗阻。怀疑肠套叠、肠扭转、结肠肿瘤，在无肠绞窄、腹膜炎的情况下可行钡灌肠 X 线照片。腹部平片发现高密度钙化灶有助于肾、输尿管结石，胰管结石，胰腺炎及小部分胆囊结石的诊断。超声检查对肝、胆道、肾、输尿管、子宫、附件疾病，以及腹腔有无腹腔积液、脓肿有较大诊断价值。超声检查还有助于对腹主动脉瘤、动静脉瘘、动静脉血栓形成或栓塞，以及血管畸形等的诊断。CT、MRI 对肝、胆、胰、脾、肾、腹部占位病变及血管疾病的诊断更有价值。

二、中医辨病诊断

（一）诊断依据

以胃脘以下，耻骨毛际以上部位的疼痛为主要表现，腹壁按之柔软，可有压痛，但无肌紧张及反跳痛。常伴有腹胀，矢气，以及饮食、大便的异常等脾胃症状。起病多缓慢，腹痛的发作和加重，常与饮食、情志、受凉、劳累等诱因有关。

（二）类证鉴别

1. 胃痛

胃痛在上腹胃脘部，位置相对较高；腹痛在胃脘以下，耻骨毛际以上部位，位置相对较低。胃痛常伴脘闷，嗳气，泛酸等胃失和降，胃气上逆之症；而腹痛常伴有腹胀，矢气，大便性状改变等腹疾症状。

2. 内科其他疾病中的腹痛

许多内科疾病中出现的腹痛，为该病的一个症状，其临床表现均以该病的特征为主。如痢疾虽有腹痛，但以里急后重，下痢赤白脓血为特征；积聚虽有腹痛，但以腹中有包块为特征，而腹痛则以腹痛为特征。

3. 妇科腹痛

妇科腹痛多在小腹，与经、带、胎、产有关，伴有诸如痛经、流产、异位妊娠、输卵管破裂等经、带、胎、产的异常。

三、审析病因病机

（一）饮食不节

饮食不节，暴饮暴食，损伤脾胃，饮食停滞；恣食肥甘厚腻辛辣，酿生湿热，蕴蓄肠胃；误食馊腐，饮食不洁，或过食生冷，致寒湿内停等，均可损伤脾胃，腑气通降不利，气机阻滞，而发生腹痛。

（二）瘀血内阻

瘀血内阻，跌仆损伤，络脉瘀阻，或腹部手术，血络受损，或气滞日久，血行不畅，或腹部脏腑经络疾病迁延不愈，久病入络，皆可导致瘀血内阻，而成腹痛。

（三）蛔虫内扰

蛔虫内扰肠胃，以致气机逆乱，胃失和降，故腹痛时作时止。

（四）外邪入体

入侵六淫外邪，侵入腹中，可引起腹痛。伤于风寒，则寒凝气滞，导致脏腑经脉气机阻滞，不通则痛。因寒性收引，故寒邪外袭，最易引起腹痛。若伤于暑热，外感湿热，或寒邪不解，郁久化热，热结于肠，腑气不通，气机阻滞，也可发为腹痛。

（五）情志失调

情志失调抑郁恼怒，肝失条达，气机不畅；或忧思伤脾，或肝郁克脾，肝脾不和，气机不利，均可引起脏腑经络气血郁滞，引起腹痛。若气滞日久，还可致血行不畅，形成气滞血瘀腹痛。

（六）阳气虚弱

素体脾阳不足，或过服寒凉，损伤脾阳，内寒自生，渐至脾阳虚衰，气血不足，或肾阳素虚，或久病伤及肾阳，而致肾阳虚衰，均可致脏腑经络失养，阴寒内生，寒阻气滞而生腹痛。

综上所述，外科腹痛的病因病机，不外寒、热、虚、实、血瘀、虫等方面，但其常常相互联系，相互影响，相因为病，或相兼为病，病变复杂。如寒邪客久，郁而化热，可致热邪内结腹痛；气滞日久，可成血瘀腹痛等。腹痛的部位在腹部，脏腑病位或在脾，或在肠，或在气在血，或在经脉，需视具体病情而定，所在不一。形成本病的基本病机是脏腑气机不利，经脉气血阻滞，脏腑经络失养，不通则痛。

四、明确辨证要点

（一）辨郁证

本病常见患者部位或经络分布区突然胀痛、绞痛或窜痛，上及胸胁肩背，下引腰骶小腹，伴有恶心呕吐、噫气等现象，舌苔多白腻，脉有弦滑。急性阑尾炎、胆囊炎、胆石症和其他急腹症，病情尚轻和病情较短时，多属此证，郁滞血瘀则可见瘀证，必及时理气开郁才能控制急腹症的发展。

（二）辨结证

本证多由郁证转化而来，亦可由热、湿、食、虫等病邪结聚所致。常见症状多为脘腹痞满胀痛，坚而拒按，恶心呕吐、大便秘结，舌苔黄厚，脉象沉实有力。如急性肠梗阻、急性胰腺炎、胆囊炎、胆石症等。急宜采用散结导滞，通里攻下之法。

（三）辨热证

本证多由郁久化热或里实热盛而成。包括发热或寒战高热、烦躁、汗出、口渴喜饮、大便干燥、小便黄赤、舌苔黄厚而燥，脉象洪大而数等实热症状和高热久稽、午后热甚、汗出不解、渴不欲饮、脘腹胀满、大便臭秽、小便浑浊，或见黄疸，脉象濡数，苔黄厚而腻等湿热症状，前者当泻热通里，后者宜清热利湿。

（四）辨瘀证

急腹症较多见的是此症，表现为疼痛剧烈，如刺如绞，甚则如锥，部位比较固定，拒按，或可触到包块，皮肤有时出现瘀斑，舌质紫暗，脉象沉涩。往往与郁、结、热证相互夹杂，造成急性瘀血、化脓或溃败，如急性化脓性阑尾炎、出血性胰腺炎、宫外孕破裂出血等。

五、确立治疗方略

对于病情较轻，周身情况好的患者，首选中西医结合非手术治疗。

急腹症具有发病急、变化快、病情重的特点，如不及时治疗，常可发生许多并发症，以致危及生命。中医治疗本病的原则是"急则治其标"，而且侧重在一个"通"字。所以，我国在一个较长时期内，开展急腹症非手术治疗是以"痛、吐、胀、闭、烧"症状为主攻方向，集中采用"通里攻下"的治疗方法。但是随着临床的不断实践，体会到通里攻下一法达不到根本治疗急腹症的目的，因而发展和形成了如下五种常用大法。①理气开郁法；②通里攻下法；③清热解毒法；④活血化瘀法；⑤补益扶正法。

六、辨证论治

1. 寒邪内阻证

（1）抓主症：腹痛急起，剧烈拘急，得温痛减，遇寒尤甚。

（2）察次症：恶寒身蜷，手足不温，口淡不渴，小便清长，大便自可。

（3）审舌脉：舌红苔薄白，脉沉紧。

（4）择治法：温里散寒，理气止痛。

（5）选方用药思路：寒邪内阻，凝滞肠腹，方选良附丸合正气天香散加减。方中高良姜、干姜、紫苏温中散寒，乌药、香附、陈皮理气止痛。

（6）据兼症化裁：若腹中雷鸣切痛，胸胁逆满，呕吐，为寒气上逆者，用附子粳米汤温中降逆；若腹中冷痛，周身疼痛，内外皆寒者，用乌头桂枝汤温里散寒；若少腹拘急冷痛，寒滞肝脉者，用暖肝煎暖肝散寒；若腹痛拘急，大便不通，寒实积聚者，用大黄附子汤以泻寒积；若脐中痛不可忍，喜温喜按者，为肾阳不足，寒邪内侵，用通脉四逆汤温通肾阳。

2. 湿热积滞证

（1）抓主症：腹部胀痛，痞满拒按，得热痛增，遇冷则减。

（2）察次症：胸闷不舒，烦渴喜冷饮，大便秘结，或溏滞不爽，身热自汗，小便短赤。

（3）审舌脉：舌红苔黄燥或黄腻，脉滑数。

（4）择治法：通腑泄热，行气导滞。

（5）选方用药思路：本病证属湿热积滞者，方选大承气汤加减。方中大黄苦寒泄热，攻下燥屎；芒硝咸寒润燥，软坚散结；厚朴、枳实破气导滞，消痞除满，四味相合，有峻下热结之功。

（6）据兼症化裁：若燥结不甚，大便溏滞不爽，苔黄腻，湿象较显者，可去芒硝，加栀子、黄芩、黄柏苦寒清热燥湿；若少阳阳明合病，两胁胀痛，大便秘结者，可用大柴胡汤；若兼食积者，可加莱菔子、山楂以消食导滞；病程迁延者，可加桃仁、赤芍以活血化瘀。

3. 饮食停滞证

（1）抓主症：脘腹胀痛，疼痛拒按，嗳腐吞酸，厌食。

（2）察次症：痛而欲泻，泻后痛减，粪便奇臭，或大便秘结。

（3）审舌脉：舌苔厚腻，脉滑。

（4）择治法：消食导滞。

（5）选方用药思路：本病证属饮食停滞者，方选枳实导滞丸。方中大黄、枳实、神曲消食导滞；黄芩、黄连、泽泻清热化湿；白术、茯苓健脾和胃。尚可加木香、莱菔子、槟榔以助消食理气之力。

（6）据兼症化裁：若食滞较轻，脘腹胀闷者，可用保和丸消食化滞。若食积较重，也可用枳实导滞丸合保和丸化裁。

4. 气机郁滞证

（1）抓主症：脘腹疼痛，胀满不舒，痛引两胁，时聚时散，攻窜不定。

（2）察次症：得嗳气矢气则舒，遇忧思恼怒则剧。

（3）审舌脉：苔薄白，脉弦。

（4）择治法：疏肝解郁，理气止痛。

（5）选方用药思路：本病证属气机郁滞者，方选柴胡疏肝散加减。方中柴胡、枳壳、香附、陈皮疏肝理气，芍药、甘草缓急止痛，川芎行气活血。

（6）据兼症化裁：若气滞较重，胁肋胀痛者，加川楝子、郁金以助疏肝理气止痛之功；若痛引少腹睾丸者，加橘核、川楝子以理气散结止痛；若腹痛肠鸣，气滞腹泻者，可用痛泻要方以疏肝调脾，理气止痛；若少腹绞痛，阴囊寒疝者，可用天台乌药散以暖肝温经，理气止痛；肠胃气滞，腹胀肠鸣较著，矢气即减者，可用四逆散合五磨饮子疏肝理气降气，调中止痛。

5. 瘀血阻滞证

（1）抓主症：腹痛如锥如刺，痛势较剧，腹内或有结块，痛处固定而拒按，经久不愈。

（2）察次症：恶心呕吐，发热，大便秘结。

（3）审舌脉：舌质紫暗或有瘀斑，脉细涩。

（4）择治法：活血化瘀，理气止痛。

（5）选方用药思路：本病证属瘀血阻滞者，方选少腹逐瘀汤加减。方中当归、川芎、赤芍等养血活血，蒲黄、五灵脂、没药、延胡索化瘀止痛，小茴香、肉桂、干姜温经止痛。

（6）据兼症化裁：若瘀热互结者，可去肉桂、干姜，加丹参、赤芍、牡丹皮等化瘀清热；若腹痛气滞明显者，加香附、柴胡以行气解郁；若腹部术后作痛，可加泽兰、红花、三棱、莪术，并合用四逆散以增破气化瘀之力；若跌仆损伤作痛，可加丹参、王不留行，或吞服三七粉、云南白药以活血化瘀；若少腹胀满刺痛，大便色黑，属下焦蓄血者，可用桃核承气汤活血化瘀，通腑泄热。

6. 中虚脏寒证

（1）抓主症：腹痛绵绵，时作时止，痛时喜按，喜热恶冷，得温则舒，饥饿劳累后加重，得食或休息后减轻。

（2）察次症：神疲乏力，气短懒言，形寒肢冷，胃纳不佳，大便溏薄，面色不华。

（3）审舌脉：舌质淡，苔薄白，脉沉细。

（4）择治法：温中补虚，缓急止痛。

（5）选方用药思路：本病证属中虚脏寒者，方选小建中汤加减。方中桂枝、饴糖、生姜、大枣温中补虚，芍药、甘草缓急止痛。尚可加黄芪、茯苓、人参、白术等助益气健脾之力，加吴茱萸、干姜、川椒、乌药等助散寒理气之功。

（6）据兼症化裁：若产后或失血后，症见血虚者，可加当归养血止痛；食少，饭后腹胀者，可加谷麦芽、鸡内金健胃消食；大便溏薄者，可加芡实、山药健脾止泻；若寒偏重，症见形寒肢冷，肠鸣便稀，手足不温者，则用附子理中汤温中散寒止痛；腰酸膝软，夜尿增多者，加补骨脂、肉桂温补肾阳；若腹中大寒痛，呕吐肢冷者可用大建中汤温中散寒。

7. 虫扰腹痛证

（1）抓主症：心腹懊㤞，往来上下，脐周腹痛，痛有休止，或有块起，腹热善渴，面色乍青、乍白、乍赤，吐清水者。

（2）察次症：恶心呕吐，面色苍白。

（3）审舌脉：舌红苔黄腻，脉弦。

（4）择治法：祛除蛔虫，调理脾胃。

（5）选方用药思路：本病证属虫扰腹痛者，方选乌梅丸加减。方用乌梅、川椒、细辛酸辛安蛔；黄连、黄柏苦可下蛔，寒可清热；干姜、附子、桂枝温脏祛寒；人参、当归补气养血。

（6）据兼症化裁：若虫结成团，腑气团结，症见腹部攻撑作痛，呕吐，便秘，矢气，并有虫瘕，苔薄腻或黄腻，脉弦，宜通里攻下，用大承气汤加减。

七、中成药选用

（1）保和丸，消食导滞，理气止痛。主要成分为山楂（焦）、六神曲（炒）、半夏（制）、茯苓、陈皮、连翘、莱菔子（炒）、麦芽（炒）。

（2）柴胡疏肝丸，调气疏肝，解郁散结。其主要成分为柴胡、陈皮（醋炒）、川芎、香附、枳壳（麸炒）、芍药、炙甘草。

（3）乌梅丸，温脏安蛔。其主要成分为乌梅肉、黄连、黄柏、附子（制）、干姜、桂枝、细辛、青椒（去目）、人参、当归。

八、单方验方

（1）白梅花5克，白朴花10克。用法：取干净白梅花瓣置杯中，另将白朴花置锅内加水200毫升煮取100毫升，去渣，趁沸冲入梅花杯中盖焗片刻。每日1剂，随意饮服，疗程不限。1岁以下小儿可加少许红糖调味。治疗乳食积滞（《小儿常见病单验方》）。

（2）木香槟榔丸：木香、槟榔、青皮、陈皮、莪术（烧）、黄连（麸炒）各30克，黄柏、大黄各90克，炒香附、牵牛子各120克制法上为细末，水泛为丸，小豆大。功能主治：行气导滞，攻积泄热。治积滞内停，脘腹痞满胀痛，大便秘结，以及赤白下痢，里急后重等。用法用量：每服30丸，食后生姜煎汤送下（《儒门事亲》）。

（3）香连丸：木香15克，黄连22.5克（去须微炒），诃黎勒15克（煨，用皮），肉豆蔻12枚（去壳），丁香7.5克。制法：上药捣罗为末，以烧饭和丸，如黍粒大。功能主治：治小儿乳食不节，肠胃虚弱，冷热失调，下赤白痢，腹内疠痛，日夜频作，不欲饮食。用法用量：每服以粥饮送下5丸，日三四服（《太平圣惠方》）。

九、中医特色技术

（一）针灸

1. 针刺疗法

主穴：下脘、关元、天枢、足三里、太冲。

配穴：寒邪内积加神阙、公孙；湿热壅滞加阴陵泉、内庭；气滞血瘀加膻中、血海；脾阳不振加脾俞、肾俞。

操作：关元虚证用补法，实证用平补平泻法；太冲用泻法，其余主穴用平补平泻法。配穴按虚补实泻法；寒证可用艾灸。腹痛发作时，足三里持续强刺激1～3分钟。

2. 耳针法

选胃、大肠、小肠、肝、脾、交感、神门、皮质下。毫针刺，每次选2～4穴，疼痛时用中强刺激捻转，亦可用掀针或王不留行籽按压。适用于急慢性肠炎引起的腹痛。

（二）穴位注射法

穴位注射法选天枢、足三里。用异丙嗪和阿托品各 50 毫克混合液，每穴注入 0.5 毫升药液，每日 1 次。

十、西医治疗

凡病变严重、病情复杂及周身情况不佳者，均应在经过必要的术前准备后，及时采用手术或其他介入治疗。具体有以下三种情况：

（1）感染及中毒症状明显已有休克或先兆休克表现的急腹症，如各种原因引起的腹膜炎，绞窄性肠梗阻等。

（2）难于用非手术疗法治愈者如各种外疝及先天性畸形所引起的肠梗阻、肿瘤所致的各类急腹症、胆囊结石引起的梗阻性或坏疽性胆囊炎，以及胆总管下端结石引起的梗阻性黄疸及胆道感染等。

（3）反复发作者局部病变虽不严重，但由于反复发作，需经手术切除病变以防止复发者。如复发性阑尾炎、反复发作的胆囊结石等。

具体措施如下所述：

1. 体液疗法

应根据病史、体检、化验室检查及出入量记录，对液体及电解质失衡情况作出初步评估，及时补充日需要量及额外丢失量，并继续调整病期失衡量。

2. 胃肠减压

进行胃肠减压是治疗重症急腹症的措施之一。

3. 抗生素的应用

炎症进展快，病情重，需尽快采取有效措施阻止病情恶化者，可抗生素与中药并用；对于准备进行手术治疗的患者，可早期开始使用抗生素，手术后一般应常规使用。

4. 激素及其他药物的应用

在急腹症的治疗中，肾上腺皮质激素主要用于：①并发感染性休克的炎性急腹症的抢救；②在阑尾脓肿或阑尾炎腹膜炎后期，对于形成的条索及硬结，给予小剂量激素；③对于某些与自身免疫疾病有关的急腹症，如硬化性胆管炎及克罗恩病等，在急性症状控制后，使用激素以期控制其病情的发展。

十一、各家发挥

（一）急性胰腺炎

通过多年的研究，不少学者采用疏肝利胆、清热通腑法治疗急性胰腺炎，取得了较好的疗效。适应证为急性水肿型胰腺炎，急性胰腺炎的某些并发症，出血坏死型胰腺炎早期一般情况较好，血压稳定，腹腔渗液不多者。治疗方法是入院后不用胃肠减压，不严格禁食，尽快给患者单味大黄汤 100 毫升，每 1～2 小时服 1 次，每日 5～8 次，直至腹痛等症状显著减轻后逐渐减量。一天内所用大黄的最大量为 1700 毫升，合 500 克，如有呕吐则吐多少补多少，严重者则加用大黄汤灌肠，或用针灸等止吐。病情重或伴有并发症时则加用抗生素，体征消失后采用精黄片，每次 3 片，每日 1～2 次，保持每日有 1～2 次大便，作巩固治疗直至出院。

（二）肠易激综合征

周仲瑛治疗肠易激综合征的经验是脾阴虚损，补脾益阴忌用温燥；虚实夹杂，理中清肠寒热并用；肝脾不和，抑肝扶脾兼调情志。其认为脾阴虚的表现为大便溏泻，进食生冷油腻加重，不思饮食，食后腹胀，口干唇燥，形体消瘦，五心烦热，舌红而干或有裂纹，苔少或光剥，脉细。治宜补脾阴，健脾运，禁用香燥温药。常用药有太子参、山药、白扁豆、石斛、炒白芍、炙鸡内金、生麦芽等。

（陈　静）

第七章　常见肛肠疾病

第一节　痔

　　痔是直肠末端黏膜下和肛管皮肤下的直肠静脉丛发生扩大、曲张所形成的柔软静脉团，或肛缘皮肤结缔组织增生或肛管皮下静脉曲张破裂形成的隆起物。发病率比较高，故有"十人九痔"之说，多发病于20～40岁以上的成年人，随着年龄的增长发病率逐渐升高，女性多于男性。根据发病部位不同，痔分为内痔、外痔及混合痔。

　　内痔是指生于肛门齿线以上，直肠末端黏膜下的痔内静脉丛扩大、曲张形成的柔软静脉团。内痔是肛门直肠疾病中最常见的病种，与西医病名相同。内痔好发于截石位3、7、11点，其主要临床表现有便血、痔核脱出、肛门不适感。

　　外痔是指发生于齿线以下的肛管痔外静脉丛扩大曲张，或破裂，或肛门皮肤因反复炎症刺激增生而成的疾病。其临床特点是肛门坠胀、疼痛、异物感。根据临床表现和病理特点不同可分为静脉曲张性外痔、血栓性外痔、结缔组织外痔。

　　混合痔是指内、外痔静脉丛曲张，相互沟通吻合，使内痔部分和外痔部分形成一个整体。混合痔兼有内外痔的双重表现。

　　中医对本病早有认识，古人说"痔者峙也"，在古代，痔为突出之意，人于九窍中凡有小肉突出者，皆曰痔，不特生于肛门边，如鼻痔、眼痔、牙痔等。但现在痔即指肛门痔。

一、临床诊断要点

（一）内痔

1. 症状

　　（1）间断性便血：内痔多发于成年人，初发常以无痛性便血为主要症状，血液与大便不相混，多在排便时滴血或射血。出血呈间歇性，每因饮酒、过劳、便秘或腹泻时使便血复发和加重，出血严重时可引起贫血。

　　（2）脱出：随着痔核增大，在排便时或咳嗽时可脱出肛外，若不及时回纳，可形成内痔嵌顿，疼痛。

　　（3）肛门不适：肛内分泌物溢出，肛门则出现不适及肛门坠胀感。

2. 肛门检查

（1）肛门视诊：可见脱出的内痔黏膜色红，并可见脱出痔核的数量。

（2）肛门指检：早期内痔指检异常，当内痔反复脱出，痔核激化，可触及痔核较硬。

（3）肛门检查：见齿线上黏膜呈半球状隆起，色鲜红、暗红或灰白。

3. 分期

根据病情轻重程度不同，本病可分为四期：

Ⅰ期：痔核较小，如黄豆或蚕豆大，色鲜红，质柔软，排便时不脱出肛外，大便带血或滴血或便后手纸带血。

Ⅱ期：痔核较大，形似红枣，色暗红，大便时脱出肛外，便后能自行还纳，大便滴血较多或射血一线如箭。

Ⅲ期：痔核更大，如鸡蛋或更大，色灰白，大便时或行走时脱出肛外，不能自行还纳，一般不出血，一旦出血则呈喷射状。

Ⅳ期：痔核脱出后如不尽快还纳，则易出现水肿、大量血栓形成、糜烂坏死嵌顿。

（二）外痔

1. 结缔组织外痔

肛门边缘赘生皮瓣，逐渐增大，质地柔软，一般不痛，无出血，仅觉肛门异物感，当染毒肿胀时才觉疼痛。发生于截石位 6、12 点处的外痔常由肛裂引起。发生于 3、7、11 点处的外痔，多伴内痔。

2. 静脉曲张性外痔

静脉曲张性外痔发生于齿线以下的肛管，局部有椭圆形或长形肿物，触之柔软，在排便或负重远行时肿物增大，并呈紫暗色，按之较硬，平时有异物感，染毒时可肿大疼痛。

3. 血栓性外痔

血栓性外痔好发于夏季，多发生在肛缘截石位 3、9 点处，起病时肛门部突然剧烈疼痛，肛缘皮下可见紫暗圆形肿块，触痛明显，分界清楚，待 3～5 天后疼痛缓解，有时小血块可自行吸收。

（三）混合痔

（1）大便时滴血或射血，出血量较多，便时肛门有肿物脱出，如果合并染毒则嵌顿肿痛，不能还纳，肛门有异物感。

（2）肛查可见混合痔多生于肛门截石位 3、7、11 点处。内、外痔在同一时位跨越齿线连成一个整体，内痔部分如成人拇指头或更大，色紫暗或灰白。

二、中医辨病诊断

（一）诊断依据

1. 内痔

（1）排便常带血或便后出血，色鲜红。

（2）肛门口或大便时可有紫红色肿物突出，数目不等，肛门处可有发胀及疼痛。少数黏膜糜烂，有时肿物脱出不易还纳。

（3）肛门镜检查见齿线上黏膜呈半球状隆起，色鲜红、暗红或灰白，可见糜烂的内痔黏膜及出血的内痔。

2. 外痔

（1）结缔组织外痔是肛门边缘皮赘，逐渐增大，质地柔软，一般不痛，无出血，仅觉肛门异物感，当染毒肿胀时才觉疼痛。

（2）静脉曲张性外痔是发生于齿线以下肛管静脉丛，在排便或负重远行时肿物增大，局部有椭圆形或长形肿物，触之柔软，并呈紫暗色，按之较硬，便后可缓解。

（3）血栓性外痔是肛缘皮下突然出现紫暗圆形肿块，疼痛剧烈，与用力排便有关，分界清楚。

3. 混合痔

（1）排便常带血或便后出血。

（2）肛缘皮赘生长，肛门口或大便时可有紫红色肿物突出，数目不等，肛门处可有发胀、异物感及疼痛。有时肿物脱出不易还纳。

（3）直肠指诊及肛门镜检查可见齿线处黏膜隆起，少数黏膜糜烂，应排除直肠癌及直肠息肉等。

（二）类证鉴别

1. 悬珠痔

其位于肛门齿线附近，呈三角形或圆锥形，质较硬色灰白，可伴有脱出，不出血，可伴有肛门疼痛。外痔位于肛缘，多伴有肛门疼痛，但质地柔软。

2. 息肉痔

息肉痔可有大便带血或少量滴血，色鲜红，与内痔症状相似。但无射血症状，脱出物为单个带蒂肿物，呈草莓状或菜花状，质软，但质地较痔核硬，而内痔脱出物为梅花瓣状，内痔出血较多。

3. 肛痈

肛痈为肛门直肠周围脓肿，突然发病，肛周开始出现一小硬结，有肛门不适感，逐渐长大，肛门疼痛加重，有一个渐进性加重的过程，当脓肿破溃后，肿痛突然消失，但肛周会形成溃口，间断流脓水。血栓性外痔也会出现肛周硬结，肛门疼痛，但是肛门开始就会很痛，然后逐渐减轻。

三、审析病因病机

（一）脏腑本虚

本病多因脏腑本虚，静脉壁薄弱，兼因久坐、负重远行或长期便秘，或泻痢日久，或临厕久蹲努责，或饮食不节，过食辛辣肥甘之品，导致脏腑功能失调，风燥湿热下迫，气血瘀滞不行，阻于魄门，结而不散，筋脉横解而生痔。或因气血亏虚，摄纳无力，气虚下陷，则痔核脱出。

（二）邪毒外侵

结缔组织外痔多由肛门裂伤，邪毒外侵，或大便努责，产育努力，以致气血瘀滞，加之外邪入侵，日久不散，则肌肤增生形成赘皮。血栓性外痔由于肛门痔外静脉破裂，血溢脉外，瘀于皮下，凝结成块。

四、明确辨证要点

（一）辨虚实

大便带血，滴血或喷射而出，血色鲜红，或便血色鲜，量较多，痔核脱出嵌顿，肿胀疼痛，或糜烂坏死；口干不欲饮，口苦，应考虑为风伤肠络或湿热下注，辨证以实证为主。

风热下迫，灼伤肠络，或热积肠道，耗伤津液，以致便结，擦伤痔核血络，热迫血妄行，则见便血，血色鲜红。风性善行，则下血或呈喷射状为风伤肠络。

湿热下迫大肠，迫血妄行，则大便下血；湿热蕴结，经络阻塞，气血瘀滞，则痔核肿物脱出；湿性重浊，则肿胀疼痛；热胜肉腐，则糜烂坏死为湿热下注。

气血经络阻塞，气血瘀滞，则痔核肿物脱出、疼痛为气滞血瘀。

肛门坠胀，痔核脱出，需用手托还，大便带血，色鲜红或淡红，病程日久；面色少华，神疲乏力，纳少便溏，应考虑为脾虚气陷，辨证以脾虚为主。体素弱，脾虚气亏，不能统血，血不循经而溢于脉外，则大便带血；脾虚下陷，则肛门坠胀，痔核脱出肛外；脾虚运化失常，则纳少便溏；脾虚则气血无以荣养肌肤，故见神疲乏力，面色少华。

（二）辨寒热

负重远行，大便努挣，经脉横解，气血瘀滞，则肿物隆起，感染湿热毒邪，气血瘀滞加重，则肿胀疼痛，湿热为患则渗流滋水。

血分有热，加之便时努挣或负重远行，气血瘀滞，血热妄行，脉络破裂，血溢脉外，瘀于皮下则见肛缘肿物，颜色紫暗；血分有热，则口干欲饮；血热内燥，则大便秘结。

（三）辨脏腑

脏腑本虚，静脉壁薄弱，本病的发生，多因饮食不节，过食辛辣，酒色过度，导致脏腑功能失调，湿热内生，下注大肠所致；或因久泻久痢，久坐久立，久忍大便，妇女妊娠而引起阴阳不和。关格壅塞，经脉流溢，渗漏肠间，以致冲发为痔；或因外感风、湿、燥热之邪下冲肛门所致；或因内伤七情，热毒蕴积，气血壅滞下坠，经络不通而瘀滞结聚于肛门，以致冲突为痔。

总的来说，混合痔多因Ⅱ、Ⅲ期内痔未及时治疗，反复脱出，复因妊娠分娩，负重远行，以致筋脉横解，气血瘀滞不散，导致本病发生。

五、确立治疗方略

（1）内痔以便血、脱出及肛门不适为主要症状。便血是由于血络受伤所致，然由于体质不同，感邪之异，又有虚实之分。实者血色鲜红，如滴如射，便秘腹痛拒按，当以祛风清热止血为主。

（2）内痔患者，可因肛门坠胀感而便意频频，或惧怕出血而不敢排便，致使腑气不畅而发生便秘。便秘也有虚实之分，实秘者为实热内结，灼伤津液，胃肠燥结，便干难解，腹满痛；虚秘者气虚肺失肃降，大肠传导无力，或血虚津枯，胃肠燥结，腹胀便秘，心悸自汗。治疗以清热润燥，凉血止血，益气收敛为主。

（3）痔的治疗以外治疗法为主，可根据症情选用熏洗、针灸、结扎、挑痔、手术切除等。如并发感染而局部红肿、疼痛甚至头痛体热者，可配合内服清热解毒、化瘀止痛之剂。

（4）治疗应当遵循三个原则：无症状的痔无须治疗；有症状的痔重在减轻症状或消除炎症，而非根治，以保守治疗为主；当保守治疗无效，患者反复出现便血，脱出及疼痛，影响正常生活时，需要手术治疗。

六、辨证论治

（一）内治法

内治法适用于Ⅰ期、Ⅱ期内痔，或痔核嵌顿继发感染，或年老体弱的内痔患者，或兼有其他慢性病，不宜手术者。

1. 风伤肠络证

（1）抓主症：便带血，滴血或喷射而出，血色鲜红。

（2）察次症：伴口干，大便秘结。

（3）审舌脉：舌红，苔黄，脉数。

（4）择治法：清热凉血祛风。

（5）选方用药思路：本病证属风伤肠络者，方选凉血地黄汤加减。方中生地、当归、赤芍凉血养血，地榆、槐角清热凉血止血，荆芥、防风疏风解表，天花粉清热滋阴，升麻清热解表，黄芩、黄连清热燥湿，枳壳行气宽中，甘草调和诸药。

（6）据兼症化裁：大便秘结者，加厚朴、杏仁、大黄清热通便。

2. 湿热下注证

（1）抓主症：便血色鲜，量较多，痔核脱出嵌顿，肿胀疼痛，或糜烂坏死，肛缘肿物隆起，甚则渗流滋水。

（2）察次症：口干不欲饮，口苦，小便黄。

（3）审舌脉：舌红，苔黄腻，脉滑数。

（4）择治法：清热利湿，止血。

（5）选方用药思路：本病证属湿热下注者，方选止痛如神汤加减。秦艽祛风除湿，桃仁、当归活血化瘀消肿，皂角刺活血消肿，苍术、黄柏、黄连清热燥湿，防风疏风解表，槐花凉血止血，槟榔行气利湿，泽泻清热利尿。

（6）据兼症化裁：疼痛重者合活血散瘀汤加减。加赤芍、川芎活血化瘀，牡丹皮活血行气，茯苓、车前子利湿清热，金银花、紫花地丁清热解毒，苏木活血祛瘀止痛，酒大黄活血化瘀通便，瓜蒌仁润肠通便，甘草调和诸药。便秘者可加枳实、厚朴、大黄清热泻火，行气通便。

3. 气滞血瘀证

（1）抓主症：肛内肿物脱出，甚或嵌顿，甚则内有血栓形成。

（2）察次症：肛管紧缩，坠胀疼痛，肛缘水肿，触痛明显。

（3）审舌脉：舌质红，苔白，脉弦细涩。

（4）择治法：活血祛瘀，行气止痛。

（5）选方用药思路：本病证属气滞血瘀者，方选活血散瘀汤加减，当归、桃仁、赤芍、川芎活血化瘀，牡丹皮活血行气，槟榔、枳壳、厚朴行气导滞通便，苏木活血祛瘀止痛，酒大黄活血化瘀通便，瓜蒌仁润肠通便，甘草调和诸药。

（6）据兼症化裁：可加防风疏风解表。便秘者可加枳实、厚朴、大黄清热泻火，行气通便。

4. 脾虚气陷证

（1）抓主症：肛门坠胀，痔核脱出，需用手托还，大便带血，色鲜红或淡。

（2）察次症：病程日久，头晕，面色少华，神疲乏力，纳少便溏。

（3）审舌脉：舌淡，苔白，脉弱。

（4）择治法：健脾益气。

（5）选方用药思路：脾虚气陷，肛门托举无力，方选补中益气汤加减。方中黄芪、人参、陈皮补气养血，炙甘草补气调中，升麻助黄芪、人参补气升阳举陷，柴胡舒肝解郁，白术温中健脾，地榆、槐角凉血止血。

（6）据兼症化裁：可加茯苓健脾益气，便秘者加火麻仁、肉苁蓉滋阴健脾润肠。

5. 血热瘀阻证

（1）抓主症：肛缘肿物突起，疼痛剧烈，肛缘圆形紫暗肿块，质地较硬，触痛明显。

（2）察次症：口干欲饮，大便秘结。

（3）审舌脉：舌红，苔黄，脉弦。

（4）择治法：清热凉血，消肿止痛。

（5）选方用药思路：本病证属血热瘀阻者，方选凉血地黄汤合活血散瘀汤加减。方中生地、天花粉滋阴清热凉血，地榆、槐角清热凉血，当归、赤芍活血祛瘀止痛，升麻清热解表，升阳举陷，枳壳理气通便，黄芩清热燥湿，荆芥清热凉血解表。

（6）据兼症化裁：便秘者可加火麻仁、厚朴、大黄泻火通便。

（二）外治法

（1）熏洗法：适用于外痔、各期内痔及混合痔者，将药物加水煮沸，先熏后洗，或湿敷。具有收敛止痛消肿等作用，常用五倍子汤、苦参汤等。

（2）敷药法：适用于外痔、各期内痔、混合痔及手术后换药，将药膏或药散敷于患处，具有消肿止痛或收敛止血或生肌收口等作用。常用药物有马应龙痔疮膏、桃花散、全蝎膏等。

（3）塞药法：适用于各期内痔及混合痔，将药物制成栓剂，塞入肛内，具有消肿止痛、止血的作用，如化痔栓、九华痔疮栓、马应龙痔疮栓、普济痔疮栓等。

（三）其他治疗

1. 注射疗法

注射疗法在国内外早已采用，按其作用性质不同，可分为硬化萎缩和坏死枯脱两种方法。由于坏死枯脱疗法常有术后大出血、感染、直肠狭窄等并发症，现常用的是硬化萎缩注射疗法。

（1）适应证：Ⅰ、Ⅱ、Ⅲ期内痔兼有贫血者；内痔不宜手术者；混合痔的内痔部分。

（2）禁忌证：外痔；内痔伴有肛周慢性炎症或腹泻；内痔伴有严重高血压、肝肾及血液疾病者；因腹腔肿瘤引起的内痔和临产期孕妇。

（3）常用药物：硬化萎缩药如消痔灵，5%～10%碳酸甘油，5%鱼肝油酸钠，明矾注射液，内痔散；坏死枯脱药如枯痔液，新六号。

（4）操作方法

1）硬化萎缩注射法：侧卧位，在肛镜直视下直肠内局部消毒，用皮试针抽取5%碳酸甘油或4%～6%明矾液，于痔核最高部位进针至黏膜下层，针头斜向15°进行注射，每个痔核0.3～0.5毫升（其他药物剂量参照该药物说明书），一般每次1～2个痔核。注射当天避免过多活动，24小时内不宜排大便，7～10天后再注射第2次或注射其他痔核。注射不宜太深，否则易引起肌层组织硬化或坏死。

2）消痔灵注射法：侧卧位，肛门常规消毒后，肛周局麻，在肛镜下，或将内痔暴露于肛门外，检查内痔的部位，确定母痔区有无动脉搏动，直肠内0.1%新洁尔灭或络合碘消毒，用不同浓度消痔灵分四步注射：痔的上动脉区注射1∶1浓度（即消痔灵和利多卡因的用量为1∶1）的消痔灵1～2毫升。痔区黏膜下层注射2∶1浓度的消痔灵，在痔核中部进针，刺入黏膜下层后呈扇形注射，使药液尽量充满黏膜下层血管丛中。注入药量的多少以痔核弥漫肿胀为度，一般为3～5毫升。痔区黏膜固有层注射，第二步注射完毕，缓慢退针，多数病例有落空感，可作为针尖退到黏膜肌板上的标志，注药后黏膜呈水泡状，一般注药1～2毫升。洞状静脉区注射，用1∶1浓度的消痔灵，在齿线上0.1厘米处进针，刺入痔体的斜上方0.5～1厘米作扇形注射，一般注药1～3毫升。一次注射总量重5～30毫升。注射完毕，肛内放入凡士林纱条，外盖无菌纱布，胶布固定。本疗法使痔体充分着药，达到彻底萎缩硬化的目的，是目前临床治疗内痔较好的注射方法。

3）坏死枯脱注射法：患者取截石位或侧卧位，在局麻下或腰俞穴麻醉下，充分暴露肛门，使痔核外翻，用0.1%新洁尔灭或络合碘消毒，用小止血钳于齿线上方将痔核一部分夹住拉出固定，右手持盛有坏死枯脱药的注射器，在齿线上0.3～0.5厘米处，刺入内痔黏膜下层，缓慢将药液由低向高，呈柱状注入痔核内，使痔核膨大变色为度，按此逐个将所有内痔注射后，将其还纳肛内。

2. 插药疗法（枯痔钉疗法）

枯痔钉具有腐蚀作用，能使痔核干枯坏死，达到治愈的目的。本方法具有疗效可靠、操作简单、痛苦少等优点，但对纤维化的Ⅲ期内痔疗效较差。枯痔钉的配方分有砒、无砒两种。

（1）适应证：各期内痔及混合痔的内痔部分。

（2）禁忌证：各种急性疾病，严重的慢性疾病，肛门直肠急性炎症，腹泻，恶性肿瘤，有出血倾向者。

（3）操作方法：术前用千分之一肥皂水清洁灌肠一次，然后取侧卧位，将内痔缓慢翻出肛外，以左手食、中指拉紧和固定痔核，做表面消毒。右手拇、食指捏住痔钉的尾段，距齿线上0.3～0.5厘米处，沿肠壁纵轴成25°～35°角方向插入痔核中心，深约1厘米，插钉视痔核大小而定，一般每次插4～6根，间距0.3～0.5厘米，剪除多余的药钉，但应使药钉外露，才能保持固定和防止插口出血。药钉插完后，即将痔核推向肛内，7天左右痔核枯萎脱落。

3. 结扎疗法

结扎疗法是指用丝线结扎痔核根部，以阻断痔核的气血流通，使痔核坏死脱落。结扎疗法分丝线套扎、贯穿结扎、胶圈套扎三种。

（1）适应证：适用于内痔或混合痔的内痔部分，胶圈套扎适用于较小的内痔，丝线套扎法适用于较大的痔核，贯穿结扎适用于特大痔核。

（2）禁忌证：肛门周围有急性脓肿或湿疹者；急慢性腹泻者；因腹腔肿瘤而致病者；临产期孕妇；严重肺结核、高血压及肝脏、肾脏疾患或血液病变者。

（3）操作方法：手术的前一天晚上和手术当日晨用肥皂水灌肠各 1 次。患者取侧卧位，用 0.1%新洁尔灭或络合碘肛周消毒，铺无菌巾，局麻或腰俞穴麻醉后，消毒肛内，扩肛，充分暴露痔核。用弯血管钳夹住痔核基底部，用 7 号或 10 号丝线于止血钳下方结扎痔核、特大痔核宜用贯穿结扎法，用持针器夹住已穿有丝线（7 号丝线）的缝针，将双线从痔核基底中央稍上穿过，将已贯穿痔核的双线交叉放置，并用剪刀沿齿线剪一浅表裂缝，再分端进行"8"字形结扎或"回"字形结扎。结扎完毕后，用弯血管钳挤压被结扎的痔核。也可在被结扎的痔核内注射硬化剂，最后将痔核还纳肛内，再将残留在外的丝线剪去，并将消炎药膏塞入肛内。较小痔核则不需肛周麻醉，可在肛镜下，用套扎器套扎。如果是混合痔，则先将外痔剥离至齿线附近，再用上述方法结扎。环形内痔采取分段结扎。一般先结扎母痔区，其余部分下次再扎，亦可用注射疗法。

4. 结缔组织性外痔切除术

（1）适应证：外痔较大，经常肿痛者。

（2）操作方法：局麻下作放射状梭形切口切除外痔，注意尽量保护肛管皮肤。

5. 静脉曲张性外痔

（1）适应证：单纯静脉曲张性外痔，混合痔的外痔部分。

（2）操作方法：取截石位或侧卧位，常规肛门消毒，局麻或腰俞麻醉，用组织钳提起外痔顶部，以剪刀环绕外痔四周作一放射状梭形切口，再分离皮下曲张的静脉丛，将皮肤连同皮下组织一并切除。术后用凡士林纱条压迫创面。每天用中药溶液坐浴，创面外敷生肌玉红膏，直至痊愈。

6. 血栓性外痔

（1）适应证：血栓外痔较大，7 天内未能吸收者。

（2）操作方法：患者取侧卧位，肛门常规消毒，局麻后，在肿块中央作一放射状切口，用止血钳分离出血块，修剪多余皮瓣，术后用凡士林纱条压迫伤口，每天换药 1 次，直至痊愈。

7. 外痔剥离内痔结扎术

（1）适应证：较严重的混合痔。

（2）操作方法：取截石位或侧卧位，常规消毒肛门部，局部浸润麻醉，充分暴露痔核，将外痔部分作"V"字形或梭形切口，切开皮肤剥离静脉丛，至齿线稍下方，然后用弯止血钳夹住内痔基底部，再用 10 号或 7 号丝线结扎或贯穿结扎内痔，再剪除外痔部分。用相同的方法处理其他痔核。

（3）注意事项：注意保留肛周皮肤，否则易引起肛门变窄，大便难出，易引起丝线滑脱。外痔剥离切口不能太靠上，否则易引起术后大出血。此外，手术中尽量保留肛管皮肤和黏膜，以防术后肛门直肠狭窄。

8. PPH

PPH（痔上黏膜环切术）即痔上黏膜环状切除肛垫悬吊固定术。使用 PPH 吻合器将齿线上 2 厘米痔上方的直肠黏膜环形切除吻合，手术过程约需 10 分钟，术后 24 小时就能正常排便，无疼痛，不影响日常生活质量。

七、中成药选用

（1）全蝎软膏：肛门外敷，可清热解毒止痛，可用于外痔水肿、血栓性外痔、内痔嵌顿水肿疼痛。

（2）九华痔疮膏、肛泰软膏、马应龙痔疮膏等：肛门外敷，这一类痔疮膏均可清热解毒、活血化瘀、消肿止痛。可用于外痔水肿、血栓性外痔、内痔嵌顿水肿疼痛。

（3）普济痔疮栓、马应龙痔疮栓、九华痔疮栓、肛泰栓等：纳肛，具有清热解毒、活血化瘀、收敛止血的功效，适用于内痔、混合痔便血、脱出。

（4）芪蓉润肠口服液：益气润肠通便，可用于内痔脱出肿痛伴有便秘的患者。

（5）四磨汤：口服，理气通便，可用于内痔脱出肿痛伴有便秘的患者。

（6）槐角丸：口服，清热润肠，凉血止血，适用于内痔、混合痔便血同时伴有便秘的患者。

八、单方验方

（1）复方脏连丸（陈松山验方）：地榆炭 150 克，黄连 150 克，黄芩 150 克，防风 150 克，生大黄 150 克，荆芥炭 150 克，生槐米 250 克，火麻仁 250 克，生地黄 250 克，猪大肠 5 副。上药共研细末，制成蜜丸，如梧桐子大，分装每袋 20 克。每次服 5 克，每日 2 次，10 日为 1 个疗程。适用于内痔出血、脱出并栓塞、内外痔等。

（2）消痔汤（凌朝光验方）：乌梅 10 克，五倍子 10 克，苦参 15 克，射干 10 克，炮穿山甲 10 克，煅牡蛎 30 克，火麻仁 10 克，水煎服，每日 1 剂。便血甚者，加地榆炭、侧柏叶。炎症甚者，加黄柏、黄连。便秘者，加番泻叶。疼痛甚者，加乳香、延胡索。肛门坠胀者，加木香、枳壳。脾虚下陷者，加黄芪、葛根、升麻。适用于痔疮出血、肿痛、脱垂。

（3）外痔洗方：马齿苋 30 克，鱼腥草 30 克，枯矾 9 克，五倍子 9 克（将上药置砂锅内加水煮沸，后将药汁倒入盆中先熏局部，待温外洗患处，每晚 1 次）。

（4）外痔熏洗方：荆芥 9 克，防风 9 克，马钱子 6 克，土茯苓 9 克，皮硝 120 克（将上药置砂锅内加水煮沸，后将药汁倒入盆中先熏局部，待温外洗患处，每晚 1 次）。

（5）洗痔方：干石榴 4 个，青木香 15 克，槐米 50 克，乌药、地骨皮、五倍子、皮硝各 30 克，川连 10 克，冰片 0.5 克。水煎熏洗，每日 2 次，每次 15～30 分钟。一般熏洗 3～5 天，即可收到肿消痛止的效果。

（6）田螺水秘方：一老妇治痔甚灵，求医者甚众，车水马龙，门庭若市。询之，老妇将祖传秘方授出，其名曰田螺水。制法用法如下：活田螺 1 只，冰片少许。将冰片放入蜗牛内，顷刻出水，收入小瓶内，用此水搽痔上，痛立止，肿即消。入麝香少许，其效更佳。若无田螺，可以蜗牛代之。

（7）千金不易丹：古方千金不易丹与田螺水有异曲同工之妙，其效更弘。方用：海螵蛸 100 克，文蛤 15 克，黄连 10 克，猪胆 2 个，冰片 5 克。将猪胆汁拌海螵蛸、文蛤、黄连末，加冰片和匀，用之敷患处，立效。

（8）地榆槐角丸：出血常用地榆槐角丸治之，见效甚速。方药组成：槐花、槐角各 90 克，枳壳、当归、大黄、赤芍、防风、荆芥穗各 30 克，地榆、黄芩、生地、红花各 60 克。蜜丸 10 克重，每天服 3 次，每次服 1 丸。

九、中医特色技术

（1）针刺疗法：主要适用于 I 期内痔，或 II、III 期内痔暂不能手术者。主穴：长强、承山、八髎。配穴：会阴、足三里、三阴交、大肠俞。湿热者用泻法，脾虚者用补法。

（2）挑痔疗法：适用于 II、III 期内痔。可取大肠俞、次髎等穴，或在患者背部脊柱两侧偏于腰骶部寻找痔点，即突出表皮、压之不褪色的红色或灰白色小丘疹，常规消毒后，用粗针将痔点表皮挑破，再挑断皮下白色纤维数条。术后用消毒纱布覆盖。

（3）穴位割治法治疗，操作时，暴露上唇系带，局部消毒，在系带中部有米粒状突起处或系带颜色变红者，用手术刀迅速作 0.3～0.5 厘米之半月形切除，随即以清毒棉球压迫止血。

（4）混合痔急性发作，可于腰骶寻找出血点，用三棱针点刺出血，并刺二白、承山、长强等穴，每日 1 次。

十、西医治疗

（一）一般治疗

改善饮食，保持大便通畅，注意肛门周围清洁，坐浴等对各类痔的治疗都是有效的。

（二）药物治疗

I、II 度内痔患者应首选药物治疗。
（1）局部药物治疗：包括栓剂、乳膏、洗剂。
（2）全身药物治疗：常用的药物包括静脉增强剂、抗炎镇痛药。

（三）手术治疗

（1）适应证：II、III 度内痔、环状痔和部分 IV 度内痔，血栓性外痔。
（2）主要术式：①贯穿结扎法；②分段结扎法；③血栓性外痔剥离术；④吻合器痔上黏膜环切术等。

（四）物理治疗

物理治疗主要适用于 I、II、III 度内痔，包括激光疗法、冷冻疗法、直流电疗法和铜离子电化学疗法、红外线凝固治疗等。

十一、各家发挥

孙雯霞根据中医学脾主统血的理论，采用补中益气汤治疗气虚型的内痔及混合痔出血，气虚型混合痔出血。

倪广林等应用化淤消痔丸［金银花 10 克，生地榆 10 克，黄柏 10 克，白芷 10 克，防风 10 克，赤芍 10 克，槐花 10 克，升麻 6 克，薏苡仁 20 克，大黄 6 克，生地 15 克，紫草 15 克，乳香 6 克，没药 6 克，三七 6 克，甘草 6 克（由医院制剂室制作生产制成蜜丸，每丸重 9 克）］，每次 1～2 丸，每日 3 次，对痔疮患者进行观察治疗，发现化淤消痔丸对内痔、外痔、混合痔均有满意的疗效。

（程丽敏）

第二节　肛　　裂

肛裂是指齿线以下肛管皮肤全层纵形裂开并形成感染性溃疡的炎症性疾病。临床上主要的特征为周期性疼痛、便血和便秘。现代医学认为，肛裂是由于大便干燥、排便用力或其他因素导致的肛管皮肤破裂，并可因裂伤处继发感染而逐渐形成慢性溃疡。

肛裂属于中医学"痔"的范畴，称为"裂痔"、"钩肠痔"、"脉痔"、"裂肛痔"。

一、临床诊断要点

（1）疼痛：肛裂的主要表现为便时疼痛，呈刀割样疼痛或灼痛，排便后数分钟到十余分钟内疼痛减轻或消失，称为疼痛间歇期。随后又因括约肌持续性痉挛而剧烈疼痛，往往持续数小时方能逐渐缓解。病情严重时，咳嗽、喷嚏都可引起疼痛，并向骨盆及下肢放射。

（2）便血：可见大便时出血，一般为滴血，量少或仅附着于粪便表面。

（3）便秘：患者常有习惯性便秘，干燥粪便常使肛门皮肤撕裂样而引起肛裂，又因恐惧大便时的肛裂疼痛而不愿定时排便，产生"惧便感"，又使便秘加重，形成恶性循环。

现代医学通常将肛裂分为早期肛裂和陈旧性肛裂。

（1）早期肛裂：发病时间较短，仅在肛管皮肤上见有一小的梭形溃疡，创面浅而色鲜红，边缘整齐，有弹性。

（2）陈旧性肛裂：病程较长，反复发作，裂口已成较深的梭形溃疡，边缘不规则增厚变硬，基底弹性差，多呈灰白色。还可因炎症刺激出现裂口上端肛乳头肥大，因淋巴运行障碍而在裂口下端出现哨兵痔及因感染所致的皮下窦道。其中肥大的肛乳头、哨兵痔和溃疡性裂口一般被称为肛裂"三联征"。

二、中医辨病诊断

（一）诊断依据

（1）因排便引起的疼痛症状，疼痛特点为特殊的周期性疼痛。

（2）排便时由于溃疡表面被擦伤，大便带有血丝或便后滴血。

（3）患者多有便秘史，大便干硬，或因恐惧心理抑制排便导致肠道吸收水分过多进而加重便秘症状。

（4）少许分泌物自肛门流出，刺激肛门周围皮肤而引起肛门部潮湿、瘙痒，甚至出现肛周皮肤皲裂等症状。

（5）检查时发现肛缘皮肤有梭形裂口，常伴有外痔、肛乳头瘤、浅皮肛瘘发生，疼痛敏感及肛门紧缩等体征。

（二）类证鉴别

1. 肛隐窝炎

肛隐窝炎多因饮食不节，过食醇酒厚味及辛辣，或虫积骚扰，湿热内生，下注肛门而成，伴肛门疼痛，但一般不甚剧烈，且无周期性。

2. 悬珠痔

悬珠痔多因湿热下注，或长期秽毒刺激，气血瘀滞而成，其位于肛门齿线附近，呈三角形或圆锥形，质较硬色灰白，可伴有脱出，一般不出血。

三、审析病因病机

本病多因阴虚津液不足或脏腑热结肠燥，而致大便秘结，粪便粗硬，排便努挣，使肛门皮肤裂伤，湿毒之邪乘虚而入皮肤经络，局部气血瘀滞，运行不畅，溃破之处缺乏气血营养，经久不敛而发病。

四、明确辨证要点

本病多见于 20～40 岁的青壮年，女性多发，好发于截石位 6、12 点处，而发于 12 点处的又多见于女性。本病辨证需辨明虚实，实证为血热肠燥证及气滞血瘀证，虚证则多属阴虚津亏。

五、确立治疗方略

（一）本病在早期可以考虑保守治疗

（1）实证：常因饮食不节，恣饮醇酒，过食辛辣厚味，以致燥热内结，耗伤津液，无以下润大肠，则大便干结；临厕努责，使肛门裂伤而致便血等。气为血之帅，气行则血行，气滞则血瘀。热结肠燥，气机阻滞而运行不畅，气滞则血瘀阻于肛门，使肛门紧缩，便后肛门刺痛明显。

（2）虚证：素有血虚，血虚津乏生燥，肠道失于濡润，可致大便燥结，损伤肛门而致肛裂；阴血亏虚则生肌迟缓，疮口不易愈合，当虚者补之。

（二）手术治疗

当出现陈旧性肛裂经过保守治疗无效时，应当行手术治疗。

六、辨证论治

（一）内治法

1. 血热肠燥证

（1）抓主症：大便二三日一行，质地干硬，便时肛门疼痛剧烈，大便时滴血或手纸染血，血色鲜红，裂口色红。

（2）察次症：腹部胀满，小便短赤。

（3）审舌脉：舌质偏红，苔黄燥，脉弦数。

（4）择治法：泻热通便，滋阴凉血。

（5）选方用药思路：本证为燥热内结，耗伤津液，无以下润大肠，则大便干结。应选用凉血地黄汤合脾约麻仁丸加减。方用生地清热凉血；当归活血润肠养血；地榆、槐角凉血润肠止血；赤芍活血养血；黄连、黄芩清热燥湿；枳壳、厚朴行气宽中通便；杏仁、火麻仁润肠通便清热；甘草调和诸药。

（6）据兼症化裁：出血较多者加侧柏炭凉血止血；大便干燥者加大黄泻下通便。

2. 阴虚津亏证

（1）抓主症：大便干燥，数日一行，便时疼痛，点滴下血，裂口深红。

（2）察次症：口干舌燥，五心烦热，纳差，或头昏心悸。

（3）审舌脉：舌红，苔少或无苔，脉细数。

（4）择治法：补阴养血，润肠通便。

（5）选方用药思路：本证为素有血虚，血虚津乏生燥，肠道失于濡润，可致大便燥结。应选用润肠汤加减。方用当归活血润肠；生地、知母、玄参滋养阴津清热；火麻仁、桃仁润肠通便；麦冬滋阴润肠；甘草调和诸药。

（6）据兼症化裁：便头干者加肉苁蓉；口干较甚者加天花粉、石斛。

3. 气滞血瘀证

（1）抓主症：肛门刺痛明显，便时便后尤甚，肛管裂口色紫暗，便时可有肿物脱出。

（2）察次症：肛门紧缩，肛外有裂痔。

（3）审舌脉：舌暗，苔薄，脉弦或涩。

（4）择治法：理气活血，润肠通便。

（5）选方用药思路：本证为气机阻滞而运行不畅，气滞则血瘀阻于肛门，方用六磨汤加减。方中木香行气；乌药顺气；沉香降气；大黄、槟榔、枳壳破气行滞通便。

（6）据兼症化裁：可加如桃仁、红花、赤芍等活血药物。

（二）外治法

（1）熏洗法：痔洗药（黑龙江中医药大学附属第一医院肛肠科调制），药物组成：蒲公英、紫花地丁、艾叶、黄柏、五倍子、金银花、红花、苦参、苍术、牡丹皮、白矾、蛇床子等。

痔洗药熏洗的方法：先将中药用纱布口袋装好，系紧，放入盆中；将开水倒入盆中，水量以没过药袋为准，浸泡5～10分钟，中药液变成深色为宜；先熏蒸肛门，待水温在40℃左右时，将药袋取出，将臀部放入药液中浸泡15～10分钟；坐浴完毕，将药液扔掉，装有药物的药袋保存在通风、低温处，待下次坐浴时再次重复使用，一剂药可以使用 1 天。

（2）敷药法：将药膏敷于患处，具有消肿止痛、收敛止血、生肌收口等作用。常用药物有马应龙痔疮膏、九华痔疮膏、全蝎膏、灭活埃希的松软膏、太宁膏等。

（3）塞药法：将药物制成栓剂，塞入肛内，具有消肿止痛、止血、润滑粪便的作用，如化痔栓、九华痔疮栓、马应龙痔疮栓、普济痔疮栓等。

（三）其他治疗

1. 扩肛法

扩肛法又称指扩法，是术者用手指扩张括约肌治疗肛裂的方法。适应证：陈旧性肛裂，溃疡、瘢痕形成但未出现哨兵痔、肛乳头肥大及皮下瘘等并发症者。

操作方法：操作前备皮、灌肠。取侧卧位，常规消毒、麻醉。当麻醉成功后，肛管直肠环逐渐松弛，而裂口处的纤维性增生并不松弛，可明确探查其位置在肛裂口的基底部。将涂有润滑剂的双手示指伸入肛内，裂口处的纤维性增生多位于 6 点位，此时需将两指分别置于其两侧的 3、9 点肛管处，上下反向用力扩张，扩开增生纤维时，有钝性撕裂感。继之再向肛内伸入两中指，呈四指扩肛，扩拉两侧肛管壁，肛管前后方向亦可扩张。一般扩肛持续时间为 3 分钟左右。在整个过程中动作应轻柔，用力应均匀，切忌暴力快速扩张肛管，以免撕裂皮肤和黏膜。扩肛后处理：便后用温水或中药痔洗药坐浴，肛内纳入痔疮栓一枚，外盖纱布，胶布固定。

2. 肛裂的手术治疗

（1）肛裂切除术

1）适应证：陈旧性肛裂，并形成哨兵痔、肥大肛乳头或皮下瘘者。

2）操作方法：取侧卧位或截石位，局麻或腰俞麻醉下，肛内常规消毒，在肛裂正中纵形切口，上至齿线，切断裂口处的纤维性增生及部分内括约肌环形纤维，下端向下适当延长，切断外括约肌皮下部纤维，使引流通畅，同时将赘皮外痔、肥大肛乳头等一并切除，修剪溃疡边缘发硬的瘢痕组织，形成一底小顶大的"V"字形开放创口，用凡士林油膏纱条嵌压创面，再用纱布覆盖固定。

3）术后处理：便后痔洗药坐浴，常规生肌玉红膏换药。

（2）纵切横缝术

1）适应证：陈旧性肛裂并导致肛管狭窄者。

2）操作方法：取侧卧位或截石位，局麻或腰俞麻醉下，肛内常规消毒，沿肛裂正中作一纵形切口，上至齿线上 0.5 厘米，下至肛缘外 0.5 厘米，切断裂口处的纤维性增生及部分内括约肌纤维，如有潜行性皮下瘘管、赘皮痔、肛乳头肥大、肛窦炎也一并切除，修剪裂口创缘，游离切口下端的皮肤，以减少张力，彻底止血，然后用细丝线从切口上端进针，稍带基底部组织，在从切口下端皮肤穿出，横行缝合，一般缝合 3～4 针，外盖凡士林油膏纱条，纱布压迫，胶布固定。

3）术后处理：术后进半流食、控制大便 1～2 日，每次便后中药坐浴，5～7 天拆线。

（3）括约肌松解术

1）适应证：适用于不伴有结缔组织外痔、皮下瘘等的陈旧性肛裂。

2）操作方法：侧卧位或截石位，局麻或腰俞麻醉下，肛内常规消毒，在肛内后方或侧方距肛缘 1.5 厘米处作一纵形切口，深达皮下，以止血钳显露内括约肌下缘，在直视下用两把血管钳夹住内括约肌下缘后剪断之，切口一般不缝合，以凡士林油膏纱条嵌压引流。

3）术后处理：便后中药坐浴并常规换药。

七、中成药选用

1. 患者便秘时可选用以下药物口服，缓解便秘

（1）麻仁滋脾丸：润肠通便。

（2）栀子金花丸：清热润肠通便。

（3）牛黄解毒丸：泻火通便。

2. 可以使用收敛生肌、清热解毒的外用药膏

（1）九华膏：外用可以消肿止痛、生肌润肤。

（2）生肌玉红膏：外用可起到收敛生肌、活血化瘀的作用，促进肛门裂口的愈合，新鲜裂口效果较好。

（3）全蝎软膏：具有清热凉血、敛疮生肌的作用，可以减轻肛裂的疼痛，促进肛门裂口的愈合。

八、单方验方

（1）槐米 10 克，菊花 10 克，清水洗去浮尘，加开水 500 毫升冲泡，佐槐花蜜适量，当茶频饮，每日数次。

（2）地榆 15 克，白及 9 克，延胡索 9 克，冰片 1.5 克，上药研末与凡士林混合配成 20% 药膏，取硝酸甘油针剂与自制药膏按 1∶500 克配成硝酸甘油药膏。患者用温盐水坐浴后，用棉签抹于肛裂处及直肠下端，用量及涂抹范围不宜过大。

（3）乳香 20 克，没药 20 克，丹参 10 克，冰片 5 克，蜂蜜 30 克，将前四味药研为极细粉末，用 75% 乙醇溶液适量，浸泡 5 天左右后，加入蜂蜜调匀，即行煎熬加工成膏状，然后贮于消毒玻璃瓶备用。用时，先嘱患者排尽大便，以中药坐浴 10 分钟左右，再用过氧化氢溶液清洗裂口创面，并以干棉签吸干泡沫，将药膏适量敷于创面，然后覆盖无菌纱布，用胶布固定。每天换药 1 次，直至裂口愈合。

（4）黄柏 30 克，苍术 20 克，侧柏叶 15 克，苦楝皮 12 克，制乳香 15 克，没药 15 克，苏木 20 克，加水 3000～4000 毫升煮沸，先以蒸汽外熏肛门，待药液温度下降后让患者坐入其内，坐浴每次 15 分钟，每日早晚各 1 次。

（5）苦参 15 克，益母草 20 克，红花 12 克，白鲜皮 12 克，蜂房 15 克，艾叶 5 克，花椒 5 克，三棱 10 克，白矾 3 克，上药布包后，放入约 500 毫升水的锅内，置文火上煎沸 5 分钟。等温后坐浴 20 分钟，以干净纱布擦净患部，外涂云南白药少许。每晚 1 次。

九、中医特色技术

（1）中药内治疗法：肛裂的治疗以纠正便秘、止痛和促进溃疡愈合为目的。肛裂的中医辨证分型包括血热肠燥、阴虚津亏和气滞血瘀三种，内服中药必须依证立法和选方。

（2）坐浴：分为温水坐浴和药物坐浴。便前温水坐浴，可使肛门括约肌松弛，减轻排便时对肛管的挤压和对裂口的刺激。便后坐浴，则可使已发生痉挛的括约肌放松，改善局部血液循环，缓解肛门疼痛。药物坐浴时，所选的药物不必强求一致，常用的包括花椒加食盐和高锰酸钾。医者亦可根据其辨证分型或临床经验自行选用坐浴药物。

（3）药物外敷和纳肛：早期肛裂可选用具有止血止痛、敛疮生肌作用的全蝎膏、九华膏等中药膏剂敷于患处，或使用相同功效的栓剂纳肛，可以促进伤口愈合、缓解疼痛和减少出血。

（4）针灸疗法：临床上常选用承山、长强、三阴交、天枢、大肠俞作为针刺穴位。治疗时，进针得气后一般停留10～15分钟，每日1次，3～7天为1个疗程。针灸治疗具有止痛、止血、缓解括约肌痉挛的作用，对急性期疼痛较剧的肛裂可选用该法。

十、西医治疗

早期肛裂采用坐浴和润肠通便的方法治疗多可自愈；经久不愈、保守治疗无效且症状较重者可考虑手术治疗。

十一、各家发挥

邓森田等用芍药甘草汤治疗肛裂疼痛，根据东汉张仲景所著《伤寒论》第29条，由芍药甘草各四两组成泡服。

雷晓春等重用天花粉治疗肛裂，雷晓春的方药用法：天花粉30克，当归15克，生地黄15克，白芷10克，杏仁10克，延胡索10克，升麻6克，茜草10克，甘草10克，每日1剂，水煎服。李功文、张翠贞在重用天花粉之后皆取得了良好的疗效。

祝普凡采用槐角丸（槐角10克，地榆5克，当归5克，防风5克，黄芩5克，枳壳5克）与槐花散（槐花12克，侧柏叶12克，荆芥6克，枳壳6克）治疗幼儿肛裂。

（程丽敏）

第三节　肛周脓肿

肛门直肠周围软组织内或其周围间隙内发生急性化脓性感染，并形成脓肿，称为肛门直肠周围脓肿。其特点是发病急骤，疼痛剧烈，伴有发热，自行破溃或在手术切开引流后常形成肛瘘，是常见的肛管直肠疾病。常见的致病菌有大肠杆菌、金黄色葡萄球菌、链球菌和绿脓杆菌，偶有厌氧性细菌和结核杆菌，常是多种病菌混合感染。

肛周脓肿多由肛隐窝处肛腺感染而成，其发病是一种"由内而外"的趋势，病灶在肛管直肠附近，肛门骨盆直肠间隙、直肠后间隙及男性前侧的会阴筋膜下的脓肿最为凶险，如果不及时处理，可能会导致感染性休克，甚至危及生命。

中医称本病为"肛痈"，因发病部位不同，又称为"坐马痈"、"跨马痈"、"穿裆发"、"上马痈"、"下马痈"、"脏毒"等。

一、临床诊断要点

1. 体征

肛门烧灼痛或跳痛，排便或行走时加重，少数有排尿困难。可伴有发冷、发热、全身不适等全身症状。

2. 肛门专科检查

视诊：看红肿范围，看齿线处有无黏液流出，以此来判断内口位置。指诊：指诊非常重要，无论是低位还是高位，指诊有时比彩超还准确。肛门周围有硬结或肿块，局部温度增高、压痛或有波动。位于肛提肌以上的脓肿，直肠指检可触及压痛性肿块，直肠内穿刺可抽出脓液。

3. 彩超

彩超目前已经广泛应用于肛瘘和肛周脓肿的诊断，一个有经验的检查医师，可以很准确描述脓腔和瘘管的走向，以及与括约肌的关系及内口的位置，脓腔的大小，脓水的量。

4. 血细胞分析

血白细胞及中性粒细胞计数增多，通过血常规的检查，可以判断脓肿的严重程度。

5. CT 及磁共振检查

CT 及磁共振检查主要用于骨盆直肠间隙、直肠后间隙的高位脓肿。

6. 其他操作性诊断

（1）肛门指诊：可以触及局部红肿处疼痛，脓肿处皮温高，隆起处触得波动感，直肠黏膜处隆起。

（2）双合诊：把食指插入肛管，拇指在皮肤触摸，脓肿波动明显的皮肤及黏膜最薄区，即是区口、外口的位置。

（3）肛门镜检查：可见肛隐窝局部充血，可有脓性分泌物。

（4）探针检查：在肛门窥器下，用探针钩隐窝，较易进入，且有溢脓者，即为内口。也可在术中，切开引流时探及内口。操作中要切忌暴力，以免造成人为的假内口，致使手术失败。

7. 不同部位肛周脓肿诊断

（1）肛周皮下脓肿：属于最表浅的脓肿，分布在肛缘皮下，以后侧和两侧居多。感染途径是肛窦和肛缘皮肤，病灶多局限，很少向周围蔓延。内口在病灶相对应的齿线位置。局部红肿热痛明显，成脓后按之应指，全身症状较轻。溃脓后易形成皮下肛瘘或低位瘘。

（2）会阴筋膜下脓肿：位于肛门前侧，主要是男性，会一直延伸到阴囊根部。这一部位的脓肿分深浅两层。感染途径是肛门前侧齿线处的肛窦和裂伤的肛管皮肤，所以内口一般也位于此处。发病后如果没有得到及时治疗，往往会向阴囊蔓延。临床表现同以下脓肿。

（3）肛管后间隙脓肿：位于肛门后侧，分深浅两层，浅层和肛周皮下间隙相通。深层通向两侧坐骨直肠窝。感染途径是齿线处后侧肛窦和肛门后侧裂口。内口多在后正中齿线位置。发病后易向两侧蔓延。疼痛明显，发热或不发热，局部红肿明显。

（4）坐骨直肠窝脓肿：这是肛周最大的脓肿，左右各一个，并通过肛管后深间隙相通。感染途径基本都是肛窦，内口位置有两种可能，一是和病灶相对应位置，一是后正中。一侧脓肿会向对侧蔓延，形成马蹄或半马蹄形脓肿。绝大部分复杂肛瘘都是来源于这一部位的脓肿。初起觉肛门部坠胀微痛，逐渐全身恶寒发热，头身疼痛，肛门胀痛加剧或跳痛，坐卧不安，患侧肛周皮肤微红肿，肛门指检患侧直肠壁饱满，压痛明显，可有波动感。

（5）括约肌间隙脓肿：是指内外括约肌之间，是众多肛周感染的原发部位。前面谈到肛窦是细菌入侵肛门的最主要入口，但真正进入肛门内部依靠的是肛腺，而大部分肛腺的腺体位于括约肌之间。细菌往往是先在这里感染，然后再向其他间隙扩散蔓延。其内口没有确定部位，但以后正中齿线位为多，蔓延方向也不定。疼痛明显，早期红肿不明显，肛门可松弛，广泛压痛。

（6）直肠黏膜下脓肿：位于直肠下端黏膜下，前后左右都有，属于高位脓肿，细菌入侵途径是肛窦，病灶多局限，也很少向周围蔓延，内口和病灶在同一位置。很少发热，以坠胀和便意感为主要表现，指诊可触及直肠下端柔软隆起。

（7）直肠后间隙脓肿：位于直肠后侧，是所有脓肿中位置最高的。细菌感染途径是肛窦，内口在后正中齿线处，发病后有可能向两侧骨盆直肠间隙蔓延，形成高位马蹄脓肿和肛瘘，临床治疗难度大。疼痛显著或不显著，表现为直肠内坠胀痛，便意感，逐渐加重，全身恶寒发热，头身疼痛，肛周皮肤无明显改变，肛门指检直肠后壁饱满，压痛或波动感。直肠后侧触及较硬隆起，肛直环瘢痕样变。

（8）骨盆直肠窝脓肿：位于直肠下端的两侧者，左右各一，盆底之上，腹膜之下，下面对应的坐骨直肠间隙，属于高位脓肿。感染途径是肛窦，内口多位于后正中齿线，发病后有可能借道直肠后间隙向对侧蔓延，也可能向下蔓延至坐骨直肠间隙。位于提肛肌以上者，腹膜反折以下，位置较深，局部症状不典型，仅觉肛门胀痛，全身恶寒发热，头身疼痛。肛周皮肤多无明显红肿，肛门指检患侧直肠壁饱满、压痛及波动感，溃脓后多形成高位肛瘘。

二、中医辨病诊断

（一）诊断依据

（1）肛周局部红肿疼痛，有波动，一般无全身症状，大多位于肛提肌以下，属于低位肛周脓肿。

（2）如果出现寒战、高热、乏力、脉数等全身症状，而局部红、肿、热、痛症状不明显，血细胞分析可见白细胞及中性粒细胞升高，脓肿多位于肛提肌以上，包括直肠后间隙脓肿、骨盆直肠间隙脓肿。

（二）类证鉴别

1. 血栓性外痔

血栓性外痔发病急，肛周突然出现硬结，疼痛剧烈，但局部无发热，无波动感，不会出现全身发热、寒颤等感染症状。

2. 肛周疖肿

肛周疖肿病变可在肛周，与肛门及直肠无关联，排便时无疼痛，而肛周脓肿排便时肛门疼痛剧烈，疖肿多位于肛门周围皮下，皮肤中央可见毛囊，继发感染时可出现局部红肿、疼痛及波动感症状。

3. 肛门旁粉瘤

肛周圆形肿物，生长时间较长，表面光滑，无明显红肿，肿物有完整包膜，内容物呈豆腐渣样或白色粉粥样。

三、审析病因病机

（一）饮食不节

过食辛、辣、醇厚以致湿浊不化，湿热内生，湿热瘀毒流注于肛门结成肿块。

（二）外感风热

机体感受外邪，邪气不散，风热之邪盛，谷气流滋于下部。引起肛门肿满积而成块。

（三）正虚邪实

因肺、脾、肾亏损，湿热乘虚而下注，因中气虚陷，湿热下迫，负重奔走，劳碌不停及病后劳累，以上因素皆伤元气，气伤则湿聚，湿聚则生热，湿热下注大肠而成脓肿。

本病的发生主要由于火热毒邪蕴结肛周，以致局部经络阻塞，瘀血凝滞，热毒日盛，肉腐成脓。本病的发生、发展与脏腑气血盛衰密切相关。

四、明确辨证要点

（一）辨症状

（1）局部症状：起病急骤，肛周肿痛，继而破溃流脓经久不愈。
（2）全身症状：头身痛，乏力，大便秘结，小便黄赤伴有发热。

（二）辨部位

（1）位于肛提肌以下的脓肿，局部红、肿、热、痛症状较重而全身症状较轻。
（2）位于肛提肌以上的脓肿，局部症状较轻而全身症状较重，直肠指检可触及压痛性肿块，肛周穿刺可抽出脓液。

（三）疾病分期

（1）急性期：肛管直肠周围硬结或肿块形成，疼痛，坠胀，呈持续性加重。
（2）成脓期：疼痛剧烈，肿块增大，红肿发热，中心波动感，坠胀不适，伴发全身症状，如发冷发热，倦怠乏力，食欲不振，大便秘结，小便黄赤等。
（3）溃破期：肿块缩小，形成硬结逐渐软化或脓肿破溃，形成瘘管，经久不愈。

五、确立治疗方略

（一）辨虚实

过食辛辣肥甘、醇酒炙煿之品，损伤脾胃，湿热内生，下注肛门，蕴久化热，热胜肉腐，发为痈疽。或肺肾阴虚，感受外邪，或病久正气已虚，复加外邪未解，郁久化热，热毒凝聚肛门，郁久热胜肉腐，发为本病。实证给予清热、泻火、解毒、透脓，阴虚者给予养阴、清热、解毒。

（二）手术治疗

当肛周脓肿局部已有波动感或局部成脓后，以手术治疗为主要原则。

六、辨证论治

（一）内治法

1. 火毒蕴结证

（1）抓主症：肛门周围突然肿痛，持续加剧，肛周红肿，触痛明显，质硬，表面灼热。

（2）察次症：伴有恶寒、发热、便秘、溲赤。

（3）审舌脉：舌红，苔薄黄，脉数。

（4）择治法：清热泻火解毒。

（5）选方用药思路：本证由火热毒邪蕴结肛周而致，选用仙方活命饮加减，以达到清热解毒、消肿散结、活血止痛的作用。方中穿山甲攻坚，皂角刺以破毒，白芷、防风、陈皮通经理气、疏散瘀滞，乳香、没药破血散结，赤芍药、当归尾活血散结，天花粉、贝母、金银花清热解毒散结，甘草调和诸药。

（6）据兼症化裁：便秘者加大黄、厚朴清热泻火，行气通便。

2. 热毒炽盛证

（1）抓主症：肛门肿痛剧烈，可持续数日，痛如鸡啄，肛周红肿，按之有波动感或穿刺有脓。

（2）察次症：伴有夜寐不安，伴有恶寒发热，口干便秘，小便困难。

（3）审舌脉：舌红，苔黄，脉弦滑。

（4）择治法：清热败毒透脓。

（5）选方用药思路：本证由热毒凝聚肛门，郁久热胜肉腐而致，给予透脓散加减以清热解毒，托毒透脓。方中生黄芪益气托毒，川芎、当归养血活血，穿山甲、皂角软坚散结。

（6）据兼症化裁：如果脓成不透，重用黄芪补益气血托毒，便秘者加大黄、槟榔行气通便。

3. 阴虚毒恋证

（1）抓主症：肛门肿痛、灼热，表皮色红，溃后难敛。

（2）察次症：伴有午后潮热，心烦口干，夜间盗汗。

（3）审舌脉：舌红，少苔，脉细数。

（4）择治法：养阴清热解毒。

（5）选方用药思路：本证由于肺肾阴虚，正气不足，正虚不能托毒外出，故疮口日久不愈。给予青蒿鳖甲汤加减以养阴清热，祛湿软坚，方中青蒿芳香而清热透络，鳖甲滋阴退热，生地、知母、牡丹皮养阴透热，清血中伏热。

（6）据兼症化裁：可加用三妙丸，方中黄柏、苍术、牛膝可达到清热燥湿的功效。

（二）外治法

1. 外敷药物

脓肿初起可用消瘀膏外敷，起到活血化瘀消肿的作用。

2. 引流

当脓肿破溃后，给予生肌玉红膏、全蝎软膏纱条塞入溃口，使脓液引出，同时起到消肿生肌的作用。

七、中成药选用

（1）初起：实证，用如意金黄膏（散）外敷，位置较深者可用如意金黄散调糊灌肠。虚证，用冲和膏或阳和解凝膏外敷。

（2）溃后：先用红油膏，后用生肌玉红膏或生肌白玉膏纱条引流。

（3）栓剂纳肛：可选用马应龙麝香痔疮栓、肛泰栓、天和痔疮栓等。

（4）中药膏剂外用：可选用马应龙麝香痔疮膏、黄连润肌膏、肛泰软膏等。

八、单方验方

（1）熏洗方：柳树根 50 克，败酱根 50 克，黄柏 30 克，水煎，熏洗患处，每次 10～30 分钟，每日 2 次（第 2 次可将原药汤加热再用）。一般 7 日左右即见显效。本方有清热解毒，破瘀活血，排脓消炎功效。

（2）脓肿偏方：马齿苋合蒲公英，捣烂外敷。同时马齿苋可以煎服或煮食。

（3）将绿豆粉用锅炒成黄色，晾凉，用香油调匀，敷患处。因绿豆具有解毒的功效，因此两者搭配可治脓肿流黄水。

（4）将香油烧热，紫草过一下油，然后再用滤过的香油涂患处，也很有效。直接将香油抹在患处，或者加上一些别的配料。还可以在患处涂点滑石粉，保持局部干燥，也能有效缓解脓肿。

（5）将大黄 9 克研成细末，加香油适量外敷，适用于脓肿水疱期。

（6）槐米具有清热、利湿的功效，因此将槐米研细面加香油调成糊状，敷在脓肿处，每日 1 次，3～5 次就能好转。

九、中医特色技术

可以针刺疗法治疗本病。

（1）疼痛：针刺长强、承山、足三里、环跳穴，或用普鲁卡因，长效止痛，长强穴封闭。

（2）尿潴留：针刺关元、十极、气海、三阴交、水道、阳陵泉透阴陵泉。

（3）粪嵌塞：针刺支沟、足三里、气海、合谷、曲池。

十、西医治疗

（一）抗炎

表浅的脓肿可以选择口服抗生素，一般用广谱抗生素。对范围相对大的脓肿需要联合用药，如甲硝唑、硫酸依替米星、卡那霉素、链霉素等。

（二）手术方法

肛周脓肿是因为直肠炎正从内向外蔓延到肛外皮肤组织形成脓腔，患者一般会出现全身不适、精神疲惫乏力、体温升高、食欲减退、寒战高热等全身中毒症状。肛周脓肿形成后需要进行切开引流，排净脓液，而且要及时切除病变的肛隐窝，尽可能寻找内口所在；不论何种肛周脓肿，均应予以一次性根治，并且对于不同类型肛周脓肿，宜选择不同切口，以保证根治术的彻底成功。

（1）一次性切开疗法：适用于浅部脓肿，切口呈放射状，从脓肿最高处切向肛内感染的"肛隐窝"内口，并切除感染的肛隐窝或内口，搔刮脓腔，置凡士林或红油膏纱条引流。

（2）切开加挂线疗法：适用于高位脓肿（坐骨直肠窝脓肿，直肠后间隙脓肿）。具体操作方法是经局部消毒后在腰俞穴麻醉下，先穿刺了解脓肿部位。再于脓肿部位作放射状切口，切开皮肤、皮下组织至齿线处，再用组织钳分离至脓腔，引流脓液，用过氧化氢溶液和生理盐水清洗脓腔，修剪脓腔边缘呈梭形，再用探针从脓腔向肛内探查，探通内口，用橡皮筋从内口穿出（另一端从脓腔拉出），将两端收拢结扎，脓腔内填以红油膏纱条，外盖敷料。

（3）单纯切开引流：适用于体质虚弱或不愿住院治疗的深部脓肿患者，在压痛最明显或波动感明显部位，向肛门缘作一放射状切口，引流脓液，用过氧化氢溶液和生理盐水清洗脓腔。红油膏纱条引流，待形成肛瘘后，再按肛瘘处理。

（三）注意事项

（1）定位要准确，脓肿部位较深，表面按压波动感不明显时宜先穿刺抽脓定位。

（2）脓肿切开时，要用手指探查脓腔，分开脓腔间隙，切开后换药要保持引流通畅，新肉从基底向外生长。

（3）术中应尽量切开或切除原发或可疑原发肛隐窝，防止肛瘘形成。

（4）术后常规配合使用抗生素，坚持每天换药，内服清热解毒中药，防止毒邪旁窜。

十一、各家发挥

黄艳等将78例肛周脓肿术后患者分为对照组和治疗组，治疗组39例给予苦参汤熏洗坐浴，对照组39例应用1∶5000的高锰酸钾溶液坐浴，其结果是两组患者均完全康复。从创面的腐肉脱落时间长短及创面愈合时间长短来看，治疗组均较对照组短；从创面疼痛程度来说，治疗组较对照组轻。

贾英田、杨向东等曾报道过成都肛肠专科医院通过应用院内制剂连栀巩纱条于肛周脓肿术后创面换药，对照组为凡士林纱条。连栀巩溶液以黄连清热燥湿、泻火解毒，栀子止血、清热解毒，白矾清热利湿、凉血解毒，疗伤生肌。三药合成剂共奏清热、解毒、止血、生肌之功效。临床观察发现，连栀矾纱条可以促进肛周脓肿术后患者创面的表皮生长，从而促进创面愈合，缩短创面愈合时间。

（程丽敏）

第四节　肛　　瘘

肛瘘，又称为肛门直肠瘘，是肛管或直肠与肛门周围皮肤相通所形成的管道。一般由原发性内口、瘘管和继发性外口三个部分组成。内口多在肛窦处，外口多在肛门外的肛门直肠周围脓肿破溃处或切开处，内口与外口借瘘道相通。其临床特点以局部反复流脓、疼痛、瘙痒为主要症状，并可触及瘘管通至直肠，肛瘘的发病率占肛门直肠疾病的 1.67%～3.6%，但肛瘘占肛肠疾病的 25%。此病多见于 25～45 岁的中青年人，男性多于女性。

肛瘘在中医学称"肛漏"，又称"痔漏"、"漏疮"、"穿肠漏"等。

一、临床诊断要点

（一）病史

有肛痈病史。病灶有外口、管道、内口可征。

（二）症状特点

肛瘘形成初期是以脓肿、炎症为主。炎症消退，瘘道逐渐形成，局部症状逐渐减轻。但复杂性肛瘘或有急性感染时，局部有明显的炎症反应，并伴有全身症状。

（1）流脓：是肛瘘主要症状，当瘘道形成之后，脓液逐渐减少，一旦流脓停止，局部又出现肿胀、疼痛等炎症反应，则是引流闭塞，感染的表现。

（2）疼痛：肛瘘感染或脓液排出不畅而肿胀发炎，则引起疼痛。瘘道引流通畅，无炎症时，局部坠胀不适，无明显疼痛。

（3）瘙痒：因从瘘道经常流出脓液，刺激肛门周围皮肤而引起肛周炎及瘘道外口组织增生、湿润、瘙痒。

（4）排便不畅：粪便排出不畅、复杂性肛瘘或马蹄形肛瘘，炎症浸润肛门括约肌及肛管直肠环，造成纤维化，影响肛门括约肌收缩及舒张，造成肛管直肠狭窄，粪便排出不畅。

（5）全身症状：肛瘘无炎症时，则全身无明显症状。复杂性肛瘘，高位肛瘘有脓腔或有感染、化脓，则有程度不同的全身症状，如体温升高、疲倦不适，或因长期流脓，造成身体消瘦及贫血。

（三）肛门检查

1. 视诊

检查时注意肛门外形，病变范围，外口的数目、部位、形态及其周围组织的变化。

（1）肛门外形及病变范围：注意肛门有无移位凹陷或缺损。病变范围大小，占据肛周几个象限。

（2）外口的数目、部位及形态：如只有一个外口，一般多为单纯性肛瘘。如两外口左右分居肛门后位而两口之间亦有条形隆起时，常为蹄铁形瘘。前位外口左右并存常不为蹄铁形肛瘘，但前位肛瘘其外口距肛门较远者，常有向阴囊下侵及的可能，结核性肛瘘多有此特征。

（3）分泌物：脓液多而稠厚者多为急性炎症期。脓液混有鲜血或呈淡红色，多为脓液溃破不久。脓液清稀或呈米泔样，可能为结核杆菌感染。脓液色黄而臭者，多为大肠杆菌感染。脓液带绿色，多为绿脓杆菌感染。脓液有均匀黄色小颗粒，多为放线菌感染。脓液呈透明胶冻样呈咖啡色血性黏液，并伴有特殊臭味，考虑癌变。

2. 触诊

用右手食指，从瘘道外口触及皮下条索状物的走行方向、深浅、弯直、压痛、瘘道与肛门括约肌的关系。如果轻压即可触及索条状物，表明瘘道表浅；重压时方可隐约触到条索，说明瘘道较深。

3. 指诊

指诊一般可触到齿线处肛瘘内口呈凹陷、硬结、触痛等。做肛门直肠内外双合指诊，食指压迫肛瘘内口，拇指压迫肛瘘外口，瘘道垂直者，则内、外口均有冲击感。在直肠肛管能触到半环形条索状物，多为马蹄形肛瘘。还可以探查肛管直肠环是否硬韧，如果硬韧说明是复杂性肛瘘。同时要注意触及瘘道与肛管直肠环和肛门括约肌的关系。肛门松弛或狭窄者，为判定手术后肛门功能，术前应做直肠肛门功能测定。

4. 探针检查

探针从瘘道外口沿瘘道走行方向，在瘘道内轻而缓地探入，至内口探出。在探查同时，医生左手食指带乳胶指套，引导探针前进，触及探针的尖端，确定内口位置。用探针探查必须注意探针前进过程中有无明显阻力，如果瘘道弯曲或狭窄，有阻塞、分支等，探查时更要注意，不得粗暴强行通过，否则容易造成假道或假内口，而影响治愈。

5. 色素溶液瘘道注入法

将亚甲兰注射溶液稀释，由外口沿瘘道缓缓注入瘘道中，纱布放在肛管直肠内，观察直肠内的纱布着色情况，判断内口所在，瘘道走行及分支情况为手术切开瘘道提供标志。

6. 肛门镜检查

肛门镜检查可直视肛瘘内口（呈凹陷或突起），以及周围炎症表现及分泌物性状。从瘘道外口探查时，可见探针头从内口探出，同时观察内口周围有无异常改变。

7. 瘘道牵引检查法

在局麻下，用组织钳夹住瘘道外口，向外牵拉，在肛门镜下可见肛瘘内口向直肠壁内凹陷。指诊，可触到内口有牵动感，这可以帮助判断内口的位置。在牵拉外口时，肛门、肛管皮肤变形，表示瘘道表浅，走行弯曲。如果肛门肛管皮肤无明显牵动和变形，表示瘘道深而垂直。

8. 瘘道造影

用泛影葡胺造影剂，从瘘道外口将造影液注入瘘道中，同时用金属探针插入直肠，以便定位。进行 X 线拍片，观察瘘道的走行，深浅，有无分支、窦道、死腔，与肛门直肠周围脏器的关系。此项检查一般只用于高位瘘、瘘道走行不清楚，或可疑与邻接脏器相通者。

9. 直肠超声

彩超目前已经广泛应用于肛瘘和肛周脓肿的诊断，可以准确描述瘘管的走向，与括约肌的关系及内口的位置，瘘管内是否有感染。

10. CT 及 MRI 检查

CT 及 MRI 检查主要用于高位复杂性肛瘘的瘘管走形的观察。

11. 特殊检查

瘘道有恶变倾向，应做病变组织的病理检查。瘘道分泌脓液异常，应做细菌培养，确定病原菌及抗生素敏感试验，以便治疗。

（四）肛瘘分类

1. 低位肛瘘

（1）低位单纯性肛瘘：只有一条管道，并位于肛管直肠环以下，内口在肛窦附近。

（2）低位复杂性肛瘘：肛瘘在肛管直肠环以下，有两个以上外口，或两条以上管道，内口在肛窦部位。

2. 高位肛瘘

（1）高位单纯性肛瘘：仅有一条管道，瘘管穿过肛管直肠环以上，内口位于肛窦部位。

（2）高位复杂性肛瘘：有两个以上外口，及管道有分支窦道，其主要瘘管通过肛管直肠环以上，有一个或两个以上内口者。

（五）肛瘘的分布规律

肛瘘内外口关系和管道曲直的规律：于肛门两侧坐骨结节间画一条横线，如外口位于此线前方且距肛门不超过 5 厘米时，则管道多较直，内口居于同位齿线上，与外口相对，如外口位于此线后方，则管道多弯曲不直，内口多居于肛门后中齿线上，不与外口相对。

二、中医辨病诊断

（一）诊断依据

（1）有肛管直肠周围脓肿溃破或切开引流的病史。肛漏可发生于各种年龄和不同性别，但以成年人为多见。通常有肛痈反复发作史。

（2）肛门周围的外口处有脓性、血性、黏液性分泌物流出，有时有粪便及气体排出。

（3）外口呈丘疹样凸起或凹陷，位于肛门周围，按压瘘外口时，有少量脓性分泌物溢出。

（4）肛门视诊可见外口，外口凸起较小者多为化脓性；外口较大，凹陷，周围皮肤暗紫，皮下有穿凿性者，应考虑复杂性或结核性肛漏。低位肛漏可在肛周皮下触及硬索，高位或结核性者一般不易触及。在诊断肛瘘时，不应忽视其全身合并病如糖尿病、白血病等。应在详细采集病史的基础上，进行全面检查，并作出相应的物理、化学检查，在掌握充分的资料后，做出全面诊断。应待其全面合并症治愈或稳定后再考虑手术治疗。

（二）类证鉴别

1. 肛痈

肛瘘可发生于各种年龄和不同性别，通常有肛痈反复发作史，当外口闭合，瘘管内脓液无法流出时，脓液积聚，肛周又会出现红肿、疼痛，此时与肛管直肠周围脓肿症状一样，当红肿处破溃后，肿痛消失，但肛瘘病史较长，肛周可触及明显瘘道，肛周皮肤瘘口经常会出现脓水、血水等分泌物。

2. 肛周湿疹

肛周分泌物、潮湿、瘙痒是肛周湿疹的主要症状，当肛瘘反复发作，分泌物较多时也会出现肛周瘙痒、潮湿的症状，当进行肛门局部检查时，肛瘘会有明显的瘘管及外口。

三、审析病因病机

（一）湿热下注

湿热下注多见于肛瘘早期，湿热未清，瘀久不散，热盛肉腐成脓，则肛门流脓，脓质稠厚，肛门灼热，气血壅塞则肛门肿痛不适。

（二）正虚邪恋

正虚邪恋多见于肛瘘后期，由于病久正气已虚，湿热留恋，故肛周溃口，按之较硬，溃口时溃时愈，时有脓液从溃口流出，肛门隐隐作痛，可伴有神疲乏力。

（三）阴液亏虚

阴液亏虚多见于结核性肛瘘，由于痨虫内侵，肺、脾、肾阴液亏损，邪乘下位，郁久肉腐成脓，溃后成漏，可伴有潮热盗汗、心烦口干。肛周溃口周围常呈堤状，颜色淡红。

四、明确辨证要点

（一）辨阴阳虚实

祖国医学认为肛漏是因过食醇酒厚味，以致湿浊不化，湿热之邪，乘虚流注肛门，郁久化热，溃腐成痈，形成脏毒，溃后不敛，则成肛瘘，是邪热壅聚，气血不宣，其证为阳，为实证。因三阴亏损，忧思劳伤，而致肝脾气结，湿热壅滞下注，房劳过度，精气外溢，气血纵横，湿热毒邪，乘虚下注肛门，成痈变瘘，是气血虚寒，阴邪阻逆，其证为阴，为虚证。

（二）辨证型

辨证时除需辨明虚实之外还需正确辨证。本病分为湿热下注证、正虚邪恋证及阴液亏损证。

五、确立治疗方略

（一）消法

肛瘘外口闭合，脓液无法排除，肛周出现肿痛，常用的方法是用消散的药物，使初起的肛周痈疽和炎性外痔等得到消散，免受溃脓和切开之苦。如有表邪者宜解表，里实者宜通里，热毒蕴结者应清热解毒，寒邪凝结者应温通，气滞者要行气，血瘀者要活血化瘀等。同时，还需根据患者体质的强弱及痈疽所属的不同经络，灵活施治。凡未成脓者，可以内消，即使不能内消，也可移深出浅，转重为轻，如脓已成，则不可用内消之法，以免养脓为患，毒散不收，血气受损，脓毒内蕴，反会侵蚀好肉，溃烂后难于收敛。

（二）托法

托法是用补益气血的药物，扶助正气，托毒外泄，以免毒邪内陷。适用于肛瘘正虚邪恋证，正气虚弱，毒邪偏盛，不能托毒外透，肛周痈疽外形平塌，根脚散漫，难溃难腐的虚证。如毒气盛而正气未衰者，可用透脓的药物，促其早日泄出脓毒，肿消痛减，以免脓毒旁窜，造成后患。

（三）补法

补法是中医治疗肛瘘常用的手段，这是用补益的药物，恢复正气，助养患处新生，使疮口、瘘口早日愈合。此法适用于老年体虚，气血虚弱，溃疡后期，或肛肠疾病术后，热毒已去，病灶已除，而精神衰疲，元气虚弱，脓水清稀，疮口难敛者，以及便血和脱垂等患者。凡气血虚弱者，宜补养气血；凡脾胃虚弱者，宜理脾和胃；凡肝肾不足者，宜补养肝肾等。但在毒邪未尽的时候，切勿早用补法，以免病邪内蕴，久而为患。

（四）手术治疗

肛瘘久不愈合，需要手术治疗。

六、辨证论治

（一）内治法

1. 湿热下注证

（1）抓主症：肛周经常流脓液，脓质稠厚，肛门胀痛，局部灼热。

（2）察次症：肛周有溃口，按之有索状物通向肛内。

（3）审舌脉：舌质红，苔黄，脉弦或滑。

（4）择治法：清热利湿。

（5）选方用药思路：本病证属湿热下注者，方用萆薢渗湿汤加减。方中黄柏、苍术、萆薢清热利湿，车前子利水渗湿，茯苓、白术利水渗湿，金银花、蒲公英、紫花地丁清热解毒，牡丹皮活血清热，栀子、茵陈清热燥湿除烦。

（6）据兼症化裁：湿热著者，加薏苡仁、泽泻清热利湿。便秘者，加郁李仁、火麻仁润肠通便。

2. 正虚邪恋证

（1）抓主症：肛周流脓液，质地稀薄，外口皮色暗淡，漏口时溃时愈，肛周有溃口，按之质较硬，或有脓液从溃口流出，且多有索状物通向肛内。

（2）察次症：肛门隐隐作痛，伴神疲乏力。

（3）审舌脉：舌淡，苔薄，脉濡。

（4）择治法：扶正祛邪。

（5）选方用药思路：本证方药选用托里透毒饮加减。方中当归尾、金银花、天花粉、连翘清热解毒消肿，赤芍、皂角刺、僵蚕、蝉蜕透毒，芒硝、穿山甲、蜈蚣软坚解毒，甘草调和诸药。

（6）据兼症化裁：正气不足，可加黄芪、党参补益正气。

3. 阴液亏虚证

（1）抓主症：肛周溃口，外口凹陷，瘘道潜行，局部常无索条状物扪及，脓出稀薄。

（2）察次症：可伴有潮热盗汗，心烦口干，不寐，食欲不振。

（3）审舌脉：舌红，少苔，脉细数。

（4）择治法：养阴托毒。

（5）选方用药思路：本证方药选用青蒿鳖甲汤。方中青蒿去虚热，鳖甲滋阴退热，生地滋阴凉血，知母苦寒滋阴降火，牡丹皮清热活血化瘀，玄参滋阴，甘草调和诸药。诸药合用，具有养阴清热的功效。

（6）据兼症化裁：肺虚者加沙参、麦冬；脾虚者加白术、山药。如脾虚者，加白术、茯苓、白芍以健脾。

（二）外治法

（1）熏洗法：常用的熏洗剂代表方有痔洗药、苦参汤、五倍子汤等，也可用1∶5000的高锰酸钾溶液坐浴以清洁肛门或手术创面。

（2）冲洗法：可将药物注入创腔或瘘道，起到抑菌消炎、促进肉芽生长、闭合管腔的作用，适用于肛瘘局部肿胀、疼痛、外口分泌物多者，或在肛瘘手术后应用。常用冲洗剂如过氧化氢溶液、生理盐水、中药液等。

七、中成药选用

（1）二妙丸，适用于湿热下注型肛瘘。

（2）普济痔疮栓，可纳肛，达到清热解毒，消肿的作用。

（3）康复新液，口服消肿生肌，促进溃口愈合。

八、单方验方

（1）夏枯草200克，连翘100克，甘草100克，三药研成细末，金银花200克用水煮开，将金银花水倒入，搅拌均匀，制成直径为1厘米小丸，置于纸上晾干。早晚各服1丸。

（2）取红藤、苦参、白鲜皮各30克，白芷、金银花各15克，黄柏、花椒各10克，将上述药物加水2000毫升煎煮30分钟，去渣取药液，先熏洗患处，后坐浴，每日2次，每次10～20分钟，7天为1个疗程。

九、中医特色技术

1. 熏洗法

用开水将药物冲泡，先熏后洗，每次熏洗15～20分钟，每日1次。具有清热解毒、行气活血、利湿杀菌、软坚散结、消肿止痛、收敛生肌、祛风止痒的作用。常用的熏洗剂代表方有痔洗药、苦参汤、五倍子汤等坐浴以清洁肛门或手术创面。常用的药物有黄柏、金银花、野菊花、鱼腥草、荔枝、虎杖、苍术、苦参、蛇床子、地肤子、白藤皮、红花、五倍子、明矾、芒硝、茜草、冰片等。

2. 敷药法

根据肛瘘的辨证分型，选用适当的药物和剂型，敷于患处，达到消炎止痛，促进局部肿痛消散或穿破引流、去腐生肌的目的。常用的药物剂型有油膏、箍围药和掺药等。常用的药物为未溃脓者用水调散，已溃脓者用油调膏，溃后脓稀淋沥不止者用一效膏。

3. 冲洗法

冲洗的目的在于将创腔或瘘道中的脓液或异物冲洗干净并使其引流通畅。将药物注入创腔或瘘道，起到抑菌消炎、促进肉芽生长、闭合管腔的作用。适用于肛瘘局部肿胀、疼痛、外口分泌物多者，或在肛瘘手术后应用。常用复方黄柏中液、康复新液等。

4. 药物脱管疗法

《太平圣惠方》、《外科正宗》均有记载插棒（三品一条枪）治疗肛瘘。后来药棒的组成方剂不断改进，改为红升丹、白降丹等以汞代砒，减少毒性反应。

插药操作方法：患者取截石位，肛门周围消毒。瘘道用生理盐水或过氧化氢溶液冲洗干净。取脱管棒，从瘘道外口沿瘘道走行插入至内口又不超出内口为度，再将多余药棒剪断与外口相平为宜，外盖灭菌敷料固定，防止药棒脱出，隔日更换药棒 1 次，至瘘管壁坏死与周围组织分离脱落，用过氧化氢溶液冲洗干净为止，再改换生肌棒，同脱管棒插法，隔日更换1 次，瘘道逐渐变细而浅，至瘘道及内外口闭合为止。这种疗法适用于单纯瘘。

5. 瘘道冲洗法

瘘道尚未形成，但有脓腔、窦道者，患者不接受手术，可用过氧化氢溶液冲洗瘘道，将脓液冲洗干净，然后再用 10% 链霉素溶液注入瘘道内，每 2～3 天 1 次。

十、西医治疗

（一）挂线疗法

（1）适应证：高位肌间瘘，瘘道比较垂直者，黏膜下瘘，马蹄形肛瘘，瘘道在肛尾韧带以上者。

（2）禁忌证：低位肛瘘，瘘道斜行通过肛门括约肌者，瘘道外口有组织增生癌变者。

（3）操作方法：患者取侧卧位或截石位，局麻下，肛门常规消毒，敷盖消毒孔巾。医生戴消毒手套，左手食指作直肠指诊，触及瘘道走行与内口所在位置，然后右手持银质探针，由外口沿瘘道走行缓缓探入，至内口伸出，探针尖端用金属挂子或手指钩出肛门外，用丝线一端结扎在探针头部。如用胶线，则将丝线的另一端与胶线相结扎，再慢慢将探针由内口经瘘道退出外口，线也随之拉出，再把线的一端，嵌入线的另一段缝中，从外口经瘘道由内口拉出。此时由外口至内口切开皮肤，再将线嵌入皮肤切口之中收紧，打一活结，以便紧线。如用胶线，则把胶线两端合并拉紧，在靠近皮肤切口处用丝线把胶线结扎在一起。外盖敷料固定。

（二）瘘道切开术

（1）适应证：皮下单纯肛瘘，复杂的半瘘或全瘘，低位肌间单纯或复杂的半瘘或全瘘。

（2）操作方法：患者取截石位，肛门直肠常规消毒，腰俞麻醉或局部麻醉下，用探针探查瘘道，从瘘道外口沿瘘道走行探入至内口，切开瘘道。同时观察着色的瘘道壁有无分支、窦道，以便同时全部切开。然后再将创缘修剪整齐，符合创伤外科的原则，切口呈"V"字形。如果外口有结缔组织增生，要同时切除。内口要向直肠侧延长切口0.5厘米，同时将感染的肛窦，肛瓣、内括约肌的一部分切除。如有动脉出血，要做贯穿结扎止血。一般创面渗血，用凡士林油纱条压迫止血，外盖灭菌敷料固定。

（三）瘘道切除术

（1）适应证：低位肌间单纯肛瘘，病灶性肛瘘。

（2）操作方法：患者体位，麻醉、消毒均同瘘道切开法。用探针从瘘道外口沿瘘道走行探至内口，左手食指插入直肠，将从内口探出的探针一端拉出肛门，提起探针两端，沿探针的方向切开内、外口之间的皮肤、皮下组织至瘘道，剔除瘘管，然后将剖面修剪整齐，呈"V"字形，保持引流通畅，敷凡士林油纱条，外盖敷料固定。

（四）术后处理

（1）术后必须保持大便通畅，必要时可给予润滑剂。

（2）术后疼痛者可给予止痛药或采用耳针疗法。

（3）每天便后用中药熏洗、坐浴、换药。

（4）一般挂线后橡皮筋在7天左右可以脱落，如在10天后还不脱落，可以剪开；若结扎橡皮筋较松，7天需要再紧线1次，直至脱落。

（5）伤口必须从基底部生长，防止表面过早粘连封口，形成假愈合。

（6）管道切口或挂线后，改用生肌散纱条或生肌玉红膏纱条换药至收口。

（7）肛瘘在切开或挂线后可有少量脓水流出，四周肿胀逐渐消散如有较多脓水，应检查有无支管或残留的管道。

十一、各家发挥

刘锋应用加味生肌玉红膏观察肛瘘术后患者，效果显著；马额尔敦、龙梅等对肛瘘术后患者应用蒙药"生肌膏Ⅱ号"局部换药，有止血、止痛、消肿、减少渗出、促进创面愈合等作用，疗效显著；李树正、孟祥华等运用自制紫草细辛油（紫草200克，细辛20克，蓖麻油1千克）外用治疗痔疮术后创缘水肿，促进创缘水肿消失。

（程丽敏）

第五节　直肠脱垂

直肠脱垂，俗称"脱肛"，主要为肛管直肠黏膜、直肠全层、甚至部分乙状结肠经肛门向外移位脱出的疾病。全周直肠黏膜或部分黏膜下脱的称黏膜脱垂或不完全脱垂,直肠全层下脱即直肠套盈,称完全脱垂。本病可发生于任何年龄组,但多见于小儿、老年人及体弱多病者。小儿多为直肠黏膜脱垂,成年人及老年人则多为直肠全层脱出或并有部分乙状结肠脱出。

中医称本病为"脱肛"、"脱肛痔"、"重叠痔"、"截肠痔"、"盘肠痔"。

一、临床诊断要点

根据病史和临床检查对本病的诊断较为容易。但是在诊断本病的同时,必须进一步确定和分析脱出的性质与程度。医生可以根据肛门脱垂性质和程度的不同,拟定不同的治疗方案,只有作出全面准确的诊断,选择适宜的治疗方法才能在临床治疗中收到满意的效果。

(一)根据脱垂的性质分类

一型:不完全性直肠脱垂,即直肠黏膜脱垂。表现为直肠黏膜层脱出肛外,脱出物为环形而有层次的黏膜脱出,脱出物呈半球形,其表面可见以直肠腔为中心的环状的黏膜沟。

二型:完全性直肠脱垂,即直肠全层脱垂。

脱垂的直肠呈圆锥形或圆柱状,脱出部分可以直肠腔为中心呈同心圆排列的黏膜环形沟。

(二)根据脱垂的程度分类

Ⅰ度脱垂:排便时有直肠黏膜脱出肛外,脱出的肿物色淡红,长3～5厘米,触之柔软,无弹性,不易出血,自肛门中央向外呈轮状褶皱,脱出的黏膜在便后可自行缩回,排粪造影见直肠黏膜呈伞状阴影。

Ⅱ度脱垂:为直肠全层脱垂,脱出部分露出肛门外,长5～10厘米,外观呈圆锥形,色淡红或较暗,触之肥厚而具有弹性,肛门口较大而松弛,部分在便后一般不能自行还纳,常需要用手托回。肛门括约肌功能正常,不伴有肛门失禁。

Ⅲ度脱垂:直肠全层及部分乙状结肠或部分腹腔脏器合并脱出到肛门外,脱出物大部分呈圆柱形,长达10厘米以上,色淡红,黏膜糜烂出血,分泌物较多,直肠黏膜与肛管皮肤的反折沟消失,触之很厚,同时伴有肛门括约肌松弛,便后需用手托回。肛门括约肌功能受损,伴有肛门不完全性或完全性失禁。

二、中医辨病诊断

(一)诊断依据

(1)多见于儿童、老年人、久病体弱患者及经产妇。

(2)起病缓慢,无明显全身症状,早期大便时直肠或肛管脱出肛外,便后能自行回纳,以后逐渐不能自行回纳,需用手托回。日久失治,脱出物逐渐增长,甚至咳嗽远行时也可脱出。病情严重时可伴有大便不尽,或下腹坠胀感,因直肠黏膜反复脱出,常发生充血、水肿、糜烂、渗液,甚至渗血,如果脱出肠管未及时还纳,可引起脱出肠管嵌顿、坏死,出现生命危险。

（二）类证鉴别

内痔脱出：痔核脱出呈梅花瓣状，暗红色，痔块之间出现凹陷的正常黏膜，容易出血，肛管括约肌收缩正常。

三、审析病因病机

肛管直肠脱垂是气血不足，中气下陷，小儿气血不足，老年气血双亏，久病体弱气虚不能收摄所致脱肛者，乃虚寒下脱。其病或因肠风痔漏，或久服寒凉，或努而难下，或因久痢衰竭，窘迫而脱。亦有产妇用力耗气，风寒侵袭而脱。或慢性泻痢、习惯性便秘、长期咳嗽引起中气下陷，固摄失司，导致肛管直肠向外脱出。

四、明确辨证要点

（一）辨虚实

气虚下陷：脾肺气虚，大肠失守，升举无力，致大肠失托而下陷。气机升降失常，而致脘腹胀满，纳少。神疲体倦，头晕心悸，脉弱皆为气虚不荣之象，久之可向气血两虚、肾气不固转化，感受外邪或邪从内生可表现为虚中夹实证，素体本虚或用滋补过量，就适得其反，以致邪气从内生；气血两虚：见于直肠脱垂各期，以直肠脱出无华，面色萎黄，头晕眼花为辨证要点。气血亏虚，大肠久失温煦、滋养而脱出，气血两虚久之可转化为肾气不固，直肠滑脱不收，外感或内生湿热之邪，造成虚实相兼，本证以虚为主，过于滋补，以致虚不受补，造成病机转化。

（二）辨标本之主次

肾气不固：见于直肠全层脱垂或伴部分乙状结肠脱垂，以直肠滑脱不收为辨证要点。先天禀赋不足，肾气不足，年老体衰，肺脾肾亏虚，以致肺脾气虚升提无力，肾气不充，关门不固而致直肠滑脱不收，肛门下坠。腰膝酸软，面白神疲，听力减退，小便频或夜尿多，久泻久痢，脉沉弱为肾气不足，固脱无力，肾气不能上荣所致。本证多为失治日久所致，本证以本虚为主，且忌过量滋腻之品。或受外邪或邪从内生而转化为虚中夹实之证；湿热下注：多见于直肠脱出未能及时复位，以致嵌顿。以直肠脱出嵌顿，肛门疼痛，舌红，苔黄腻或黄燥，脉濡数为辨证要点。湿热内蕴，下注大肠，迫直肠而脱出嵌顿不能还纳，以致肛门灼热肿痛，本症以虚为主，因感受外邪或邪从内生以致湿热蕴结，下注大肠，造成虚实相兼，忌过用苦寒攻伐之品，而损伤正气。

五、确立治疗方略

（一）保守治疗

一定要早诊断早治疗，早期肛管直肠脱垂的治疗方法很多。由于以虚证为主，主要以补中益气、升提固脱、补肾健脾、养血为主，配合清热利湿治疗，同时使用外治法如中药、熏洗、外敷、针灸、提肛运动等，只要适应证选择得恰当，一般均可收到满意的效果。

（二）手术治疗

当保守治疗无效，或是病情较重一定要手术治疗，否则病情会更加严重，手术后复发率增高。

六、辨证论治

（一）内治法

1. 脾虚气陷证

（1）抓主症：大便后肛门有物脱出，甚则咳嗽、行走、排尿时即脱出，劳累后加重，脱出物色淡红，肛门坠胀。

（2）察次症：伴有脘腹重坠，纳少，神疲体倦，气短声低，头晕心悸。

（3）审舌脉：舌质淡体胖，边有齿痕，脉弱。

（4）择治法：补中益气，升提固脱。

（5）选方用药思路：本病证属脾虚气陷者，方选补中益气汤加减。方中黄芪、人参、白术、炙甘草健脾温中，益气升提；升麻升举阳气，升提举陷；柴胡解表而不伤正；当归活血养血；陈皮理气。

（6）据兼症化裁：腹胀纳呆者，加鸡内金、神曲、炒麦芽、山药以健脾消食。久脱不收者，可酌加五倍子、乌梅、金樱子以涩肠止脱。

2. 肾气不固证

（1）抓主症：直肠滑脱不收，伴有肛门下坠，小便频数或夜尿多，久泻久痢。

（2）察次症：腰膝酸软，面白神疲，听力减退。

（3）审舌脉：舌淡苔白，脉沉弱。

（4）择治法：健脾益气，补肾固脱。

（5）选方用药思路：本病证属肾气不固者，方选金匮肾气汤加减。方中熟附子、肉桂温中补肾阳，淮山药滋阴健脾固肾，山茱萸补肾固摄，炙黄芪益气养血，泽泻利水渗湿、利小便而实大便，升麻升举阳气。

（6）据兼症化裁：泄泻较重者加补骨脂、肉豆蔻固肠止泻。滑脱不止者加金樱子、乌梅涩肠固脱。

3. 气血两虚证

（1）抓主症：直肠脱出无华，面色萎黄，头晕眼花。

（2）察次症：伴有面白，少气懒言，心悸健忘或失眠。

（3）审舌脉：舌质淡白，脉细弱。

（4）择治法：益气养血。

（5）选方用药思路：本病证属气血两虚者，八珍汤加减。方中人参、炙黄芪益气养血，生白术、茯苓补脾益气，当归身、熟地黄、白芍滋阴养血，升麻升阳聚气，生甘草调和诸药。

（6）据兼症化裁：大便干者，加火麻仁、柏子仁润肠通便。血虚有热，口干心烦者，加玉竹、生何首乌、知母滋阴养血。夜寐不安者，加酸枣仁、远志养心安神。

4. 湿热下注证

（1）抓主症：直肠脱出，嵌顿难纳，肛门脱出物肿胀色红灼热，渗液流滋，黏膜糜烂，溃疡，肛门胀痛。

（2）察次症：面赤身热，口干口臭，腹胀便结，小便短赤。

（3）审舌脉：舌红，苔黄腻，脉滑数。

（4）择治法：清热利湿。

（5）选方用药思路：本病证属湿热下注者，葛根芩连汤加减。方中葛根解肌清热、升清止泻，炒黄芩、黄连清热燥湿，香附、川芎理气活血，白芷解表散寒，炒白术、茯苓健脾利湿，薏苡仁清热利湿健脾，生甘草调和诸药。

（6）据兼症化裁：大便秘结不通者，加草决明、枳实、大黄泻火通便。小便短赤者，加滑石、通草清热利尿。

（二）外治法

（1）熏洗疗法：以苦参汤加石榴皮、枯矾、五倍子，煎水熏洗。

（2）敷药疗法：五倍子散或马勃散调凡士林外敷肛门。

（3）复位法：肛管直肠脱垂后，应立即复位。如果脱垂时间较久，局部已经充血水肿，则复位困难，可嘱咐患者侧卧，在脱出的肠黏膜上涂以油剂，使黏膜润滑，慢慢将脱出的部分推入直肠。复位后，检查直肠是否将脱出物推到括约肌的上方。如果复位困难，患者疼痛，可将肛门局部麻醉后再复位。

七、中成药选用

（1）补中益气丸，益气升提，用于气虚下陷之脱肛。

（2）金匮肾气丸，补益肾气，用于肾气不足不能固脱之脱肛。

（3）麻仁滋脾丸，润肠通便，用于脱肛兼有大便秘结者。

（4）十全大补丸，补益气血，用于气血两虚之脱肛。

八、单方验方

（1）人参研末，每日3克，白开水冲服。

（2）提气散：黄芪（蜜炙）25克，人参10克，白术10克，当归身10克，白芍（炒）6克，干姜（炒）3克，柴胡6克，升麻6克，炙甘草5克，羌活5克，水煎服，每日1剂，早、晚各服1次。本方适于脾肺虚寒的脱肛患者。

（3）取七叶一枝花的根茎，加醋后研磨为糊外敷患处，用纱布压迫复位。每日用2～3次。

（4）收肛散外涂法：五倍子9克，浮萍草（炒）9克，龙骨9克，木贼9克，研为末，干擦或加麻油调敷。

九、中医特色技术

（1）梅花针：在肛门周围刺打。

（2）体针：针长强、百会、足三里、承山、提肛穴（坐骨结节与肛门连线的中点）等。

（3）提肛运动：是一种发挥身体内因作用的治疗方法，下蹲时使肛门放松，站立时使肛

门用力上提，也可不用下蹲，而进行肛门放松、再用力收缩肛门的动作，每次连续 20～30
下，每日锻炼 2～3 次。

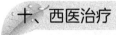

十、西医治疗

（一）注射疗法

将药物注射在直肠黏膜下层或直肠周围间隙中，造成无菌性炎症，继而产生纤维粘连，使黏膜与肌层或直肠与周围组织粘连固定，从而达到治疗肛管直肠脱垂的方法。

使用药物：消痔灵注射液（原液或与利多卡因以 1：1 的浓度配比），6%～8%明矾溶液，芍倍注射液等。

1. 直肠黏膜下注射法

（1）将药物注射到直肠黏膜下层，使分离的直肠黏膜与肌层粘连固定，具体注射方法有直肠黏膜下点状注射和柱状注射两种。

（2）适应证：Ⅰ、Ⅱ度脱肛，以Ⅰ度脱肛效果最好。

（3）禁忌证：直肠炎、腹泻、肛周炎及持续性腹压增加的疾病。

（4）操作方法：术前 1 天口服甘露醇或复方聚乙二醇电解质散，进行肠道准备。在腰俞穴麻醉或硬膜外麻醉下，取侧卧位或截石位，局部消毒后，将直肠黏膜暴露于肛门外，或在肛门镜下于齿线上 1 厘米开始，环形选择 2～3 个平面，或纵行选择 4～6 行，每个平面或每行选择 4～6 点，各点距离相互交错，每点注药 0.2～0.3 毫升，不要过深刺入肌层，或过浅注入黏膜内。注射总量一般为 6～10 毫升，注射完毕用塔形纱布压迫固定。柱状注射在暴露于肛外的直肠黏膜 3、6、9、12 点齿线上 1 厘米处的黏膜下层向上作柱状注射，长短视脱出长度而定，每柱药量 2～3 毫升，注射完毕后送回肛内。注射后平卧休息 2 天，2～3 天不能解大便。一般 1 次注射即可治愈。若疗效不佳，7～10 天后再注射 1 次。

2. 直肠周围注射法

（1）适应证：Ⅱ、Ⅲ度脱肛。

（2）禁忌证：直肠炎，腹泻，肛门直肠周围急性炎症。

（3）操作方法：术前 1 天口服甘露醇或复方聚乙二醇电解质散，进行肠道准备。在腰俞穴麻醉或硬膜外麻醉下，取截石位或侧卧位，局部和肛内消毒，用细长腰穿针头和 20 毫升注射器，以距肛缘 1.5 厘米的 3、6、9 点处为进针点，先在 3 点或 6 点刺入 4～6 厘米时针尖遇到阻力，即达肛提肌，穿过肛提肌即进入骨盆直肠间隙，此时另一手指伸入直肠内，仔细寻摸针尖部位确定针尖在直肠壁外，再将针深入 2～3 厘米，然后缓慢边退边注药 4～6 毫升，务必使药物呈扇形均匀散开。以同样方法在对侧注射。最后在 6 点处注射，沿直肠后壁进针，刺入 4～5 厘米后到达直肠后间隙，呈扇形注药 4～6 毫升，三点共注药 12～18 毫升。注射完毕后局部消毒，外盖无菌纱布。卧床休息 2～3 天，控制不排便 3 天。术后 1～2 天可有低热，术后常规配合使用抗生素预防感染。

（二）手术法

1. 直肠黏膜结扎术

（1）适应证：适用于直肠黏膜脱垂及直肠全层脱垂。

（2）术前：如有嵌顿或继发感染时应及时手法复位，并用抗炎治疗，待炎症消退后再进行手术。术前1天口服甘露醇或复方聚乙二醇电解质散，进行肠道准备。

（3）手术操作：麻醉后取截石位或侧卧位，直肠消毒，嘱患者增加腹压使肠段尽量脱出，如未脱出，在扩肛直视下用血管钳分别在左前、左后、右侧无血管区，纵行钳夹直肠黏膜，缓缓牵出肛外，在3个部分齿线上1厘米开始，分别钳夹直肠黏膜，10号丝线结扎，不剪线，以线继续牵出肠段，依脱出长短，用同法向上排列结扎4～6针，形成3个纵行排列的链条。被结扎的黏膜球注入消痔灵1∶1液呈苍白色，以利于坏死脱落，三列结扎最终形成的缩口能通过两指为度，以防术后直肠狭窄，排便困难，最后剪线肠段自动缩回、复位。

2. 部分浅层括约肌缩紧术

（1）适应证：因反复直肠脱垂而引起的肛门括约肌松弛、肛门失禁。

（2）手术操作：麻醉后取截石位或侧卧位，手术野及直肠黏膜碘伏消毒，于截石位6点齿线处作菱形切口，切除皮肤及皮下组织，用弯止血钳潜行分离外括约肌的皮下部分肌纤维，将其折叠两层后，用可吸收线做褥式缝合2～3针。结扎的松紧度要适宜，以两层靠紧后，不影响血运为度，皮肤切口用丝线间断缝合2～3针，如肛门紧缩效果不佳，可在12点位再作一切口缝合，对好切口皮缘，无菌敷料包扎。术后1周内应给予抗生素类药物以预防感染，卧床休息，尽量控制大便3～5天。术后第1次大便前用生理盐水120毫升加液状石蜡或甘油80毫升灌肠，以保证大便通畅。术后第6～7天拆线。拆线后鼓励患者做提肛运动，以增加肛门括约肌运动，增强肛门括约肌功能。

3. 肛门环缩术

（1）适应证：因反复直肠脱垂而引起的肛门括约肌松弛、肛门失禁。

（2）手术操作：麻醉后取截石位或侧卧位，在前后肛缘外2厘米处各作0.5厘米的小切口，以大弯血管钳自前位小切口伸入皮下引入粗的可吸收缝合线至肛周皮下，自后位切口穿出，另侧同法进行，然后以食指伸入肛管为准，双重结扎，小切口可缝合1针，消毒后外敷纱布。术后1周内应给予抗生素类药物以预防感染。尽量控制大便3～5天。肛门环缩环置入后对周围可刺激而产生瘢痕纤维环，产生自体支持固定作用。

十一、各家发挥

（一）陈沛的临床经验

陈沛提出补摄提肛汤，采用补气、升提、固摄的药物，治疗了25例老年性直肠脱垂，方药组成：党参12克，黄芪30克，升麻9克，柴胡9克，枳壳20克，乌梅15克，芡实15克，五倍子12克，鹿角胶10克，紫河车6克，大枣10枚，煎服，随症加减：便秘加火麻仁15克，郁李仁15克；便血多加地榆15克，槐花10克，牡丹皮炭10克；贫血加当归20克，炒白芍12克；腰酸腰痛加肉苁蓉12克，杜仲12克。

（二）赵泽华的临床经验

赵泽华认为本病病机不仅仅是中气下陷，同时亦存在着肾气虚弱，肾虚不能固脱，脾虚不能升提，故采用补肾固脱，健脾举陷之法，应用自拟方提肛汤（主要药物组成：生黄芪、仙茅、台乌药、小茴香、升麻、枳壳、葫芦巴、党参、锁阳、益智仁、炒白术），脾肾双补，内服的同时，脱出黏膜局部涂擦菜籽油，减少摩擦、损伤及感染，利于脱肛回缩还纳，治疗脱肛。

（程丽敏）

第六节　直 肠 息 肉

直肠息肉是肛肠外科常见的一种疾病，泛指直肠黏膜表面向肠腔突出的隆起性病变，也称息肉痔。发病者男多于女，年长者较多，与直肠癌的发病有密切关系。直肠息肉可单发或多发，包括有腺瘤、儿童型息肉、炎症息肉及息肉病等。

对于直肠息肉，历代中医文献中有"悬胆痔"、"垂珠痔"、"樱桃痔"、"肠覃"、"肠瘤"、"肠癖"、"息肉痔"的记载。

一、临床诊断要点

（1）有直肠息肉的家族史。

（2）有便血或黏液血便，腹泻、里急后重感，肛门肿物脱出等症状。

（3）直肠指诊可触及柔软、光滑、活动有蒂或无蒂的肿物。

（4）肛门镜或电子结肠镜检查可见直肠圆形肿物生长，有蒂或广基，可单发或多发，质软，活动度良好。

（5）病理学检查多为管状腺瘤、绒毛状腺瘤或炎性息肉等，可明确病变组织的性质。

二、中医辨病诊断

（一）诊断依据

（1）临床上因息肉大小及位置高低不同其症状各异，位置较高的小息肉一般可无明显症状。

（2）低位亚蒂息肉，排便时可脱出肛外，小的能自行还纳，大的需用手推回。多发性息肉常伴有腹痛、大便带血或血液与黏液相混。

（3）电子结肠镜下可见息肉生长，可取病理组织做检查，明确是否癌变。

（二）类证鉴别

1. 悬珠痔

悬珠痔位于肛门齿线附近，呈三角形或圆锥形，可有蒂，质较硬，色灰白，可脱出，一般不出血。

2. 锁肛痔

锁肛痔肛门坠胀，便血，色紫暗，可伴有黏液或脓血，指诊可触及肿块，质硬，表面凹凸不平，病理检查可明确诊断。

三、审析病因病机

息肉的发生与饮食不节、劳倦内伤、情志失调及先天禀赋不足等因素有关。平素多为恣食肥甘、过食辛辣生冷食物，损伤脾胃而致正气不足，湿热下迫大肠，以至肠道气机不利，经络阻滞，瘀血浊气凝聚而成。

四、明确辨证要点

大多数医家认为该病多因饮食不节、情志内伤、外感六淫使脾胃运化失司、湿热瘀浊内生、气血瘀滞日久聚而发病。病机总属本虚标实，以虚为主，主要包括正虚、脾虚、肾虚。各种病理因素如湿热、寒凝、气滞、血瘀、瘀阻、瘀结、脾虚、肝郁均可单一致病，也可相互作用共同致病。本病分为湿热下注证、气滞血瘀证、脾气亏虚证。

（一）辨虚实

多食肥甘厚味、辛辣醇酒，致湿热内生，湿邪郁久化热，湿热蕴结，下注大肠，导致肠道气机不利，经络阻滞，瘀血浊气凝聚，蕴结不散，息肉乃生，为气滞血瘀；脏腑亏虚，导致脾胃运化功能不足，湿邪内生，下注大肠，经络阻塞，瘀血、浊气凝聚不散，日久发为息肉，为虚证。

（二）辨脏腑

饮食不节，劳倦过度，导致脾胃运化功能不足，湿邪内生，下注大肠，经络阻塞，瘀血、浊气凝聚不散，日久发为息肉，为脾气亏虚；先天禀赋不足或思虑过度，忧思不解，郁结伤脾，脾气不行，水湿不化，津液凝聚成痰，痰气郁结于肠，则化生息肉，为肾虚致病。

五、确立治疗方略

本病总属本虚标实，以虚为主，故多以健脾、益气、补肾为主，尽管标实，但实证较常见，故多加清热利湿、凉血止血、活血化瘀、软坚散结进行治疗。

息肉癌变率较高，80%的大肠癌是由大肠腺瘤转变而来，所以，一定要早期治疗，定期复查，保守治疗效果不佳时，可以进行手术治疗。

六、辨证论治

（一）内治法

1. 湿热下注证

（1）抓主症：大便秘结或黏滞不爽，泻下臭秽，或大便稀薄如水，肛口灼热。便血鲜红，或滴血，或大便带血，或伴有黏液。

（2）察次症：息肉表面充血明显，脱出或不脱出肛外。兼有下腹胀痛，纳呆，大便不畅，小便黄，口干。

（3）审舌脉：舌质红，苔黄腻，脉滑数。

（4）择治法：清热利湿，凉血止血。

（5）选方用药思路：本证为湿热下注证，乃湿热下注大肠所致，应选用黄连解毒汤，本方由大苦大寒，泻火解毒药组成。方中以黄连泻心火，兼泻中焦之火；黄芩泻上焦之火；黄柏泻下焦之火；栀子通泻三焦之火，导以下行。四药合用，泻火解毒功效甚著。

（6）据兼症化裁：若便血量多者加牡丹皮、生地、侧柏叶。

2. 气滞血瘀证

（1）抓主症：肿物脱出肛外，不能回纳，疼痛甚，息肉表面紫暗。

（2）察次症：可兼有腹胀腹痛，纳呆，嗳气，大便不畅，唇甲青紫，肌肤甲错。

（3）审舌脉：舌质暗红，苔黄，脉弦涩。

（4）择治法：活血化瘀，软坚散结。

（5）选方用药思路：本证为瘀血浊气阻滞而致，应选用少腹逐瘀汤。本方当归、川芎、赤芍活血散瘀，兼以养血；小茴香、干姜、官桂散寒通阳；蒲黄、五灵脂、延胡索、没药活血祛瘀，散结定痛。诸药相配，共成活血化瘀，软坚散结之功。

（6）据兼症化裁：息肉较大或多发者，加半枝莲、半边莲、白花蛇舌草。

3. 脾气亏虚证

（1）抓主症：肿物易于脱出肛外，表面增生粗糙。

（2）察次症：可有少量便血，肛门松弛。兼有腹部隐痛绵绵，纳呆，便溏，面色白或萎黄，心悸，乏力。

（3）审舌脉：舌质淡，苔薄白，脉细弱。

（4）择治法：补益脾胃。

（5）选方用药思路：本证为脾气不足，失其健运所致，应选用参苓白术散。参苓白术散是在四君子汤基础上加山药、莲子肉、白扁豆、薏苡仁、砂仁、桔梗所组成。全方温而不燥，补中有行，升降并用，药力平和，是一补气健脾、渗湿止泻、兼可保肺之良方，是体现"培土生金"治法的常用方剂。现代医家辨证审因，谨守病机，对参苓白术散或予加减，或与它药合用，广泛应用于肺系疾病，且开辟新用，拓展了参苓白术散的治疗范围，赋予了本方新的生机，充实了培土生金理论的内涵。

（6）据兼症化裁：若出血量多者，可加阿胶、鸡血藤等。

（二）外治法

（1）6%明矾注射液50毫升，保留灌肠，每日1次。

（2）乌梅12克，贯众15克，五倍子9克，夏枯草30克，半枝莲15克，槐角9克，水煎浓缩至100~150毫升，本方具有清热解毒、涩肠止血之功效。用法：每晚睡前保留灌肠，30日为1个疗程。

七、中成药选用

（1）槐角丸，可清热凉血止血，用于息肉便血量多的症状。

（2）参苓白术散，可健脾益气，用于伴有腹泻、乏力症状的直肠息肉。

八、单方验方

（1）半枝莲 30 克，山豆根 12 克，诃子 15 克，薏苡仁 15 克，白花蛇舌草 20 克，黄芪 30 克，白术 15 克，水煎 300 毫升，每日 2 次，早晚温服。如腹痛加延胡索 8 克、橘核 10 克、茴香 5 克，腹泻加黄连 5 克、马齿苋 30 克，便血加地榆 15 克、槐角 10 克、炒荆芥 10 克，体虚脾弱加党参、当归、怀山药、麦芽、山楂各 10 克，鸡内金（研末服）3 克。

（2）紫花地丁 15 克，蒲公英 15 克，半边莲 30 克，生地榆 9 克，白花蛇舌草 30 克，桃仁 9 克，石见穿 12 克，黄药子 12 克，炙甘草 6 克，干蟾皮粉（冲服）3 克，水煎 300 毫升，每日 2 次，早晚温服。

（3）乌梅 1500 克，僵蚕 500 克，赤芍 500 克，黄芪 500 克。乌梅以酒醋浸泡一宿去核，烧焦存性，与以上三药共研细末，炼蜜为丸，每丸 10 克，每日 3 次，每次 1 丸，开水送服。

九、中医特色技术

（1）保留灌肠法：是中医的传统疗法，通过对患者的诊断，制定个体化的治疗方案，确立方药的选用，并制成药液，通过灌肠的方法使药液进入肠道内，药物不仅可以通过黏膜的吸收起到全身治疗的作用，而且通过灌肠法使药液直达病灶的表面，温热的药液能够加速病灶局部的血液循环，更大限度地促进了药物治疗作用和药效的发挥。

（2）乌梅 12 克，海浮石 12 克，五倍子 6 克，煅牡蛎 30 克，夏枯草 30 克，紫草 15 克，贯众 15 克，煎浓缩至 150～200 毫升，每次取 50 毫升，每日 1 次保留灌肠，30 日为 1 个疗程。

十、西医治疗

（一）经内镜息肉切除术

内镜息肉摘除法，主要根据息肉的形态、大小、数量及蒂的有无、长短、粗细，临床分别可采用：高频电凝圈套切除法，主要用于有蒂息肉；高频电凝灼除法，主要用于多发半球状小息肉；高频电凝热活检钳法，用于单发或少数半球状小息肉，简便易行，又可取活组织送病理检查。具体操作如下：

1. 适应证

直径 0.5～4.0 厘米有蒂息肉，或直径 1.5 厘米广基半球状小息肉。

2. 术前准备

检查血细胞分析、血型、凝血功能，术晨禁食，术晨复方聚乙二醇电解质散清洁肠道。

3. 麻醉

不需麻醉，精神紧张者可予哌替啶 5 毫克，术前肌内注射。

4. 手术步骤

（1）圈套摘除息肉法：①进镜至回盲部后，退镜观察，至息肉部位，按要求连接电极板等设备。②冲洗、吸净息肉附近之粪水及黏液（若清洁肠道时选用甘露醇，应反复注气、抽气，更换肠腔内积气 5～10 次，以防止电凝时易燃气体爆炸）。③调节镜身，变换体位，将圈套器对准息肉头部，套入蒂部，并轻轻勒住底，使息肉头部离开周围肠壁，先电凝数次使圈套处黏膜呈灰白色或冒白烟即可，再电切3～4秒，助手同时收紧圈套，息肉即可切下。④观察残蒂，若有渗血可再次电凝。用圈套器或肠镜吸引孔吸住息肉后随肠镜取出。

（2）电凝器凝除息肉法：①高频电发生仪用凝固电流2～3档。②电凝器对准息肉头部，凝除息肉2/3才能达到治疗目的，但不宜凝除过深，以防穿孔。

（3）热活检钳钳除息肉法：①用热活检钳钳除息肉，多用于0.6厘米以下大小的息肉。②用凝固电流2～3档。③钳住息肉头部提起，使息肉基底部形成一细长假蒂，通电时假蒂部位的电流密度增大，产生高温摘除息肉。钳杯内的息肉受电流影响小，可送病理行组织学检查。

5. 术后处理

退镜过程中尽量抽出肠内积气，减少术后穿孔的发生。创面较大，多个息肉切除后，应给予止血剂，并卧床休息1～2日，严密观察。术后少渣饮食3～5日，并定期复查。

（二）经肛门息肉摘除治疗

1. 适应证

距肛门外缘5～10厘米以内，有蒂或亚蒂，能拖至肛管者。

2. 术前准备

行纤维结肠镜检查，了解全大肠情况。术前1日进流质饮食。术前清洁灌肠。

3. 麻醉

骶管麻醉或持续硬脊膜外阻滞麻醉。

4. 体位

截石位。

5. 手术步骤

（1）扩肛至四指，探查息肉部位、形态。

（2）组织钳夹住蒂部将息肉脱出肛门至肛管。

（3）牵开肛门，于息肉蒂的根部上两把血管钳。

（4）于上方一把血管钳的保留侧贯穿缝合蒂部1针。

（5）切断蒂部，移去已切除之息肉，结扎缝线。

（6）对于较大的广基的良性直肠息肉，可以边切边缝合基底的黏膜，保证息肉完整切除。

（7）检查残蒂有无出血，术毕。

6. 术后处理

术后3日流质饮食，切除息肉的标本送病理检查。

（程丽敏）

第八章　常见周围血管疾病

第一节　动脉硬化闭塞症

动脉硬化闭塞症是一种常见的周围血管疾病，是全身性动脉因粥样硬化病变引起的慢性动脉闭塞性疾病，主要侵犯腹主动脉下端、髂动脉、股动脉等大、中型动脉，动脉管壁粥样斑块形成并扩展，以及继发血栓导致动脉狭窄、闭塞，使肢体出现急性或慢性缺血表现，如患肢末端发冷、麻木、间歇性跛行、静息性疼痛、动脉搏动减弱或消失、肢体营养障碍，甚至末端发生溃疡及坏疽。动脉硬化闭塞症与高血压、高血脂、糖尿病和吸烟等危险因素密切相关，且有一定的截肢致残率，成为严重威胁人类健康的动脉疾病。

动脉硬化闭塞症属于中医学"脱疽"范畴，又有"脱骨疽"、"脱痈"、"脉痹"、"血瘀"等名称。

一、临床诊断要点

（1）年龄大于 40 岁。

（2）有吸烟、糖尿病、高血压、高脂血症等危险因素。

（3）与下肢动脉硬化闭塞症的临床表现相符合。

（4）缺血肢体远端动脉搏动减弱或消失。

（5）ABI≤0.9。

（6）影像学检查证据：彩超、CTA、MRA 和 DSA 等影像学检查显示相应动脉的狭窄或闭塞等病变。

符合上述诊断标准前四条可以做出下肢动脉硬化性闭塞症的临床诊断。ABI 和彩超可以判断下肢的缺血程度。确诊和拟定外科手术或腔内治疗方案时，根据需要进一步行 MRA、CTA、DSA 等检查。

二、中医辨病诊断依据

（1）常有高血压、高血脂、糖尿病等病史，可因先天肾气已衰、后天脾胃虚弱，加之饮食不节、痰浊内生、血行不畅而发为本病。

（2）好发于四肢末端，尤以下肢多见，初起患趾（指）苍白、怕冷、麻木、疼痛，遇寒症状加重，间歇性跛行，足部皮色苍白或暗红或青紫，患肢皮肤干燥、脱屑、光薄无泽呈蜡状，趾（指）甲生长不良。舌质淡、苔薄白、脉沉迟。

（3）继则肢体溃疡、坏疽局限，局部红肿热痛，患趾（指）、足坏死变黑，甚至脱落。舌质红绛、苔白腻、脉细数。

三、审析病因病机

（1）人至中老年，多有心气不充，血运乏力。

（2）情志不畅，忧思郁怒，则气机失常，气血暗耗，疏泄无权，血流不畅。

（3）中气不足，统摄失常。

（4）肺气不足，气不得布散全身，均可导致气机紊乱，气血失和，血行瘀滞。

（5）患者中不乏肥胖之人，"肥者多痰"，尤其南方多湿之地，或平素喜酒、嗜食肥甘的患者，更易招致痰湿内扰，气机不畅，气血失调，脉道受阻，因而罹患是疾。

（6）疏于养生，冬不得暖，常受风寒；夏不防湿，暑湿着身，久则寒凝血脉，湿滞气机。

本病病因在于脏腑气血亏虚，气机失调，渐致气滞血瘀，脉络闭阻。长期劳累过度，精血内耗；精不化血，气不帅血。以上因素均可使气机紊乱，气血失调，气滞血瘀，导致本病的发生和发展。

四、明确辨证要点

（一）辨疼痛

疼痛是本病最显著的症状。疼痛遇寒加重，得热减轻，为寒湿阻络；遇热痛甚，得冷痛缓，为瘀血化热，热灼致瘀；间歇性跛行，为血脉瘀滞；静息痛，既是脉道完全阻塞，又是热毒炽盛的表现。

（二）辨皮温

患肢发凉，怕冷，为阳气不足或寒凝血瘀；皮肤灼热，喜凉，恶热，为瘀久化热；若汤泼火燎，提示热毒炽盛。

（三）辨皮色

肤色苍白，抬高时尤为明显，多为寒凝血瘀或气血两虚；肤色青紫，多属气血瘀滞；肤色转红，多属热毒或瘀久化热；肤色紫黯或发黑，多为瘀甚或热毒炽盛。

（四）辨坏疽溃疡

疮面溃破腐烂，肉色不鲜，脓水恶臭，灼痛剧烈，多属湿热毒盛；肢端坏疽，红肿不显，肉色不鲜，与健康组织分界清楚，分泌物少，多属热毒伤阴；疮面污浊不清，脓液常伴臭味，并易出血，上方青筋怒张，疮周发紫，多为湿热瘀滞；疮面肉芽灰白色或如镜面，脓液少而清稀，多为气阴或气血两虚。

（五）注意整体与局部辨证相结合

全身的表现，舌苔、脉象均对分析病机转化有意义。如舌淡，口喜热饮，脉沉弦。现舌质变黯，渴不欲饮，脉细涩，则考虑为阳虚寒凝，以致血瘀，症状将要加重。

（六）未病防传，已病防变

如本是阳虚寒凝的轻证，应该选用扶阳温经散寒的药物阻止向血瘀重证的进展；如已为血瘀证，应用药物防止久瘀化热，尽快疏通经络。已成某证，要防止其进展，如本是实证，不要因过度用药而致脾胃虚证或虚实夹杂证；本是阳证易愈溃面，不可治疗不当而成阴证难愈疮口；虽是湿热毒盛的疮面，也应采用清热利湿解毒的方法祛除湿毒，局部给邪以出路，防止溃烂蔓延，毒邪内攻脏腑。

五、确立治疗方略

《灵枢·营卫生会》认为："老者之气血衰，其肌肉枯，气道涩。"故中医在一定程度上更强调因虚致病。"虚者补之"、"损者益之"，治疗时注意培补正气，补其不足，攻其瘀阻，畅通经络，调补气血，从而达到治本的目的，故益气活血通络为其基本治疗原则。"因邪致瘀，因瘀致热，因热致虚，因虚不复"是其病机的概括，"虚为本，邪是标，瘀是变，损是果"，故早期扶阳温经散寒、祛外邪；中期活血化瘀、通经络，化热则清热利湿解毒；后期补益气血阴阳。

故本病以气血两虚，脾肾不足为本，痰浊、瘀阻、寒湿外侵为标。初期多因痰瘀阻络或寒性收引而出现肢体发凉、怕冷、麻木、疼痛、间歇性跛行等阴寒证。日久各种邪气郁而化热，形成湿热、热毒之邪，湿热热毒太过则灼烁筋骨、脉肉而成"脱疽"之证。

虽然本病发病原因和病程变化有所不同，临床表现各有差异，但气虚血瘀是共性，是贯穿于疾病始终的病理变化，故本病应以益气活血通络为基本治法，补其不足，攻其瘀阻，畅通经络，调补气血，达到治疗的目的。

六、辨证论治

（一）内治法

1. 寒湿阻络证

（1）抓主症：发病较缓，面色微黄，患趾（指）喜冷怕暖，麻木，时有抽痛，多走则疼痛加剧，稍歇痛减。

（2）察次症：皮肤苍白，触之发凉，粗糙不泽，肌肉逐渐萎缩，汗毛稀疏脱落，跌阳脉搏动减弱。

（3）审舌脉：舌质淡，苔白腻，脉沉细。

（4）择治法：温阳散寒，活血通络。

（5）选方用药思路：本证属脾肾阳虚，寒湿凝聚经络，应选用阳和汤。方中重用熟地黄温补营血，填精补髓；鹿角胶温肾阳，益精血。二药合用，温阳补血，共为君药。肉桂、姜炭药性辛热，均入血分，温阳散寒，温通血脉，为臣药。白芥子辛温，可达皮里膜外，温化寒痰，通络散结；配用少量麻黄，辛温达卫，宣通毛窍，开肌腠，散寒凝，为佐药。方中鹿角胶、熟地黄得姜、桂、芥、麻之宣通，则补而不滞；麻、芥、姜、桂得熟地黄、鹿角胶之滋补，则温散而不伤正。生甘草为使，解毒而调诸药。

（6）据兼症化裁：若阳虚重者加制附子、干姜；病在上肢加桂枝，下肢加牛膝；疼痛重者加延胡索活血止痛；若寒重者加鹿角霜、肉桂、细辛温阳散寒；肌肉萎缩者加党参、淮山药、苍术；苔白腻者酌加半夏、茯苓化湿渗湿。

2. 血脉瘀阻证

（1）抓主症：患趾（指）酸胀疼痛加重，夜难入寐，步履维艰。

（2）察次症：患趾（指）皮色暗红或紫暗，下垂更甚，皮肤发凉干燥，肌肉萎缩，趺阳脉搏动消失。

（3）审舌脉：舌暗红或有瘀斑，苔薄白，脉弦涩。

（4）择治法：活血化瘀，通络止痛。

（5）选方用药思路：本证为寒湿凝滞，痰瘀脉络，故选用桃红四物汤。方中以强劲的破血之品桃仁、红花为主，力主活血化瘀；以甘温之熟地、当归滋阴补肝、养血调经；芍药养血和营，以增补血之力；川芎活血行气、调畅气血，以助活血之功。全方配伍得当，使瘀血祛、新血生、气机畅，化瘀生新是该方的显著特点。

（6）据兼症化裁：若痛甚者，酌加延胡索、乳香、没药以祛邪止痛；疼痛剧烈难忍者，可加全蝎、蜈蚣等虫类药，以攻逐破瘀解痉止痛。瘀滞明显者，酌加炮穿山甲、地龙加强活血祛瘀之功。腿抽筋者加白芍、甘草疏筋通络。

3. 湿热毒盛证

（1）抓主症：患肢剧痛，日轻夜重，局部肿胀，皮肤紫黯，浸淫蔓延，溃破腐烂，肉色不鲜；糖尿病者坏疽则疼痛不甚，肉腐筋烂，穿透性溃疡，味臭液浊。

（2）察次症：身热口干，便秘溲赤。

（3）审舌脉：舌红，苔黄腻，脉弦数或滑数。

（4）择治法：清热利湿，活血化瘀。

（5）选方用药思路：本证为气血瘀滞，郁久化热，湿热蕴结，故选四妙勇安汤。方中重用金银花，清热解毒为主药；玄参泻火解毒；当归活血散瘀；甘草配金银花加强清热解毒作用。共收清热解毒、活血通脉之功，使毒解、血行、肿消、痛止。

（6）据兼症化裁：若肢体肿胀、渗出多者，加泽泻、薏苡仁、车前子清热利湿；湿重者，酌加苦参、黄芩等；热毒盛者，加蒲公英、紫花地丁、生地黄直折火毒；壮热烦渴者，加生石膏、知母、天花粉清热养阴；大便不畅者，可加大黄、元明粉等泻热通便。

4. 热毒伤阴证

（1）抓主症：患处皮肤干燥，毫毛脱落，趾（指）甲增厚变形，肌肉萎缩，坏疽呈干性。

（2）察次症：口干欲饮，便秘溲赤。

（3）审舌脉：舌红，苔黄，脉弦细数。

（4）择治法：清热解毒，养阴活血。

（5）选方用药思路：本证为病久热毒内盛，耗伤阴液，故选用顾步汤。方中人参、黄芪、当归以益气活血为主，金银花、石斛、蒲公英、紫花地丁、大青叶解毒。全方共奏益气活血，清热解毒之功效。阴阳兼滋，气血交补，而后毒壅可消。

（6）据兼症化裁：若口干、舌红少苔者，可酌加元参、生地、生石膏以清热养阴生津；便秘者加生大黄通腑泻热；低热不退者加柴胡、青蒿；边界不清加穿山甲、金银花。

5. 气血两虚证

（1）抓主症：精神疲惫，面容憔悴，皮肤干燥，脱屑，爪甲无华，四肢浮肿，肌肉萎缩，疮面新肉不生，肉芽灰黯或黯红，脓液稀薄。

（2）察次症：倦怠乏力，不欲饮食，面色少华，形体消瘦。

（3）审舌脉：舌质淡，苔少，脉细而无力。

（4）择治法：补益气血。

（5）选方用药思路：本证属病久不愈，气虚血亏，故选八珍汤。方中人参与熟地相配，益气养血，共为君药。白术、茯苓健脾渗湿，助人参益气补脾。当归、白芍养血和营，助熟地滋养心肝，均为臣药。川芎为佐，活血行气，使地、归、芍补而不滞。炙甘草为使，益气和中，调和诸药。

（6）据兼症化裁：若余毒未清者，可酌加炙黄芪，并将炙甘草改为生甘草托解毒邪；伴阴虚者，酌加忍冬藤、元参、麦冬清热养阴；若见血瘀有寒者，可酌加附子、肉桂温阳通脉。

（二）外治法

1. 未溃期

可用康复新液、医用生物胶体分散剂少许揉擦患肢足背、小腿，每次 10 分钟，每日 2 次；可选用全蝎软膏、湿润烧伤膏适量外敷；亦可辨证应用温经散寒、活血通络的中药煎汤熏洗，水温 40℃左右，每日 1 次，每次 20 分钟；组织液化、坏死成脓者应及时切开引流。

2. 已溃期

溃疡面积较小者，可用中药熏洗后，外敷溃疡生肌膏；渗出多应用解毒利湿的中药煎汤湿敷；疮面干枯无脓，外用膏药以"煨脓长肉"，根据疮面脓腐的情况酌情选加掺药，以软化坏死，使腐肉易脱；腐肉较多，亦可逐渐分批蚕食，疏松的先除，牢固的后除，软组织先除，腐骨后除，死骨应修平或祛除，便于组织上皮覆盖；干性坏疽宜保持干燥；彻底的清创术必须待炎症完全消退后再进行。

七、中成药选用

（1）红花黄色素，为水溶性色素，能够扩管、改善动脉供血。注射用红花黄色素 100 毫克，加入 0.9%氯化钠注射液 250 毫升中，静脉缓慢滴注，每日 1 次。

（2）脉血康，成分为水蛭。破血，逐瘀，通脉止痛。口服，每次 2～4 粒，每日 3 次。

（3）丹参注射液，为中药丹参提取物，具有扩张血管、抑制血小板聚集作用。肌内注射，每次 2～4 毫升，每日 1～2 次；静脉滴注，每次 10～20 毫升（用 5%葡萄糖注射液 100～500 毫升稀释后使用），每日 1 次。

（4）黄芪注射液，功效为益气养元，扶正祛邪。肌内注射，每次 2～4 毫升，每日 12 次。静脉滴注，每次 10～20 毫升，每日 1 次。

（5）盐酸川芎嗪注射液，中药川芎为其主要有效成分，可抑制 A_4 诱导的血小板聚集，降低血小板表面分子数，抑制 TXA_2 合成酶的活性。每次 40～80 毫克，稀释于 5%葡萄糖注射液或 0.9%氯化钠注射液 250～500 毫升中静脉滴注。速度不宜过快，每日 1 次。

（6）葛根素，主要成分二羟基葡萄糖异黄酮，具有扩张血管，增加肢体血流量，改善末梢微循环的作用。每次 200～400 毫克加入 5%葡萄糖注射液或 0.9%氯化钠注射液，每日 1 次。

八、单方验方

（1）蓬子菜具有清热解毒、活血通经、祛风止痒之功效，其新鲜植物的液汁或煎剂可水煎外用。

（2）每日用毛冬青 100～200 克煎水 400 毫升，温洗患肢，每日 1～2 次，每次 30 分钟。注意水温适宜。

九、中医特色技术

（一）熏洗

熏洗法是用药物煎汤，趁热在患部熏蒸、淋洗和浸浴的方法。本法痛苦少、风险小，药物直接作用于病变局部，具有活血化瘀、通络止痛、清热解毒、利湿消肿、改善肢体微循环等多种功能。

使用本法时先将药液煎好，再用干净的纱布过滤一下，以免药中杂质在熏洗时刺激皮肤。熏洗的药液量要比内服的多得多，具体多少及熏洗的用器大小视患病部位而定。每剂药可连续使用 2 天，每日熏洗 2～3 次，每次熏洗 15～30 分钟。每次使用时，药液必须先加热。

（二）针灸

1. 针刺疗法

取穴：上肢取内关、曲池、合谷等；下肢取足三里、血海、阳陵泉等。手法：中度刺激，以补为主，每日 1 次，每次留针 20～30 分钟。适用于肢体麻木、疼痛、发凉及患肢颜色有改变者。取穴数宜少而精，以循经取穴为主，患足局部不宜针刺，以免刺伤营养不良之皮肤而形成溃疡或局部坏疽。

2. 电针疗法

在穴位上通以感应电，以起到流通经络、活血祛瘀的作用。上肢取曲池、内关、合谷；下肢取足三里、三阴交、阳陵泉等。电流刺激开始从小到大，至患者能耐受为度。主要用于寒凝血瘀证。

3. 耳针疗法

热穴为主穴，针之能产生热感，传导至面部及上下肢；交感：有舒张血管作用；皮质下、肾：有增强血管功能作用；配穴：有肺穴、肝穴、脾穴等。留针 1～2 小时，或更长时间。

4. 穴位注射药物疗法

利用药物针剂，在穴位进行注射，以便直接营养局部，促进血液循环，可活血化瘀，强壮身体，缓解症状，促进疮口早日愈合。

十、西医治疗

（一）药物疗法

（1）改善循环：选择扩血管、抗血小板聚集、降纤、抗凝、溶栓等药物。

（2）降脂：选择主要降低胆固醇和低密度脂蛋白的药物：他汀类及考来烯胺、考来替泊等；主要降低三酰甘油和低密度脂蛋白的药物：贝特类及吉非贝齐、烟酸类药等。

（3）抗生素：适用于明显继发性感染者。

（4）疼痛治疗。

（5）支持疗法。

（二）手术治疗

手术治疗主要术式有蚕食疗法、截趾手术、血管重建手术、介入治疗等。

十一、各家发挥

（一）从"虚瘀"证论治脱疽

赵钢根据从医多年的临床经验，发现"气虚血瘀型"多见。因北方气候寒冷，患者往往因季节交替，复感寒湿之邪而发病。临证时注重活血祛瘀与补气养血之间的关系，将活血法与补气法配合应用，以补其不足，攻其瘀滞，攻补兼施，目的在于消除瘀阻，流通血脉，调和气血。《景岳全书》认为"气虚而血滞"，"气弱而不行者"，应重视调气、益气。活血祛瘀法与补气养血法联合应用，使元气健旺，增强改善血液循环，扩张周围血管，改善机体免疫功能，可以提高活血化瘀法的疗效，能够消瘀血而不伤正气，主要是补气药与活血化瘀药物配伍应用。药用：丹参、黄芪、当归、牛膝、党参、水蛭等。丹参活血化瘀；黄芪、党参益气健脾以益四肢肌肉；当归补血活血；牛膝引药下行；水蛭化瘀通络止痛。

（二）从"寒瘀"证论治脱疽

陈淑长认为"症之初，必因寒"，"寒"在脱疽发病之初起重要作用，故治疗本病强调"温"和"通"，根据中医"温则消而去之"，"气行则血行"，"瘀者化之"的理论，以温阳益气、活血通脉为基本大法。以制首乌、干姜、桂枝温阳散寒，以黄芪补气，以赤芍、川芎、乳香、没药活血通脉。

通脉活血汤是崔公让创制的经验处方之一，具体药物组成有：当归、丹参、鸡血藤、甘草。处方中当归养血活血，丹参行血活血，鸡血藤行血补血、舒筋活络。《本草纲目拾遗》曰："鸡血藤，大补气血"；"壮筋骨，已酸痛，和酒服，于老人最宜。统治百病，能生血，和血，补血，破血，又能通七窍，走五脏，宣筋络"。甘草协阴阳，调营卫。四者结合，共成养血行血，活血化瘀之剂。组方加用制附子，温阳通络，其性擅走，为通行十二经之要药。麻黄宣通经脉，助附子温经通阳，调达气血。

（三）从"湿热瘀"证论治脱疽

蔡炳勤认为，"血不利则为水"，考虑虚是根本，湿热、瘀是标，属血瘀夹湿热，临床施治时多以活血清热化湿法，配合益气药物，更有效地控制坏疽。治疗中清热化湿药物有抗菌消炎的作用，能预防和治疗坏疽区域的感染，能够促进患者康复。常用药物有：金银花、白花蛇舌草、毛冬青、当归等。

（四）从"痰瘀"证论治脱疽

蔡炳勤认为本病主要致病因素为"痰"和"瘀"，辨证多属"痰瘀证"。单祛痰，瘀血难化；单化瘀，痰浊不除，病根难已。治瘀则痰易化，治痰则瘀易除，复合应用化痰祛湿、活血化瘀之法。

（五）从"虫类药"应用论治脱疽

王玉章指出，破血逐瘀药常用虫类药，虫类药物为有血有肉之品，具有行走攻窜之特性，用以通经达络，疏逐搜剔，常胜于本草药物。故对一些顽疾，尤其是久瘀、久痛入络者，使用虫类药止痛、散瘀常可取得较好效果，如水蛭配全蝎可增强活血化瘀、推陈致新之力；蜈蚣配全蝎可增强息风止痉、行血祛瘀之功；穿山甲、地龙则可增加通络活血、搜剔走窜之性。王玉章强调使用虫类药一定要结合临床辨证，注意份量或适当加入缓冲药。尤其脱疽是本虚之证，故用药应特别当心，以免伤其正气，伤及脾胃而不可收拾。

（赵　钢）

第二节　血栓闭塞性脉管炎

血栓闭塞性脉管炎简称脉管炎，是一种血管的炎性、节段性和反复发作的慢性闭塞性疾病。临床上表现为发凉、怕冷、麻木、酸胀疼痛和间歇性跛行，严重者甚至出现溃疡或坏疽等症状。多侵袭四肢中、小动静脉，浅表静脉，伴行静脉也常受累。此病好发于下肢，以青壮年男性多见。在我国各地均有发病，以北方较多，多发于寒冷季节，以20～40岁的男性多见。常表现为一侧下肢发病，继而累及对侧，少数患者可累及上肢。患者可有受冷、潮湿、长期多量吸烟、外伤等病史。

血栓闭塞性脉管炎属于中医学"脱疽"、"脉痹"范畴，又有"脱骨疽"、"脱痈"等名称。

一、临床诊断要点

（1）大多数患者为青壮年男性，多数有吸烟嗜好。

（2）有游走性浅静脉炎病史。

（3）患肢足背动脉或胫后动脉搏动的减弱或消失及间歇性跛行，肢体的坏死。

（4）一般无高血压、高脂血症、糖尿病等易致动脉硬化的因素。

（5）部分患者有游走性浅静脉炎的病史。

（6）病理改变为血管壁的全层炎症，原则上见不到动脉粥样硬化的改变。

（7）动脉造影时，可显示血管节段性闭塞，但病变近、远侧血管壁光滑。

二、中医辨病诊断依据

中国中西医结合学会周围血管疾病专业委员会制定的诊断标准为：

（1）男性青壮年（20～40岁）。

（2）有较长的病程，早期有患肢发凉，怕冷，麻木等症状，后期出现静息痛。严重时伴有肢体的坏疽和溃疡，甚至全身感染。

（3）患肢皮肤苍白，潮红，紫暗或青紫。

（4）反复发作的游走性浅静脉炎的病史。

（5）患肢动脉搏动消失或明显减弱。

（6）排除肢体闭塞性动脉硬化症，大动脉炎及糖尿病坏疽等其他疾病。

三、审析病因病机

（1）本病多由素体脾气不健、肾阳不足，又外受寒冷，寒湿之邪侵袭肢体，气血凝滞、经脉阻塞而发病。

（2）脾气不健、肾阳不足是脱疽的病理基础。

（3）脾气不健，化生不足，内不能生气血壮脏腑，外不能充养四肢。肾阳不足，不能温煦四末。脾肾阳虚导致四肢温养不足，故四肢先受病。

（4）寒湿之邪侵袭肢体是形成脱疽的诱因。

（5）复受寒湿之邪侵袭，寒凝经脉，经脉不通，不通则痛，故四肢发凉怕冷，酸痛、麻木，行走无力而跛行。经脉不通，四肢失去气血濡养，故出现患肢皮色苍白，皮肤干燥，肌肉萎缩，指（趾）甲生长缓慢，指（趾）毛脱落等营养障碍征象。

（6）若寒邪久蕴，则郁而化热，湿热浸淫，热盛可腐肉为脓，则患部红肿溃脓；热入血分可致高热。

（7）热邪伤阴，阴虚火旺，病久可致阴血亏虚，肢节失养，发生坏疽而脱落。

四、明确辨证要点

（一）辨病因

中医认为血栓闭塞性脉管炎的发生多由于七情内伤、嗜烟等，致脏腑功能失调，气血运行不畅，脉络瘀阻，加之高寒地区容易感受寒邪，血得寒则凝，乃致寒凝血瘀，经脉、筋肉爪甲失养。素体脾气不健、肾阳不足，又外受寒冷，寒湿之邪侵袭肢体，气血凝滞、经脉阻塞而发病。七情内伤脏腑功能失调与外部寒湿之邪入侵两种因素相互作用而致病，人体正气的强弱是疾病发生的关键。决定人体正气强弱的因素是多方面的，如先天不足、后天失养、烦劳过度、饮食不节、久病体虚、房劳过度等，皆能引起人体正气的不足，使外邪易侵，如脾虚易感湿、阳虚易感寒、阴虚易感热、血虚易感风，正虚受邪，内外相合，痹病因之而作。正气不足，体质差异，还影响发病后的转化，如阴虚多热化而为热痹，阳虚多寒化而为寒痹，血虚多患行痹，气虚多患湿痹等，以上多种因素最终导致血栓闭塞性脉管炎的发生。总之，中医学认为本病属"脱疽"范畴，是由于情志所伤、肝肾不足、脾气不健、寒湿侵袭，以致寒湿凝聚经络、闭塞不通、气血运行不畅所致。

（二）辨病程

入络：一期（局部缺血期），患肢末端出现发凉、怕冷、麻木、酸胀疼痛，间歇性跛行，每步行 500～1000 米路程，即觉患肢小腿和足底酸胀疼痛而出现跛行，休息片刻后症状缓解或消失。患足可出现轻度肌肉萎缩，皮肤干燥，皮色变淡或灰，患足可出现出汗减少，指（趾）甲生长缓慢，皮肤温度略低于健侧。患肢足背动脉搏动可减弱。部分患者小腿出现游走性红硬条索（游走性血栓性浅静脉炎）。

入经：二期（营养障碍期），患肢发凉、怕冷、麻木、酸胀疼痛，间歇性跛行加重。出现静息痛，夜间痛甚，难以入睡，患者常抱膝而坐。患肢营养障碍征象加重，肌肉明显萎缩，皮肤干燥、脱屑，汗毛脱落，足不出汗，指（趾）甲肥厚变形生长缓慢，皮色苍白或潮红或紫红，患肢足背动脉搏动消失。

入脏腑：三期（坏死期），二期症状继续加重，指（趾）可出现紫红肿胀，发生溃疡或坏疽、或指（趾）干瘪紫黑而发生干性坏疽。坏疽可先为一指（趾）或数指（趾），逐渐向近端蔓延，溃疡可扩大加剧，引起剧烈疼痛，持续发热。经治疗红肿可消退，溃疡可愈合，坏疽可局限。若坏疽继续发展至足背及踝部以上，周围红肿、发热，剧痛难以控制，且持续时间较长者，患者可出现乏力倦怠，纳少，口干，重者可出现壮热神昏，形体消瘦等症状。

根据坏疽的范围，临床又可分为三级。一级坏疽：坏疽范围仅局限于趾（指）部。二级坏疽：坏疽延及趾跖（指掌）关节及足跖（掌）部。三级坏疽：坏死扩延至踝关节或小脚（手部至腕关节者）。

（三）辨脏腑

本病主要由于脾气不健，肾阳不足，又加外受寒湿之邪入侵而发病。脾气不健，化生不足，气血亏虚，则内不能滋养脏腑，外不能充养四肢。脾肾阳气不足，不能温养四肢，复受寒湿之邪，则气血凝滞，经络受阻，不通则痛，四肢气血不通，失于濡养则皮肉枯槁，坏死脱落。

五、确立治疗方略

治疗本病时，活血化瘀法应贯穿在治疗过程的始终。根据中医学"血得温则行，得寒则凝"，"温则消而去之"，"气行则血行"，"瘀者化之"的理论，治以温阳益气、活血通脉为基本大法。发展既非单纯的内伤所致，亦非纯粹由外邪入侵而成，而是两种因素相互作用的结果。同时纠正不良生活习惯，注重日常护理，也是治疗本病的关键。

六、辨证论治

1. 阴寒证

（1）抓主症：主要见于早期患者肢体缺血尚不严重，肢体无溃疡及坏疽。

（2）察次症：经过治疗之后患者肢体缺血改善，病情稳定，对外界寒冷刺激敏感。

（3）审舌脉：舌淡苔白，脉沉。

（4）择治法：温经散寒，活血通络。

（5）选方用药思路：本证多由素体阳虚，营血不足，寒凝湿滞所致，治疗以温阳补血，散寒通滞为主；故选用阳和汤加减。方中重用熟地，滋补阴血，填精益髓；配以血肉有情之鹿角胶，补肾助阳，益精养血，两者合用，温阳养血，以治其本，共为君药。少佐麻黄，宣通经络，与诸温和药配合，可以开腠理，散寒结，引阳气由里达表，通行周身。

（6）据兼症化裁：若兼气虚不足者，加党参、黄芪等甘温补气；若阴寒重者，加附子温阳散寒；肉桂亦可改桂枝，加强温通血脉、和营通滞的功效。

2. 血瘀证

（1）抓主症：此型多属第二期，主要是气滞血瘀症状，一般无炎症表现。患肢足部紫红、暗红或青紫，足趾或足底有瘀斑。

（2）察次症：患肢呈持续性固定性胀痛，活动时症状加重。

（3）审舌脉：舌质红或紫暗，苔薄白，脉沉细涩。

（4）择治法：疏通经络，活血化瘀。

（5）选方用药思路：本证为气虚血瘀症，故选用当归活血汤加减，方中用当归、甘草益气补血，红花、赤芍、乳香、没药、桃仁活血化瘀。

（6）据兼症化裁：若畏寒，四末发凉，可加肉桂；若四末麻木，肢足肿胀，可加黄芪桂枝五物汤；若刺痛，可触及瘀斑，可加延胡索等。

3. 湿热下注证

（1）抓主症：多属第一、二期或第三期轻度坏疽，溃疡继发感染等。患肢发凉和怕冷的程度较轻，行走时酸胀、沉重、乏力加重，足部潮红或紫红肿胀。

（2）察次症：反复发作的游走性血栓性浅静脉炎，红肿热痛，伴有口黏口臭，便溏臭秽。

（3）审舌脉：舌质红，苔黄腻，脉弦数或滑数。

（4）择治法：清热利湿，活血化瘀。

（5）选方用药思路：本证为脾虚水液运化无力，水湿内停，瘀血内停，日久化热，血败肉腐，热毒壅盛，湿热搏结，湿性重浊，趋于下焦，故选用四妙勇安汤加减。方中金银花清热解毒，治疮疡之要药；玄参、当归凉血、活血、补血；甘草补气健脾。

（6）据兼症化裁：若热象重者，可加连翘、黄柏、黄芩以清热燥湿；若湿邪更甚者，可加防己、茯苓、泽泻、赤小豆；血瘀较重者，可加丹参、赤芍、川芎。

4. 热毒证

（1）抓主症：患肢趾（指）发生溃腐而恶臭，创面紫黑，有血水、脓液流出，继发严重感染，局部红肿发热，火灼样剧痛。日夜不宁，跌阳脉消失。

（2）察次症：全身并发高热、畏寒、食欲减退、便秘、形瘦。

（3）审舌脉：舌质红、苔黄腻、黄燥或黑苔、舌质红绛，脉滑数、洪大或弦细数。

（4）择治法：清热解毒，凉血活血。

（5）选方用药思路：本证热毒炽盛，以清热解毒、滋阴养血、化瘀通络为法，故选用四妙活血汤加减。当归、丹参、鸡血藤养血活血，金银花、玄参清热凉血解毒，甘草大剂量使用，以助清解热毒之力。

（6）据兼症化裁：热象明显者加蒲公英，连翘；瘀血明显者，加桃仁、红花；疼痛严重者加乳香、没药；阴虚明显者加生地、知母、天花粉；气虚者加党参、黄芪；气滞者加乌药、川楝子；湿邪重者加茯苓、猪苓；阳虚者减金银花用量，加用熟附、肉桂。血瘀者加川牛膝、桃仁、红花、益母草、赤芍、黄芪；瘀热者加石斛、金银花、元参；气血亏虚者加熟地、党参、黄芪、白术、巴戟天、淫羊藿。

5. 气血两虚证

（1）抓主症：此型多见于恢复阶段或病久体质虚弱者。患者体弱，消瘦无力，肢体肌肉萎缩，创面经久不愈，脓液稀少。

（2）察次症：皮肤干燥、脱屑，趾甲松厚，生长缓慢。

（3）审舌脉：舌质淡白，苔薄白，脉沉细无力。

（4）择治法：补气养血，调和营卫。

（5）选方用药思路：本证气血大亏，火热之毒下注，致成脚疽。初起脚趾头忽先发痒，已而作痛，指甲现黑色，以后脚趾俱黑，甚则连足而俱黑。故选用顾步汤加减。方用金银花以解毒，非用牛膝、石斛不能直达于足趾，非用人参、归、芪亦不能流通气血而散毒也。

（6）据兼症化裁：注意邪正消长变化，扶正祛邪。益气养阴多采用黄芪、党参、白术、甘草、玄参等；清热祛湿多采用垂盆草、半边莲、茵陈等；化瘀多用益母草、制军等凉血而不耗血之品。此时不宜使用大剂量活血化瘀药，因其耗血动血，损伤正气，气虚推动无力，御邪势单，新瘀渐生，反而延长病程。

在治疗过程中，辨证分型治疗的运用不是孤立的、静止的，而是互相联系的，型与型之间可以相互转化。所以在治疗时，要根据病情的发展不同阶段，而灵活运用不同的方剂加减治疗，才能取得满意的效果。

七、中成药选用

（1）疏血通注射液：活血化瘀、通经活络。

（2）血栓通：扩张冠脉和外周血管、降低外周阻力、减慢心率，具有显著抑制血小板凝聚、降低血液黏稠度、抑制血栓形成的作用。

（3）丹参川芎嗪注射液：降低血液黏度，加速红细胞的流速，改善微循环。

（4）红花黄色素：活血、化瘀、通脉，有抗凝血、抑制血栓形成的作用，可明显改善血液流变学；对缺血再灌注有保护作用，抑制血管内皮细胞过度增殖，稳定血管内膜，治疗血管增殖性疾病。

（5）注射用丹参多酚酸盐：活血、化瘀、通脉。

（6）银杏叶提取物注射液：改善周围血流循环障碍，用于各种周围动脉闭塞症、间歇性跛行症、手脚麻痹冰冷、四肢酸痛等。

八、单方验方

（1）牛黄 0.9 克，麝香 4.5 克，乳香（醋制）30 克，没药（醋制）30 克。用法：每次 3～6 克，热陈酒送下，每日 2～3 次，口服。功用：清热解毒、消肿止痛。主治：血栓闭塞性脉管炎（急性活动期或肢体坏疽者）。

（2）独活、桑寄生、秦艽、防风、细辛、当归、芍药、川芎、干地黄、杜仲、牛膝、党参、茯苓、甘草、肉桂。用法：水煎服。功用：温经散寒、祛风化湿、益肝肾、补气血。主治：血栓闭塞性脉管炎脉络寒凝者。

（3）当归、桂枝、赤芍、细辛、木通、甘草、大枣。用法：水煎服。功用：温经散寒、养血通络。主治：血栓闭塞性脉管炎属血虚寒凝者。

（4）白芍、炙甘草各 200 克。用法：水煎服。功用：养血敛阴、止痛。主治：血栓闭塞性脉管炎血虚作痛者。

（5）黄芪、鸡血藤各 30 克，当归、赤芍各 15 克，牛膝 12 克，桂枝、川芎、桃仁、红花、穿山甲、血竭、乳香、刘寄奴各 10 克。用法：水煎服。功用：益气活血。主治：血栓闭塞性脉管炎。

九、中医特色技术

（一）熏洗疗法

熏洗疗法是利用中药煎汤，趁热在皮肤或患部进行熏蒸和浸浴的一种治疗方法。熏洗可增加患肢血流量，改善血流循环，可以清洁创口，抑制细菌，促进创口愈合，消肿止痛等。

1. 清热解毒，消肿止痛

清热解毒，消肿止痛主要适用于血栓闭塞性脉管炎出现肢体溃疡或有肢体感染脓多，恶臭，局部红肿，但感染已局限稳定；或末节干性坏疽伴有局部发红。金银花、蒲公英各 30 克，苦参、黄柏、连翘、木鳖子各 12 克，白芷、赤芍、牡丹皮、甘草各 10 克。将上药装入纱布袋中，水煎后放温，用药液浸泡患肢，每日 1 次。

2. 活血祛瘀，温阳散寒

活血祛瘀，温阳散寒主要用于早期及恢复期血栓闭塞性脉管炎缺血不严重，肢体仍发凉、怕冷，遇冷后症状加重；血栓闭塞性脉管炎伴有患肢酸胀，疼痛，关节屈伸不利；游走性血栓性浅静脉炎遗留硬结，疼痛。透骨草、延胡索、当归、姜黄、川椒、海桐皮、威灵仙、川牛膝、乳香、没药、羌活、白芷、苏木、五加皮、红花、土茯苓各 15 克，装入纱布袋中水煎，煎好后趁热先熏，待温后再用药液浸洗，每日 1～2 次。

3. 清热燥湿，收敛止痒

清热燥湿，收敛止痒主要用于血栓闭塞性脉管炎合并足癣，趾缝间渗液，糜烂。苦参、白鲜皮、马齿苋各 30 克，苍术、黄柏、大黄各 15 克，水煎外洗。

有下列情况者，不宜应用熏洗疗法。①急性活动期，肢体坏疽呈进行性发展，而未局限稳定者；②肢体干性坏疽；③熏洗引起肢体创口疼痛者；④对外洗药过敏者。

（二）针灸疗法

血栓闭塞性脉管炎主要是"血瘀证"表现，通过针刺可以疏通经络，调理气血，可以缓解血栓闭塞性脉管炎的患肢疼痛，改善缺血症状，促进创口愈合。适用于以下情况：①早期和恢复期患者病情稳定，但仍有畏寒，患肢发凉，下肢疲乏感。②患肢有缺血性神经痛或缺血性疼痛，疼痛发作时。③创口久不愈合者。对于感染坏疽较重，病情进展或恶化的患者应慎用；肢体肿胀者不用。

1. 电针夹脊穴

患者俯卧位，皮肤穴位消毒后，针刺夹脊穴第一腰椎至第五腰椎棘突下旁开 0.5～1 寸，双侧穴位，使用 1.5 寸 28 号毫针斜刺，得气后接脉冲电疗仪，调至疏密波型（疏波 4Hz，密波 60Hz），刺激强度以患者自身耐受为度，留针 30 分钟，每日 1 次。10～15 次为 1 个疗程，休息数日后，可作第 2 个疗程。

2. 体针

以中医学辨证论治，循经取穴的理论选穴，应用时可采用手法刺激或通电刺激。取穴：下肢病症在踇趾，取足太阴脾经、足厥阴肝经和胫神经分支经过的太冲、太白穴；病症在第二、第三趾，取足阳明胃经和胫前神经分支经过的解溪、陷谷穴；病症在第四、第五趾，取足少阳胆经、足太阳膀胱经与腓肠神经分支经过的昆仑，地五会穴。方法：每次取 2～4 穴，每日或隔日 1 次，每次 30～60 分钟，10～15 次为 1 个疗程，休息数日后，可作第 2 个疗程。

3. 耳针

主穴取：①热穴：为主穴，位于对耳轮上端，上下脚交叉处稍下方。②交感，心穴，有舒张心血管作用。③肾、皮质下，有调节和增强神经血管机能。④内分泌，有消炎和抗过敏作用。配穴取肺、肝、脾相应部位穴（膝、踝、肘、腕等）。方法：强刺激，捻转，留针 1～2 小时，每隔半小时捻转 1 次。10～12 天为 1 个疗程，休息 3～5 天后，再第 2 个疗程。

（三）药物穴位注射疗法

取穴：上肢取曲池、内关、外关；下肢取足三里、阳陵泉、三阴交。用药：维生素 B_1、维生素 B_{12}、川芎嗪注射液、丹红注射液、当归注射液。用法：两侧穴位交替使用，每日 1 次，6 次为 1 个疗程，疗程间休息 3 日。注意：肢体严重缺血皮色青紫，患肢感染肢体肿胀，注射部位靠近溃疡或瘀斑时禁忌穴位注射。

十、西医治疗

（一）疼痛的处理

（1）元胡止痛滴丸：理气、活血、止痛。用法：每次 20～30 丸，每日 3 次口服。

（2）洛索洛芬钠片：出现症状时每次 60 毫克，饭后口服。

（3）盐酸布桂嗪注射液：每次 50～100 毫克，每日 2～3 次皮下或肌内注射，疼痛剧烈时用量可酌增。

（4）地佐辛注射液：每次 5～10 毫克，肌内注射。必要时每隔 3～6 小时给药 1 次，最高剂量每次 20 毫升，每天最多不超过 120 毫升。静脉输液：初剂量为 5 毫克。以后 2.5～10 毫克/2～4 小时。

（5）氟比洛芬酯注射液：每次 50 毫克，每日 1 次静脉输液，必要时可重复应用。

（6）盐酸曲马多片：每次 50～100 毫克，每日 2～3 次，每日剂量不超过 400 毫克。

（7）盐酸哌替啶片：每次 1.25 毫克，疼痛剧烈时服用。

注意：由于中枢性镇痛药常有成瘾性，对患者产生不良影响，应用时注意。

（二）西药治疗

血栓闭塞性脉管炎应用扩血管药为主。可缓解血管痉挛，促进侧支循环。同时应用降低纤维蛋白，抑制血小板功能的药物。

1. 血管扩张剂

（1）前列地尔注射液：①改善血流动力学，通过增加血管平滑肌细胞内的 cAMP 含量，发挥其扩血管作用，降低外周阻力；②改善血液流变学，PGE_1 可抑制血小板凝集，降低血小板的高反应和血栓素 A_2 水平，可抑制血小板活化，促进血栓周围已活化的血小板逆转，改善红细胞的变形能力；③可激活脂蛋白酶及促进三酰甘油水解，降低血脂和血黏度；④可刺激血管内皮细胞产生组织型纤溶性物质（t-PA），起到直接溶栓作用；⑤抑制血管交感神经末梢释放去甲肾上腺素，使血管平滑肌舒张，改善微循环。本品具有易于分布到受损血管部位的靶向特性，从而发挥本品的扩张血管、抑制血小板凝集的作用。用法：前列地尔 10 微克，每日 1 次静脉滴注。

（2）妥拉唑啉：为血管α受体阻断剂，能使周围血管舒张和降低血压。用法：口服每次 25 毫克，每日 3～4 次。肌内注射或皮下注射，每次 25 毫克。

（3）盐酸罂粟碱：本药能解除血管痉挛，起效快。通过松弛血管平滑肌，使冠脉扩张、外周阻力及脑血管阻力降低。用法：口服每次 30～60 毫克，每日 3 次；极量，每次 200 毫克，每日 600 毫克；肌内注射或静脉滴注：每次 30 毫克，每日 90～120 毫克，每日量不宜超过 300 毫克。

（4）烟酸：血管扩张剂，直接扩张小动脉。用法：100～200 毫克，每日 3 次。

（5）胰激肽原酶：有改善微循环作用。用法：口服，每次 120～240 单位（每次 1～2 片），每日 360～720 单位（每日 3 次），空腹服用。

2. 抗血小板聚集药物

（1）阿司匹林：抑制血小板的前列腺素环氧酶、防止血栓素 A_2 的生成促使血小板聚集。用法：阿司匹林 100 毫克，每日 1 次，睡前口服。

（2）氯吡格雷：选择性地抑制二磷酸腺苷（ADP）与其血小板受体的结合及继发的 ADP 介导的糖蛋白复合物的活化，因此可抑制血小板聚集，通过阻断由释放的 ADP 引起的血小板活化的扩增，抑制其他激动剂诱导的血小板聚集。用法：每次 75 毫克，每日 1 次。

（3）西洛他唑：抑制血小板及血管平滑肌内磷酸二酯酶活性，增加血小板及平滑肌内 cAMP 浓度、发挥抗血小板作用及血管扩张作用。本品抑制血小板初期、二期聚集和释放反应，且呈剂量相关性。用法：口服成人，每次 50～100 毫克，每日 2 次。

3. 抗凝、降纤改善血流变的药物

（1）巴曲酶：降低血中纤维蛋白原的含量。静脉给药后，能降低全血黏度、血浆黏度，使血管阻力下降，增加血流量。成人首次剂量通常为 10 单位，维持量可视情况酌情给予，一般为 5 单位，隔日 1 次，药液使用前用 100 毫升以上的生理盐水稀释，静脉滴注 1 小时以上。

（2）阿加曲班：是一种凝血酶抑制剂，可逆地与凝血酶活性位点结合。通过抑制凝血酶催化或诱导的反应，包括血纤维蛋白的形成，凝血因子 V、Ⅷ、ⅩⅢ和蛋白酶的活化，以及血小板聚集发挥其抗凝血作用。阿加曲班对游离的及与血凝块相联的凝血酶均具有抑制作用。阿加曲班与肝素诱导的抗体间没有相互作用。用法：10～20 毫克加入 250 毫升生理盐水缓慢静脉滴注，每次以 3 小时以上的时间滴注。

（3）纤溶酶：降解纤维蛋白和纤维蛋白原，水解多种凝血因子（Ⅱ、Ⅴ、Ⅶ、Ⅷ、Ⅹ、Ⅺ），使纤溶酶原转变为纤溶酶。用法：纤溶酶 300 单位，每日 1 次，静脉滴注。

4. 改善循环的药物

（1）马来酸桂哌齐特：钙离子通道阻滞剂，通过阻止 Ca^{2+} 跨膜进入血管平滑肌细胞内，使血管平滑肌松弛，使外周血管扩张，从而缓解血管痉挛、降低血管阻力、增加血流量。抑制 cAMP 磷酸二酯酶，使 cAMP 数量增加。还能提高红细胞的柔韧性和变形性，提高其通过细小血管的能力，降低血液的黏性，改善微循环。每次 4 支，溶于 500 毫升 10%的葡萄糖注射液或生理盐水中，每日 1 次，静脉滴注。

（2）盐酸丁咯地尔：抑制α肾上腺素受体，抑制血小板聚集，增强红细胞变形能力、非特异性钙拮抗作用和增强氧的利用，改善缺血组织营养血流。片剂：每日 300～600 毫克，分 2 次口服。注射液肌内注射：50 毫克，每日 3 次，14 日为 1 个疗程。静脉注射：每日 300～400 毫克，10 日为 1 个疗程。

（三）手术治疗

1. 单纯坏死组织清除术

适用证：坏死组织与正常组织已形成明显分界线，局部感染已基本控制；坏疽继发感染发生化脓性腱鞘炎，感染与坏疽不易控制，全身反应重。

2. 趾（指）部分切除缝合术

适应证：局限于趾（指）部的干性坏疽，未超过近节趾（指）骨根部，局部无明显炎症；趾（指）末节甲沟炎反复不愈合，或骨髓炎形成。

3. 植皮术

适应证：创口过大，自行愈合时间长，创面肉芽组织新鲜，脓性分泌物少，上皮组织已开始生长，患肢缺血已有改善。可施行点状或邮票状植皮术。

4. 截肢术

截肢术分膝上截肢术和膝下截肢术。由于血栓闭塞性脉管炎多是中小动脉闭塞，动脉闭塞不是选择截肢平面的绝对指征，还应考虑肢体缺血的程度、时间、侧支血管建立的情况及治疗后患肢缺血改善程度。血栓闭塞性脉管炎膝下截肢大多能成功，应严格慎重选择膝上截肢术。即使膝下截肢失败，残端裂开，再行膝上截肢也是可行的。

（1）膝下截肢术：适用于①足部缺血性坏疽接近踝关节；②足部严重化脓恶性循环感染，不能控制，但炎症浸润没有超越小腿下段（下 1/3）处；③虽然坏疽限于前半足或足背巨大溃疡，但长期药物治疗未明显好转，患肢严重疼痛影响患者生活，超过患者的承受能力；④膝关节功能尚好及小腿萎缩不严重者。

（2）膝上截肢术：适用于①患肢感染坏疽已超过小腿中下 1/3 交界线，如小腿皮肤巨大溃疡，小腿出现蜂窝织炎，肿胀明显；②小腿极度萎缩，股动脉闭塞，血运极差，膝关节屈曲强直，伸屈功能丧失，不能安装义肢者。

（四）足坏疽和溃疡的处理

血栓闭塞性脉管炎患肢发生溃疡或坏疽时，合理有效的换药可以控制病变的蔓延扩大，促进创口愈合，消除患者的痛苦，缩短疗程和提高疗效是创口处理的中心任务。对于血栓闭塞性脉管炎患者来说，有效的改善和正确处理创口，必须掌握血栓闭塞性脉管炎创口形成的本质，仔细对创口进行观察，分析影响创口愈合的局部和全身因素，采取相应的措施。

干性坏疽：对干性坏疽初期应保持干燥、清洁，不宜轻易使用油膏、膏药、腐蚀性药物及熏洗之剂，以防止病情进展或造成感染；或每日外涂马黄酊采用暴露疗法。干性坏疽应保持干燥，不宜用湿敷，待分界线清晰后及时手术去除坏死组织。

湿性坏疽：应及时切开引流，同时，应用敏感的抗生素静脉给药或外用，以尽快控制感染。做好清洁换药。对腐烂松动的坏死组织如坏死的肌腱、腱鞘、关节囊等及时清除；创面坏死组织的清除应分期进行，对未松腐的坏死组织不宜强行剪除，以防组织肿胀，加重感染及坏疽，对于趾部的创口，处理时保护好邻趾，以防邻趾被脓汁浸渍，皮肤糜烂，引起感染。先清除远端的坏死组织，再清除近端的；先清除疏松的，再清除牢固的；先清除软组织，再清除死骨。炎症完全控制、侧支循环建立良好时，方可进行彻底清创。清创同时可外敷九一丹、红油膏、全蝎膏以促进坏死组织分离、脱落。坏死组织完全脱落、创面清洁后，则用生肌散、白玉膏或生肌玉红膏、溃疡油外用，以促进创面愈合。

十一、各家发挥

（一）早期离断的学术思想

李令根对血栓闭塞性脉管炎的治疗提出进行早期离断的学术思想。血栓闭塞性脉管炎的患者就诊时常会伴有局部组织的坏死溃烂，肢端一旦因缺血而引起坏疽往往是不可逆的，而截肢则成为了不得已而为之的手段，如何选择截肢平面、截肢时机则是临床中经常遇到的问题。对血栓闭塞性脉管炎的患者而言截肢后的残端愈合更是倍受重视的课题。临床中肢端坏疽经常遇到的情况是：①肢端组织坏死；②坏死创面感染；③肢端剧烈疼痛。因此而出现的问题是：①如果局部血运得不到改善，坏死范围将不断扩大；②局部炎症控制欠佳，坏死范围将不断扩大，同时疼痛将更加剧烈；③由于剧烈的疼痛造成患者长时间失眠，患者的体力将受到极大的消耗；④坏死范围扩大，坏死组织增多，加之在治疗过程中下肢血运的改善引起的残端毒素的回吸收加快，则将加重患者全身中毒的症状，从而危及患者的生命。通常针对截肢的时机的选择则当前大多考虑的是患者患肢血运供应的平面和局部炎症控制情况。而当血运供应平面较高，而炎症控制情况不好的情况下，为了保证患者的生命则往往不得不选择高位截肢。李令根提出早期离断的处理方法，离断平面沿正常与炎症皮肤交界处确定，按正常截肢术操作，残端开放或简单缝合，尽可能多地保留了残肢，降低了截肢平面，同时早期离断解决了患者持续痛及全身中毒的症状，避免了生命危险。但是应注意的是：①早期离断因可能需要二次手术很多患者不愿接受；②离断术后治疗时间较长，一般需2～3个月或更长时间；③换药时间长，需长时间坚持认真换药。

（二）活血化瘀，贯穿始终

侯玉芬认为本病的发生，多由于七情内伤、饮食不节、房事过度，复加外感寒湿之邪或外伤等，以致脏腑功能失调，气血运行不畅，脉络痹阻不通，不能达于四末而发病。病久瘀阻脉络，瘀久积热酿毒，而发为脱疽。其病因多端，但是其主要病机仍为脉络瘀阻，故治疗时仍以活血化瘀、疏通脉络贯穿于疾病的始终。

（三）祛邪为先，扶正善后

奚九一认为本病的治疗原则为"因邪致瘀，祛邪为先，扶正善后"，他认为：脉管病是由各种不同的"邪"造成的，邪盛则生新瘀，邪去渐为旧瘀，无邪则瘀无以生。急性期（热深厥深、真热假寒），临床表现为患肢麻木、疼痛、间歇性跛行、怕冷、皮色苍白、紫绀、坏疽、静息痛等症状，通常辨为"寒证"、"瘀证"。奚九一发现，此期使用大剂量温阳散寒、活血化瘀药物治疗，往往出现患肢症状加重、甚出现不可逆性坏疽而截肢。奚九一认为，此乃因风、寒、热邪夹湿，侵袭络脉，郁而化热（热极生毒），热入营血生瘀（即瘀因热生），致络脉痹阻，阳气不能敷布于表所致。首次揭出此期"四肢厥冷"的病机为"热壅络脉、热深厥深"的真热假寒证——里实热证。治疗上"祛邪为先"，清除络脉湿、热、毒，选用苦参、垂盆草、玄参、半边莲、茵陈，以及清脉791-1冲剂（土三七、甘草）、奚氏清络通脉片等治疗，忌用活血化瘀药物。他认为：本病是由湿热毒邪导致血液黏度改变与血管炎性病变而引起的局部血管痉挛缺血所致。活血药不针对湿热主因，不能控制血管炎性病变及血栓的发展，因其为动血之品，反而有激惹血管炎性病变发展之副作用，常导致病情加重。稳定期（邪去瘀减、气阴两虚），经急性期治疗，络脉内郁之湿热渐轻，此时新瘀已去，旧瘀未尽，阳气渐复；患肢诸症稍好转；因湿热久蕴，致气阴耗伤。故此时病机已转为"湿热久瘀等邪留滞，气阴两虚"——虚实夹杂证。治疗要注意邪正消长变化，扶正祛邪。采用益气养阴、清热祛湿，稍佐化瘀。临床上益气养阴多选用生黄芪、炒党参、白术、生甘草、石斛、玄参等；清热祛湿多选用垂盆草、半边莲、茵陈等；化瘀多用益母草、制军等凉血而不耗血之品。配合服用清脉791-3冲剂（土三七、黄芪、甘草）、清脉791-4冲剂（土三七、黄芪、益母草、甘草）、顾步保脱汤、益气通脉片等治疗。此时不宜用大剂量活血化瘀药，因其耗气动血，损伤正气，气虚推动无力，御邪势单，新瘀渐生，反而延长病程。

（四）统筹全局，从血论治

尚德俊治疗周围血管疾病有丰富的经验及独到的见解，并取得良好的临床疗效。虽然其发病原因和病理变化有所不同，但都存在血瘀共性——实际是"血瘀证"疾病，表现为肢体瘀血、缺血、瘀斑、粥样斑块、血栓形成、血管狭窄或闭塞，甚至肢体出现溃疡或坏疽。中医学将"血瘀证"的机制概括为"瘀滞内结"、"血液离经"和"血液污秽"三个方面。"瘀滞内结"是指血液在脉道中运行迟缓、阻滞、凝聚，"内结之血为血瘀"。从现代医学研究来看，可表现为血液流变学异常、血流动力学改变、血栓形成及动脉管腔狭窄和闭塞。"血液离经"也被认为是瘀血。"污秽之血"的性质是指败血、毒血、恶血。根据异病同治理论，血瘀证和肢体动脉闭塞性疾病都可以用活血化瘀法治疗，根据疾病的发生和发展过程、症候的变化情况，结合患者的全身情况，应用不同的治疗法则。

（高　杰）

第三节　下肢深静脉血栓形成

下肢深静脉血栓形成（LDVT）是比较常见的周围血管疾病之一，是因血液高凝状态和血流滞缓导致的血栓形成，最常见的临床表现是一侧肢体的突然肿胀，局部疼痛，行走时疼痛加剧，血栓脱落可能引起肺栓塞。对于下肢深静脉血栓形成的急性期和慢性期治疗方案不同，国内临床对于 DVT 的诊断和治疗缺乏统一认识，疗效差异较大。

下肢深静脉血栓形成属于中医学"股肿"范畴，又名"瘀血"、"肿胀"、"瘀血流注"等。

一、临床诊断要点

（1）急性期：发病急、患肢胀痛或剧烈疼痛，股三角或小腿有明显压痛，患肢广泛性肿胀；患肢皮肤呈暗红色，温度升高；患肢广泛性浅静脉怒张；Homans 征阳性；Neuhof 征（即腓肠肌压迫试验）阳性。

（2）慢性期：也称之为深静脉血栓形成后综合征（PTS）。慢性期具有下肢静脉回流障碍和后期静脉血液逆流，浅静脉怒张和曲张，运动后肢体凹陷性肿胀、胀痛，出现营养障碍改变，皮肤色素沉着，瘀积性皮炎，瘀血性溃疡等。

（3）排除急性动脉栓塞、急性淋巴管炎、丹毒、小腿损伤性血肿等疾病。

（4）彩色多普勒超声探查：其敏感性、准确性均较高，为无创检查，适用于对患者的筛选、监测。仔细的非介入性血管超声可以使敏感性保持在高达 93%～97%，特异性保持在 94%～99%。高度可疑者，应每日复查。

（5）放射性核素血管扫描检查：利用核素在下肢深静脉血流或血块中浓度增加通过扫描而显像，对 LDVT 诊断是有价值的无创检查。

（6）螺旋 CT 静脉造影：是近年出现的新的 LDVT 诊断方法，可同时检查腹部、盆腔和下肢深静脉情况。

（7）静脉造影：是 LDVT 诊断的"金标准"。

（8）血浆 D-二聚体测定：用酶联免疫吸附法检测，敏感性较高（>99%）。急性 LDVT，D-二聚体>500 微克/升有重要参考价值。由于术后短期内患者 D-二聚体几乎都呈阳性，因此于 LDVT 的诊断或者鉴别诊断价值不大。

二、中医辨病诊断依据

（1）若久坐卧，或手术、外伤损伤，气血瘀滞，湿热乘虚入侵，则肢体肿胀疼痛；若病程日久，耗伤气血，气血瘀滞，则患肢肿胀日久不消，青筋显露。

（2）本病可分为急性期与慢性期。

三、审析病因病机

（1）络脉血凝湿阻是本病的主要病机。本病多由久坐久卧伤气，气血瘀滞，血瘀湿热，脉络滞塞不通，不通则痛继而发病。

（2）"气为血帅"，气伤则血行不畅，气不畅则血行缓慢，以至瘀血阻于脉中；因饮食不节，素食膏粱厚味，湿热内生，流注入血脉，湿热与瘀血互结，阻于脉道所致。

（3）营血回流受阻，水津外溢，聚而为湿，停滞于肌肤则肿；血瘀脉中，瘀久化热，故患肢温度升高。

四、明确辨证要点

（一）辨病因

中医认为本病的病因主要是因为创伤或产后长期卧床，以致肢体气血运行不畅，气滞血瘀，瘀血阻于脉络，脉络滞塞不通，营血回流受阻，水津外溢，聚而为湿，而发本病。

（1）血脉损伤：跌仆损伤、手术等可直接伤害人体，使局部气血凝滞，瘀血流注于下肢而发生本病，如清代唐容川在《血证论》中指出："瘀血流注，亦发肿胀，乃血变成水之证。"

（2）久卧伤气：产后或因长期卧床，肢体气机不利，气滞血瘀于经脉之中，营血回流不畅而发本病。清代吴谦所著《医宗金鉴》曰："产后闪挫，瘀血作肿者，瘀血久滞于经络，忽发则木硬不红微热。"较明确地指出了本病的病因和发病特点。

（3）气虚血瘀：多因年老、肥胖、瘤岩等，致使患者气虚，气为血帅，气虚则无力推动营血运行，下肢又为血脉之末，故易发生血脉阻塞。

（二）辨病程

1. 急性期

下肢深静脉血栓形成急性期在发病后3～4周，在此期间，血栓容易脱落，除有肢体静脉血液回流障碍引起的临床表现外，有时还可以并发肺栓塞，表现为胸闷、胸痛、咯血、发热等；严重肺栓塞，可发生急性右侧心力衰竭、急性肺水肿、休克、猝死等。

2. 后遗症期

下肢深静脉血栓形成的后遗症期，也称为深静脉血栓形成后综合征，是指深静脉血栓形成再通后，静脉瓣膜破坏，静脉血液呈逆流，导致远端静脉高压和瘀血等临床症状。患者有不同程度的下肢肿胀，沉重及疲劳感，活动后加重或朝轻暮重等表现。

根据病变的部位，临床又可分为三型。

（1）中央型：是指髂总静脉、髂外静脉、髂内静脉及股总静脉血栓形成。

（2）周围型：是指腘静脉以下的小腿深静脉血栓形成和小腿肌肉静脉丛静脉血栓形成。

（3）混合型：是指周围型的静脉血栓形成，向上发展至髂-股静脉，或由髂-股静脉向远端静脉蔓延，累及整个下肢深静脉系统。

（三）辨脏腑

本病多由久坐久卧伤气，气血瘀滞，血瘀湿热，脉络滞塞不通继而发病。气不畅则血行缓慢，以至瘀血阻于脉中；营血回流受阻，水津外溢，聚而为湿，肌肤则肿；血瘀脉中，瘀久化热，患肢温度升高。

五、确立治疗方略

活血化瘀是治疗深静脉血栓形成的重要法则。本病多与气机受损有关，但因其症候的表现不同，应采用辨证论治，根据"行气和血"的治疗原则，采用不同的治疗方法。同时纠正不良生活习惯，注重日常护理，也是治疗本病的关键。

六、辨证论治

1. 血瘀湿重证

（1）抓主症：病变在髂股静脉时，下肢肿胀疼痛发热，皮色苍白或紫绀；病变在小腿深静脉时，腓肠肌胀痛，胫踝肿胀，行走困难，可伴低热。

（2）察次症：扪之肢体灼热，触痛。

（3）审舌脉：舌暗或有瘀斑，苔腻，脉涩数。

（4）择治法：理气活血，清热利湿。

（5）选方用药思路：本证多为气机损伤，久坐卧制动，或手术、外伤损伤，气血瘀滞，治疗予清热凉血，活血化瘀为主，故选择四妙勇安汤或消栓通脉汤加减。方中重用金银花、蒲公英，清热解毒；配以当归、玄参、红花补血活血；佐以牡丹皮、连翘、甘草、紫花地丁化解湿热，活血通络。

（6）据兼症化裁：若兼气虚不足者，加党参、黄芪等甘温补气。肢体肿胀明显，则加三棱、莪术、水蛭。

2. 脾肾阳虚证

（1）抓主症：患肢肿胀，日久不消，沉重麻木，皮肤发紫或苍白，青筋显露。

（2）察次症：肿胀按之木硬而无明显凹陷，肢体倦怠乏力。

（3）审舌脉：舌淡有齿痕或瘀斑，苔薄白，脉沉涩。

（4）择治法：活血益气通阳。

（5）选方用药思路：本证多由脾阳虚弱，肾阳不足，脾肾阳虚所致，治疗以温阳补血、活血通滞为主；故选用温阳健脾汤加减。方中应用黄芪、山茱萸、麦冬、五味子、党参、当归、炒白术、炒枳实等健脾温阳，补气养血，益气升阳。改善脾湿，则全身湿气均有所缓解。

（6）据兼症化裁：若兼水湿重者，加薏仁、茯苓及陈皮，理气行水。

3. 湿热下注证

（1）抓主症：患肢明显肿胀，胀痛，压痛明显，皮色暗红而热，浅静脉扩张。

（2）察次症：按之凹陷，伴发热，口渴不欲饮。

（3）审舌脉：舌质红，苔黄腻，脉滑数。

（4）择治法：清热利湿。

（5）选方用药思路：本证多由湿热蕴结导致湿热下注，治疗应以清热凉血、活血化瘀、清利湿热为主，故选用四妙勇安汤加减。方中重用金银花、蒲公英，清热解毒；配以当归、玄参、红花补血活血；佐以牡丹皮、连翘、甘草、紫花地丁化解湿热，活血通络。

（6）据兼症化裁：若热象重者，可加连翘、黄柏、黄芩以清热燥湿；若湿邪更甚者，可加防己、茯苓、泽泻、赤小豆；血瘀较重者，可加丹参、赤芍、川芎。

七、中成药选用

（一）静脉注射中成药注射剂的应用

根据病情选择活血化瘀作用的药物：丹参川芎嗪注射液、血栓通注射液、红花黄色素注射液等。

（二）口服中成药的选用

脉络舒通颗粒，用于血脉瘀阻脉络兼湿热证的慢性深静脉血栓患者。组成：黄芪、金银花、苍术、薏苡仁、水蛭、全蝎、蜈蚣等。

八、单方验方

（1）清利通络汤：银花藤 30 克，蒲公英 15 克，丹参 15 克，炮甲珠 10 克，车前子 30克，生薏苡仁 30 克，茯苓 15 克，苍术 15 克，黄柏 10 克。用于脉络湿热型。

（2）萆薢渗湿汤：萆薢、桂枝、芍药各 20 克，生姜 3 片，大枣 4 枚。用于湿热蕴阻型。

（3）利湿活血汤：金银花、紫花地丁、当归、益母草、川牛膝各 30 克，苍术、防己、薏苡仁、地龙各 20 克，木通、黄柏、丹参、赤芍、水蛭各 15 克。

（4）抵当汤：大黄、桃仁各 10 克，水蛭、虻虫各 6 克。

（5）活血通脉饮：丹参、赤芍、金银花、土茯苓、当归、川芎。

（6）犀黄丸：牛黄 0.9 克，麝香 4.5 克，乳香（醋制）30 克，没药（醋制）30 克。

九、中医特色技术

（一）中药熏洗

通过药物熏洗患肢起到促进侧支循环的建立，缓解血管痉挛，改善患肢缺血状态；促进患肢静脉血液回流，改善患肢肿胀和瘀血状态；促进患肢淋巴液回流和淋巴循环建立，改善患肢软组织增厚和纤维性硬化的作用，以提高临床疗效。

活血镇痛散：连钱草、延胡索、当归尾、姜黄、花椒、海桐皮、威灵仙、牛膝、乳香、没药、羌活、白芷、苏木、五加皮、红花、土茯苓各 10 克。用法：用纱布包好，加水煎煮后趁热熏洗患处。每日 2 次，每次 30 分钟。

御痹痛消散：桂枝、生川草乌、花椒、川牛膝、红花、丹参、鸡血藤、透骨草、土鳖虫、赤白芍、白芥子等。用法：用纱布包好，加水煎煮后趁热熏洗患处。每日 2 次，每次30 分钟。

（二）中药外敷

依据辨证分型采用中药外敷疗法，发挥中药外敷抗炎消肿止痛、清热利湿的作用，以改善局部血液循环、减轻肢体肿胀和促进侧支循环的形成。

冰硝散：芒硝 2000 克，冰片 10 克。用法：研磨，搅拌均匀，装入布袋中，密封，摊平在患肢处。进行固定，等到布袋湿透，皮肤有水珠渗出后，进行更换，每隔 1 天换 1 次袋内的药物，连续 1 周。每日 1 次。

消疽散：苏木、当归、三棱、莪术、水蛭、白芷、芒硝、冰片等。用法：研磨，搅拌均匀，敷在患肢。每日 1 次。

（三）穴位注射

利用针刺和药液共同穴位刺激及药液的药理作用，以改善下肢深静脉血栓形成所致的患肢肿胀，改善局部血液循环和促进侧支循环的形成。

（1）取穴：足三里、三阴交、地机、丰隆、阴陵泉等穴。

（2）用法：取丹参注射液 4 毫升，每次注 2 穴位，每日 1 次，各穴位交替轮流应用，注射时应"得气"后注入药液。15～30 次为 1 个疗程。

十、西医治疗

（一）早期治疗

1. 抗凝

抗凝是 DVT 的基本治疗，可抑制血栓蔓延，有利于血栓自溶和管腔再通，从而减轻症状、降低 PE 发生率和病死率。但是单纯抗凝不能有效消除血栓、降低 PTS 发生率。药物包括普通肝素、低分子肝素、维生素 K 拮抗剂、直接 II a 因子抑制剂、X a 因子抑制剂等。

（1）普通肝素：治疗剂量个体差异较大，使用时必须监测凝血功能，一般采用静脉持续给药。起始剂量为 80～100U/kg 静脉注射，之后以 10～20U/（kg·h）静脉泵入，以后每 4～6 小时根据活化部分凝血活酶时间（APTT）再作调整，使 APTT 的国际标准化比值（INR）保持在 1.5～2.5。普通肝素可引起血小板减少症（hepain induced thrombocytopenia，HIT），在使用的第 3～6 天应复查血小板计数；HIT 诊断一旦成立，应停用普通肝素。

（2）低分子肝素：出血性副作用少，HIT 发生率低于普通肝素，使用时大多数患者无须监测凝血功能。临床按体质量给药，每次 100U/kg，每 12 小时 1 次，皮下注射，肾功能不全者慎用。

（3）直接 II a 因子抑制剂（如阿加曲班）：相对分子质量低，能进入血栓内部，对血栓中凝血酶的抑制能力强于普通肝素。HIT 及存在 HIT 风险的患者更适合使用。

（4）间接 X a 因子抑制剂（如磺达肝癸钠）：治疗剂量个体差异小，每日 1 次，无须监测凝血功能。对肾功能影响小于低分子肝素。

（5）维生素 K 拮抗剂（如华法林）：是长期抗凝治疗的主要口服药物，效果评估需监测凝血功能的 INR。治疗剂量范围窄，个体差异大，药效易受多种食物和药物影响。治疗首日常与低分子肝素或普通肝素联合使用，建议剂量 2.5～6.0mg/d，2～3 天后开始测定 INR，当 INR 稳定在 2.0～3.0 并持续 24 小时后停低分子肝素或普通肝素，继续华法林治疗。

（6）直接 X a 因子抑制剂（如利伐沙班）：治疗剂量个体差异小，无须监测凝血功能。单药治疗急性 DVT 与其标准治疗（低分子肝素与华法林合用）疗效相当。

推荐：急性期 DVT，建议使用维生素 K 拮抗剂联合低分子肝素或普通肝素；在 INR 达标且稳定 24 小时后，停低分子肝素或普通肝素。也可以选用直接（或间接）X a 因子抑制剂。

高度怀疑 DVT 者，如无抗凝治疗禁忌证，在等待检查结果期间可行抗凝治疗，根据确诊结果决定是否继续抗凝。

有严重肾功能不全的患者建议使用普通肝素。

2. 溶栓治疗

（1）溶栓药物：尿激酶最为常用，对急性期血栓起效快，溶栓效果好，过敏反应少；常见的不良反应是出血；治疗剂量无统一标准，一般首次剂量为 4000U/kg，30 分钟内静脉注射；维持剂量为 60 万～120 万 U/d，持续 48～72 小时，必要时持续 5～7 天。重组链激酶，溶栓效果较好，但过敏反应多，出血发生率高。重组组织型纤溶酶原激活剂，溶栓效果好，出血发生率低，可重复使用。

（2）溶栓方法：包括导管接触性溶栓和系统溶栓。导管接触性溶栓是将溶栓导管置入静脉血栓内，溶栓药物直接作用于血栓；系统溶栓是经外周静脉全身应用溶栓药物。导管接触性溶栓具有一定的优势，能提高血栓的溶解率，降低静脉血栓后遗症的发生率，治疗时间短，并发症少。系统溶栓的血栓溶解率较导管接触性溶栓低，但对早期 DVT 有一定效果，在部分患者能保留深静脉瓣膜功能，减少 PTS 发生。

溶栓治疗过程中须监测血浆纤维蛋白原（FG）和凝血酶时间（TT），FG<1.0g/L 应停药，TT 的 INR 应控制在 2.0～3.0。

推荐：对于急性期中央型或混合型 DVT，在全身情况好、预期生存期≥1 年、出血风险较小的前提下，首选导管接触性溶栓。如不具备导管溶栓的条件，可行系统溶栓。

3. 手术取栓

手术取栓是消除血栓的有效方法，可迅速解除静脉梗阻。常用 Fogarty 导管经股静脉取出髂静脉血栓，用挤压驱栓或顺行取栓清除股腘静脉血栓。

推荐：出现股青肿时，应立即手术取栓。对于发病 7 天以内的中央型或混合型 DVT 患者，全身情况良好，无重要脏器功能障碍也可行手术取栓。

4. 合并髂静脉狭窄或闭塞的处理

髂静脉狭窄或闭塞在 DVT 的发病中起重要作用，导管溶栓或手术取栓后同时矫正髂静脉狭窄或闭塞，可以提高通畅率，改善治疗效果，减少 PTS 的发生。

推荐：成功行导管溶栓或切开取栓后，造影发现髂静脉狭窄>50%，建议首选球囊扩张和（或）支架置入术，必要时采用外科手术解除髂静脉阻塞。

5. 下腔静脉滤器置入指征

下腔静脉滤器可以预防和减少 PE 的发生，长期置入导致的下腔静脉阻塞和较高的深静脉血栓复发率等并发症亦逐渐引起关注。

推荐：对多数 DVT 患者，不推荐常规应用下腔静脉滤器；对于有抗凝治疗禁忌证或有并发症，或在充分抗凝治疗的情况下仍发生 PE 者，建议置入下腔静脉滤器。

下列情况可以考虑置入下腔静脉滤器：

（1）髂、股静脉或下腔静脉内有漂浮血栓。

（2）急性 DVT，拟行导管溶栓或手术取栓等血栓清除术者。

（3）具有 PE 高危因素的患者行腹部、盆腔或下肢手术。

（二）长期治疗

DVT 患者需长期行抗凝等治疗以防止血栓蔓延和（或）血栓复发。

1. 抗凝治疗

（1）抗凝的药物及强度：维生素 K 拮抗剂（如华法林）、直接 X a 因子抑制剂（如利伐沙班）等对预防复发有效。低标准强度治疗（INR 1.5～1.9）效果有限，而且不能减少出血的发生率。高标准强度治疗（INR 3.1～4.0）并不能提供更好的抗血栓治疗效果，相反出血的风险增加。

推荐：如果使用维生素 K 拮抗剂，治疗过程中应使 INR 维持在 2.0～3.0，需定期监测。

（2）抗凝的疗程：根据 DVT 的发生情况，抗凝的疗程也随之不同：①继发于一过性危险因素（如外科手术）的首次发生的 DVT 患者，3 个月的抗凝治疗已经足够；②对危险因素不明的情况下首次发生 DVT 的患者进行随机对照试验，比较疗程为 1～2 年与 3～6 个月的抗凝治疗效果，发现延长疗程能够有效地降低 VTE 的复发率，但出血的危险性增加；对于此类 DVT 患者是否进行长疗程的抗凝治疗应充分考虑其利弊后再决定；③伴有癌症的首次发生 DVT 的患者，应用低分子肝素 3～6 个月后，长期口服维生素 K 拮抗剂治疗；④具有血栓形成的原发性危险因素的首次发生 DVT 的患者，复发率较高，长期口服维生素 K 拮抗剂的治疗是有益的；⑤反复发病的 DVT 患者，长期抗凝治疗对预防复发和控制血栓蔓延也是有益的。

推荐：对于继发于一过性危险因素的初发 DVT 患者，使用维生素 K 拮抗剂 3 个月；危险因素不明的初发 DVT 患者，使用维生素 K 拮抗剂 6～12 个月或更长；伴有癌症并首次发生的 DVT，应用低分子肝素 3～6 个月后，长期使用维生素 K 拮抗剂。对于反复发病的 DVT 患者和易栓症患者，建议长期抗凝，但需定期进行风险效益评估。

2. 其他治疗

（1）静脉血管活性药物：如黄酮类、七叶皂苷类等。前者可以促进静脉血液回流，减轻患肢肿胀和疼痛，从而改善症状。后者具有抗炎、减少渗出、增加静脉血管张力、改善血液循环、保护血管壁等作用。

（2）物理治疗：包括加压弹力袜和间歇气压治疗（又称循环驱动治疗）。两者均可促进静脉回流，减轻瘀血和水肿，是预防 DVT 发生和复发的重要措施。

十一、各家发挥

（1）陈淑长治疗本病，在急性期多以清热利湿、活血通络为主，方在三妙的基础上化裁；在恢复期则重视健脾益气的运用，多以参苓白术散为基础。陈淑长重视气和血的关系，惯以大量黄芪、党参、白术健脾益气利水消肿；当归、丹参、地龙活血化瘀，赤小豆、生薏苡仁、泽泻、猪苓、防己活血利水消肿，牛膝引药下行；根据临床表现，湿热重者，重用三妙；肿胀明显者，加用冬瓜皮、车前子等；血瘀重者重用活血药，攻补兼施，祛瘀而不伤正，补气而不留邪，临床使用，每得佳效。

（2）杨博华等提出本病的病因病机是"湿热"，故应用行气活血、清热利湿法治疗本病。朱振国等经临床经验认为本病的病因病机是湿热瘀阻，应采用活血通脉法治疗本病。侯玉芬等认为本病虽然由瘀、湿、热、虚等多种复发因素相互作用和影响导致的，但"瘀血"的病机贯穿疾病的始终，因此血瘀湿阻脉络是本病的主要病机。

（3）奚九一治疗周围血管病强调"因邪致瘀"，"邪祛则瘀自消"，主张分病祛邪，反对全程、大量使用活血化瘀药。在本病中，认为血热壅盛，脉络瘀滞是基本病机，治疗首当清营凉血，泻瘀通络。忌用活血扩张药物，因深静脉血栓急性期侧支循环尚未完全建立，若采用活血扩脉法，则事与愿违，反而加重病情。故选用清营化瘀冲剂和清络通脉片为宜，其主要成分为水牛角片、生地黄、紫草、牡丹皮、赤芍以清营凉血；益母草以利尿消肿解毒；生大黄、玄明粉以泻瘀通腑、消肿解毒。动物实验表明：清营化瘀冲剂能有效抑制血小板聚集，改善血液高凝状态，有明显抗凝作用；能较好降低血浆纤维蛋白原含量，延长凝血时间，具有明显溶栓作用；能控制血流及周围组织炎变，较快地修复血管内皮细胞，从而消溶血栓和防止再栓可能，提示了采用清营凉血法治疗深静脉血栓，优于单纯活血化瘀疗法。此期若伴发热，则加人工牛黄粉以增强清热泻火解毒之力；遇有大便秘结者，上方可加量频频顿服，使大便1日保持2～4次，这是因为阻塞症状明显者必逐之而后通，而壅滞之瘀随泻随消，故不必畏其药峻。同时再外敷将军散（主由大黄粉、玄明粉、赤小豆粉等组成）以清热消肿、化瘀散结、通络止痛。在急性发作期的1～2个月后，其疼痛虽不明显，但有压痛或灼热，患肢肿胀，张力较高，自觉重坠无力且朝轻暮重。他强调此时有两种治疗方法：若见患部皮肤灼热，则表示瘀热稽留，治疗仍应以清营凉血泻瘀为主，但因日久邪伏较深，瘀阻较重，草木之品难以透达，故需加用虫蚁之类以搜剔患透、破血祛瘀。用清营化瘀冲剂合大黄䗪虫丸共奏清营凉血、通经消瘀之功；若无灼热感，则应治病求本、扶正善后，采用益气化湿、通脉消肿法，以益气通脉片合利湿消肿冲剂主之。方中黄芪、党参、白术益气利水；茯苓皮、马鞭草、生薏苡仁化湿通络消肿；当归、三七、益母草活血祛瘀、止痛消肿；水蛭、地鳖虫破血祛瘀、通脉止痛。采用上法的意义在于：一则促进机化以杜绝其病继续蔓延发展；二则可以通过益气以调畅经脉，恢复其自身的功能，扶正以祛邪并能防止复发。

（陈文阁）

第四节　多发性大动脉炎

多发性大动脉炎（Takayasu's arteritis，TA）是主动脉及其主要分支的慢性进行性非特异炎症，亦可累及肺动脉及更远的外周动脉如腋动脉、肱动脉、股总动脉和股浅动脉等。受累血管产生狭窄或闭塞，少数可引起扩张或动脉瘤形成。早期表现为一些非特异性症状，到了疾病晚期，其临床症状因累及血管部位、炎症是否活动和损伤程度而不同。

祖国医学对于多发性大动脉炎尚无确切记载，但对于类似多发性大动脉炎所表现的症状及发病特征历代文献中均有较为详细的记载，如无脉证。

根据本病低热、乏力、无脉、血管疼痛及结节红斑等症状，在祖国医学中被归为"血痹"、"眩晕"、"脉痹"、"厥证"、"虚损"之范畴。

一、临床诊断要点

（一）传统诊断标准

1990年，美国风湿病学会制定了大动脉炎的诊断标准，大大促进了临床诊断的简明性和实用性：发病年龄小于等于40岁，肢体间歇性运动障碍，无脉，双侧血压差大于10mmHg，锁骨下动脉或主动脉杂音，血管造影的异常；符合三条标准即可诊断大动脉炎。但是该分类标准同时也忽略了大动脉炎的其他临床特征，如发热、肌痛、体重减轻、血沉（ESR）上升等。

（二）改良诊断标准

1995 年 Sharma 等提出了改良标准，分为 3 个主要诊断标准和 10 个次要诊断标准，符合 2 个主要诊断标准，或者 1 个主要诊断标准加 2 个次要诊断标准，或者 4 个次要诊断标准即可诊断大动脉炎。但是由于其复杂性，限制了它在临床的推广和应用。国内目前多沿用美国风湿病学会分类标准。

（三）我国诊断标准

中国医学科学院北京阜外心血管病医院对 700 例大动脉炎的临床表现及血管造影检查对比分析，提出了我国大动脉炎的诊断标准：

（1）发病年龄<40 岁。

（2）锁骨下动脉狭窄或闭塞，脉搏弱或无脉，双侧上肢收缩压差>10mmHg，锁骨上闻及杂音。

（3）颈动脉狭窄或闭塞，颈动脉搏动减弱或消失，颈部闻及血管杂音或有大动脉炎眼底改变。

（4）胸、腹主动脉狭窄，上腹或背部闻及血管杂音，下肢收缩压较上肢增高不足 20mmHg。

（5）肾动脉狭窄，血压高，病程短，上腹部闻及血管杂音。

（6）病变累及肺动脉分支造成狭窄，或冠状动脉狭窄，或主动脉瓣关闭不全。

（7）ESR 快。

以上 7 项中，前 2 项为主要诊断指标，并具有其他 5 项中至少 1 项，可诊断为大动脉炎。可疑患者应行血管造影或 MRA、CT 等检查明确诊断。

（四）活动期诊断标准

目前多采用美国国立卫生研究院提出的标准：

（1）发病时可有全身症状，如发热、肌痛、血管痛等。

（2）ESR 升高。

（3）受累血管有缺血与炎症表现，如患肢间歇性活动疲劳，动脉搏动减弱或消失，血管杂音，上肢或下肢血压不对称。

（4）造影可见典型的血管损害。

具备≥2 项初发或加重即可判断为病变有活动性。

二、中医辨病诊断依据

（1）好发于青少年女性，发病高峰在 20～30 岁，呈慢性进行性改变，病程可长达 20 余年。

（2）发病初期有低热、胃纳减退、疲劳乏力、游走性关节疼痛，ESR 增快等全身症状。

（3）单侧或双侧肢体出现缺血症状：肢体发凉、怕冷、无力为主，伴动脉搏动减弱或消失，血压降低或两侧肢体脉压>15～20mmHg，或上肢血压高于下肢血压。

三、审析病因病机

（一）本虚标实

因虚致瘀为其根本病机。本虚指气血阴阳不足，以气阴双亏为其根本，瘀血、痰浊、寒湿为标。或因先天禀赋不足，后天脾胃失调，以致气血亏虚，复因寒湿之邪侵袭，致使脉道受损，经络阻塞，气血凝滞，气滞而血瘀；或因心气不足，推动无力，继而血流滞涩，瘀血痹阻于血脉，则血脉不通；或因饮食失节，损伤脾胃，运化失司，痰湿内生，阻滞脉道，痰瘀互结，经络受阻；或因脾肾阳虚，不能温胞，寒凝脉滞；或为肝肾阴虚，筋失濡养，脉涩为痹，而致无脉。以上诸多因素影响终使脉道受阻，经络不通而成本病。认为本病乃因诸多因素影响终使脉道受阻，经络不通而成。

（二）本虚为重

风、寒、湿等毒邪乘虚痹阻经络脉道，导致气血不通，经络痹阻，脉络拘急，遂成痹证。病久损伤正气，气虚推动无力，则血液运行不畅，久则血液凝滞，痹阻脉络，出现疼痛、乏力等症状；又因气虚血液生化不足，不能上荣于脑，髓海失养，久则出现头晕等症状；阳气具有温煦作用，气虚失其温煦之功，则血脉凝滞，痹阻不通。肾虚阴亏，津液不足，脉络空虚，若肾虚阳气不足，则温煦、推动血行的力量减弱而血流减缓，瘀滞脉络。肾阴肾阳虚损，肾阳虚失其温煦之功，肾阴虚失其滋养之力，则血脉凝泣，脉痹不通。若肾中真阳衰竭，阳虚生内寒，寒则血凝，也将导致瘀阻脉络。可见肾虚则易痹，肾虚多夹瘀。肾为五脏阴阳之本，先天不足，后天失养，导致肾精亏虚，精血同源，精血互生，精亏则血少，血液运行不畅，血脉失养，故不荣则痛。

总之，本病总属本虚标实之证，本虚指肝肾气血阴阳不足，但以阳气亏虚为其根本，阳气推动血脉无力，瘀血、痰浊、寒湿为标，内外合邪，痰浊瘀血痹阻脉道，使脉道受损，经络阻塞，气血运行不畅，脉络瘀滞发为本病。

四、明确辨证要点

（一）辨虚实

本病属邪实正虚，因先天禀赋不足，后天脾胃失调，以致气血亏虚，复因寒湿之邪侵袭，致使脉道受损，经络阻塞，气血凝滞，气滞而血瘀；或因心气不足，推动无力，继而血流滞涩，瘀血痹阻于血脉，则血脉不通；或因饮食失节，损伤脾胃，运化失司，痰湿内生，阻滞脉道，痰瘀互结，经络受阻；或因脾肾阳虚，不能温胞，寒凝脉滞；或为肝肾阴虚，筋失濡养，脉涩为痹，而致无脉。

（二）辨邪气的偏盛

寒湿之邪侵袭，致使脉道受损，经络阻塞，气血凝滞，气滞而血瘀，为寒凝经络。饮食失节，损伤脾胃，运化失司，痰浊内生，阻滞脉道，痰瘀互结，经络受阻，为痰热壅盛。关节肿胀，僵硬，疼痛不移，肌肤紫暗或瘀斑等为瘀血阻络。肢体酸痛，重着，漫肿者为湿阻经络。

五、确立治疗方略

本病系先天不足，后天失调，外邪乘虚而入，以致气血亏损，脏腑百骸失于濡养所致，其本为气血亏虚，其标是因虚致瘀或因邪致瘀，以致经脉阻滞，故"发时治标，平时治本"是本病的治疗原则。发作期以活血化瘀法为主辨证论治，缓解期以扶正固本为主，正虚邪实者，当标本兼顾。

六、辨证论治

（一）发作期

1. 热毒阻络证

（1）抓主症：身热，肌肉关节疼痛，体倦乏力，心烦失眠。

（2）察次症：口干喜冷饮，大便燥结，小便黄赤。

（3）审舌脉：舌红苔薄黄，脉微弱或无脉、脉数。

（4）择治法：清热解毒，活血化瘀。

（5）选方用药思路：本证为热毒阻络，应选用四妙勇安汤，方中金银花清热解毒，当归活血散瘀，玄参泻火解毒，甘草清解百毒。

（6）据兼症化裁：如湿热重者，加川柏、苍术、知母、泽泻；血瘀明显者，加桃仁、红花、虎杖；气血两虚者，加党参、炙黄芪、生地、白术、鸡血藤。

2. 湿热瘀阻证

（1）抓主症：发热或潮热，身倦困重，肢体麻木，关节酸痛。

（2）察次症：不思饮食，胃脘胀满，便溏溲黄，妇人带下赤白。

（3）审舌脉：舌尖边红，苔黄腻或白腻，脉数濡细或无脉。

（4）择治法：清热利湿，活血通脉。

（5）选方用药思路：本证为清热利湿，活血通脉，故选用甘露消毒饮。方中重用滑石、茵陈、黄芩，其中滑石利水渗湿，清热解暑，两擅其功；茵陈善清利湿热而退黄；黄芩清热燥湿，泻火解毒。三药相合，正合湿热并重之病机，共为君药。湿热留滞，易阻气机，故臣以石菖蒲、藿香、白豆蔻行气化湿，悦脾和中，令气畅湿行；木通清热利湿通淋，导湿热从小便而去，以益其清热利湿之力。热毒上攻，颐肿咽痛，故佐以连翘、射干、贝母、薄荷，合以清热解毒，散结消肿而利咽止痛。

（6）据兼症化裁：若头晕目眩，加用天麻、钩藤，若伴有脘腹胀满明显者，宜加栀子、大黄清泄湿热；咽颐肿甚，可加山豆根、板蓝根等以解毒消肿利咽。

（二）缓解期

1. 脾肾阳虚证

（1）抓主症：腰膝酸软，肢体麻木，肢冷无力，脘痞纳少，腹胀便溏。

（2）察次症：畏寒喜暖，神疲健忘，头晕气短，经期腹痛，面色㿠白。

（3）审舌脉：舌淡体胖苔白，脉微细或无脉。

（4）择治法：温肾健脾，散寒活血。

（5）选方用药思路：本证为脾肾阳虚，故选阳和汤。方中重用熟地，滋补阴血，填精益髓；配以血肉有情之鹿角胶，补肾助阳，益精养血，两者合用，温阳养血，以治其本，共为君药。少佐以麻黄，宣通经络，与诸温和药配合，可以开腠理，散寒结，引阳气由里达表，通行周身。甘草生用为使，解毒而调诸药。

（6）据兼症化裁：若兼气虚不足者，加党参、黄芪等甘温补气；若阴寒重者，加附子温阳散寒；肉桂亦可改桂枝，加强温通血脉、和营通滞的功效。

2. 气血虚弱证

（1）抓主症：心悸气短，头晕目眩，失眠多梦，倦怠无力。

（2）察次症：肢体凉麻，酸楚疼痛。

（3）审舌脉：舌淡苔薄白、脉沉伏或微细或无脉。

（4）择治法：益气补血，活血通脉。

（5）选方用药思路：本证为气血虚弱，故选用黄芪桂枝五物汤，益气温经，和营通痹，黄芪为君，甘温补气，补在表之卫气。桂枝散风寒而温经通痹，芍药养血和营而通血痹，共同为臣。佐以生姜辛温，疏散风邪。大枣为使，甘温、养血益气。

（6）据兼症化裁：若风邪偏重者，加防风、防己以祛风通络；兼血瘀者，可加桃仁、红花以活血通络；用于产后或月经之后，可加当归、川芎、鸡血藤以养血通络，肝肾不足而筋骨痿软者，可加杜仲、牛膝；兼阳虚畏寒者，可加附子。

3. 肝肾阴虚，肝阳上亢证

（1）抓主症：腰膝酸软，肢体麻木，倦怠无力，手足心热，口干咽燥，失眠健忘。

（2）察次症：耳聋耳鸣，头痛目眩，下肢跛行，四末不温，月经量少色暗或闭经。

（3）审舌脉：舌红或舌尖红，少苔，脉细数或弱或无脉。

（4）择治法：滋阴潜阳，活血通脉。

（5）选方用药思路：本证属肝肾阴虚肝阳上亢，故选镇肝熄风汤。方中重用牛膝以引血下行，此为治标之主药。而复深究病之本源，用龙骨、牡蛎、龟板、芍药以镇肝熄风。代赭石以降胃、降冲。玄参、天冬以清肺气，肺中清肃之气下行，自能镇制肝木。至其脉之两尺虚者，当系肾脏真阴虚损，不能与真阳相维系。其真阳脱而上奔，并夹气血以上冲脑部，故又加熟地、山萸肉以补肾敛肾。

（6）据兼症化裁：若心中热甚者，加生石膏以清热；痰多者，加胆星以清热化痰；尺脉重按虚者，加熟地、山萸肉以补益肝肾。

七、中成药选用

（1）紫雪丹：清热解毒，镇痉熄风，开窍定惊。

（2）龙胆泻肝丸：清肝胆，利湿热。

（3）犀黄丸：清热解毒，化痰散结，活血消肿。

八、单方验方

（1）地龙焙干，研粉，装入胶囊，每次 3 克，每日 2 次，用于活血化瘀。

（2）天麻 15 克煎水，浸钩藤 10 克，12 小时后焙干，每次 1～1.5 克，每日 3 次，用于大动脉炎眩晕之证。

（3）温阳益气通脉汤：附子 10 克（先煎 40 分钟），肉桂 10 克，干姜 10 克，当归 10 克，桂枝 10 克，黄芪 30 克，丹参 30 克，川芎 12 克，川牛膝 12 克，细辛 3 克，水蛭 3 克（研末分 2 次冲服），治疗阳虚型多发性大动脉炎。

九、中医特色技术

针灸对大动脉炎患者血管舒缩功能及抗氧化能力有一定的影响，可以提高患者血中超氧化物歧化酶活性，降低过氧化脂质水平。针灸可以通过改善病变血管舒缩功能，增强体液免疫和细胞免疫功能，减轻血管的损坏及提高机体清除自由基的能力，发挥对大动脉炎的治疗作用。

十、西医治疗

急性期可应用糖皮质激素、抗生素和免疫抑制剂等药物治疗，稳定期可应用介入和手术治疗。

十一、各家发挥

（一）从化瘀论治

李令根根据本病的病因病机及临床症状，结合多年的临床经验，辨证分析，认为本病多由先天禀赋不足或后天失调，致肝肾气血阴阳不足，脉道不充。外邪风寒湿乘虚而入，致瘀血、痰浊内生。痰浊瘀血痹阻脉道，使脉道受损，经络阻塞，气血运行不畅，脉络瘀滞发为本病，治疗当以"通"为主，施以祛湿通脉、解毒通脉、养营通脉、温阳通脉、活血通脉、益气通脉、补肾通脉。

（二）从解毒论治

初洁秋等根据本病临床表现及病因病理的研究进展，提出解毒活血为主的中西医结合治疗方法。慢性期有气血虚弱证，方用黄芪桂枝五物汤加味；气滞血瘀证，方用血府逐瘀汤加味；肝肾阴虚肝阳上亢证，方用镇肝熄风汤加味；脾肾阳虚征，方用阳和汤加味。活动期有热毒阻络证，方用四妙勇安汤加味；湿热郁阻征，方用甘露消毒饮。配合抗风湿、抗结核、抗感染等西药。

（三）从补虚论治

尚德俊认为本病总属本虚标实之证，本虚指肝肾气血阴阳不足，但以阳气亏虚为其根本，阳气推动血脉无力，瘀血、痰浊、寒湿为标，内外合邪，治疗当以气血同补，舒经通络，兼补肝肾为主。结合本病临床症状，将本病分为三型，即阴虚内热型、脾肾阳虚型和气血两虚型，治疗分别用方养阴活血汤、阳和汤加味及顾步汤。

（于文慧）

第五节　血栓性浅静脉炎

血栓性浅静脉炎（superficial thrombophlebitis，STP）是位于人体体表可见的静脉发生的血栓性炎症。临床表现为沿静脉走行部位红、肿、热、痛，有条索状物或硬结节，触痛明显，是临床常见病。本病以女性多见，男女比例大约为 4∶6。

血栓性浅静脉炎表现的临床征候与中医学中的"脉痹"，"恶脉"，"青蛇便"，"赤脉"等关系密切。

一、临床诊断要点

（1）多发于青壮年，男女均可发病。

（2）近期局部受创伤或受风寒侵袭，或近期有静脉输注药物史。

（3）四肢局部浅表静脉，沿静脉走行方向出现红、肿、热、痛条索状物或结节。

（4）全身可有轻度发热，白细胞可有轻度升高。

二、中医辨病依据

（1）多发于青壮年，男女均可发病。

（2）近期感受外邪，或经脉受创。

（3）四肢局部浅表静脉，沿静脉走行方向出现红、肿、热、痛、条索状物或结节。

（4）全身可轻微发热恶寒症状。

三、审析病因病机

（一）湿热外侵

本病是由于湿热之邪外侵，或因静脉注射染毒，或气血两虚，以致气血瘀滞，脉络滞塞不通所致；或由久卧久坐，气血运行不畅，以致瘀血阻于络道，脉络阻塞不通，营血回流受阻，水津外溢，聚而为湿，流注下肢而成。

（二）气虚湿阻

其发病内因多为久卧久坐，病后伤气所致。气为血帅，气伤则血行缓慢，以致脉络滞塞而不通；脉络不通则作痛，营血回流受阻，水津外溢则肢肿。就外因而言恶脉多因湿热而诱发。湿性黏腻而重浊，故病缠绵不愈，病程较久。

四、明确辨证要点

（一）辨虚实

本病属邪实正虚，主要以邪实为主。邪实主要以湿热之邪外侵为主。湿热蕴结于脉络而致血脉运行不畅，血脉瘀滞就会沿静脉走行方向出现红，肿，热，痛条索状物或结节。正虚则气血运行不畅，血运凝滞，则瘀久化热，故也可产生红肿热痛等表现。

（二）分寒热

本病因外感湿热之邪，或气血两虚，气血运行不畅，瘀久化热而产生热象，故本病属热证范畴。

五、确立治疗方略

本病发病主要是由于湿热与血瘀两方面原因，治则以清热利湿，活血化瘀为主，兼以扶助正气，适当补益气血。

湿热型主要治则为清热利湿，活血化瘀。因邪致瘀，祛邪为先，故应大力清热利湿，使湿热之邪去除，再兼以少量活血化瘀药物，疏通脉络。湿热去，脉络通，那么疾病就会好转。

血瘀型主要治则为活血化瘀，散结通脉。兼以辅助正气，补益气血。此型患者多由于气血或正气不足导致气血运行不畅，瘀结于脉中。故应活血化瘀，散结通脉，使气血运行通畅，适当补益气血则可预防此病复发。

六、辨证论治

1. 湿热阻滞证

（1）抓主症：患部浅静脉疼痛、发红、肿胀、灼热，有硬索条状物，压痛明显，严重者有肢体肿胀。

（2）察次症：发热，口渴，不欲饮。

（3）审舌脉：舌红，苔滑腻，脉滑数。

（4）择治法：清热利湿，活血化瘀。

（5）选方用药思路：本证为外感湿热，湿热阻滞气血所致。故应选用清热利湿，活血化瘀药物。方用四妙勇安汤加减。方中金银花、玄参、甘草、赤芍、牛膝、黄柏、苍术、防己清热利湿，红花、白芷、当归活血化瘀，甘草调和药性。

（6）据兼症化裁：热盛，则加蒲公英、紫花地丁，金银花加量；湿重，则加薏苡仁、泽泻、车前子；瘀血重，则加乳香、没药，牛膝、川断加量；肢体肿胀明显，则加三棱、莪术、水蛭；气虚体质者，则加黄芪、党参、白术。

2. 脉道瘀结证

（1）抓主症：局部遗留有硬结节或索条状物，伴有针刺样疼痛。

（2）察次症：皮肤有色素沉着，不红不热。

（3）审舌脉：舌质暗红，或有瘀点瘀斑，苔薄白，脉沉细涩。

（4）择治法：活血化瘀，散结通脉。

（5）选方用药思路：本证为气血运行不畅而引起的血瘀。故应活血化瘀，散结通脉。方用桃红四物汤加减。方用生地、赤芍、牛膝凉血活血，川芎行气活血，鸡血藤、当归活血补血，桃仁、红花活血化瘀，紫花地丁、紫草、黄柏清热，加用水蛭加大活血化瘀力度，甘草调和诸药。

（6）据兼症化裁：瘀滞明显者，酌加炮穿山甲、地龙加强活血祛瘀。若痛甚者，酌加延胡索、乳香、没药以祛邪止痛；疼痛剧烈难忍者，可加全蝎、蜈蚣等虫类药，以攻逐破瘀解痉止痛。

七、中成药选用

（1）湿热型可用三妙丸，青黛胶囊等清热利湿。

（2）血瘀型可用丹参注射液活血化瘀。

（3）外用消瘀软膏可活血化瘀，软坚散结。

八、单方验方

（1）大黄粉、芒硝二者混合用水调制外敷，每日 2 次，对本病有较好疗效。

（2）软坚散：丹参 30 克，当归 15 克，赤芍 15 克，牡丹皮 10 克，水蛭 10 克，蜈蚣 2 条，土鳖虫 10 克，玄参 15 克，浙贝母 15 克，昆布 10 克，益母草 20 克，土茯苓 20 克，牡蛎 10 克，川牛膝 15 克，生甘草 10 克。

（3）活血通脉汤：丹参 30 克，鸡血藤 20 克，黄芪 30 克，蒲公英 20 克，赤芍 15 克，川芎 20 克，天葵子 10 克，天花粉 10 克，紫花地丁 15 克，乳香 15 克，没药 15 克，桃仁 15 克。

（4）化瘀消肿汤：川牛膝 30 克，赤芍 24 克，丹参 30 克，水蛭 15 克，蜈蚣 3 条，土鳖虫 20 克，金银花 30 克，壁虎 15 克，全蝎 10 克，土茯苓 30 克。

九、中医特色技术

（一）针灸

（1）穴位：风市、阳陵泉、足三里、三阴交、合谷、曲池、中都、丰隆、条口、曲泉、阴陵泉、太溪、信交、偏历、阳辅。

（2）针刺方法：上肢以取上肢穴位为主，下肢以取下肢穴位为主；可适当上下搭配，取穴时应该在病变上方或下方，各取两个穴位。刺入得气后，留针 30 分钟，行弧度扩针法，强刺激，每日 1 次，10 次为 1 个疗程。

（二）外治疗法

（1）熏洗疗法：①马齿苋，煎汤趁热熏洗患处，每日 2 次。②硝矾洗药（朴硝、明矾、月石各 10 克），用开水冲化后，趁热熏洗患处，每日 2 次。

（2）贴敷疗法：①马齿苋，捣烂，外敷患处，每日 2 次。②外敷大青膏、茅菇膏、或金黄膏，每日 1～2 次。

（3）涂敷疗法：在炎症红肿处，外涂马黄酊（马钱子、黄连各 30 克，用 75%乙醇溶液 300 毫升浸泡 3～5 天，密封备用），每日 3 次，具有消毒镇痛作用，有显著效果。

十、西医治疗

（一）一般疗法

（1）病情轻者可自行消退，不必卧床休息，下肢在穿弹力袜或缠扎弹力绷带时活动；病情较重，炎症明显者，可适当卧床休息几天，抬高患肢。

（2）局部湿热敷或理疗。

（3）炎症明显、原因不明、反复发作者、面积较大者可应用非甾体抗炎药以控制疼痛等不适，但不能控制进展性浅静脉血栓的发展；以及抗凝药物：低分子肝素、磺达肝癸钠等。但应用的同时，也增加了潜在的心血管和消化道出血风险。

（4）治疗旨在缓解局部症状，阻止血栓延长进入深静脉，复发及引起静脉栓塞等更严重事件。

1）非甾体抗炎药：如阿司匹林、对乙酰氨基酚等。

2）抗凝药物：低分子肝素、磺达肝癸钠等预防用量。

3）疼痛较重者，可应用消炎镇痛类药物，如阿司匹林、吲哚美辛等。

4）外治疗法：多磺酸黏多糖乳膏，每日 1～2 次适量外涂。

（二）手术疗法

血栓侵犯深静脉的趋势未得到控制，应及时施行手术，高位结扎受累静脉，予以局部病变部位切除或者作剥脱。在这种情况下，应先做高位结扎术，其优点是：①可以防止深静脉受累；②解决缺乏瓣膜的大隐静脉的逆向压力，能迅速消除直立性疼痛；③可以简化其他辅助治疗的方法，缩短疗程。如果病变发生后，原有曲张的大隐静脉经过一定时间，病变进入静止阶段，此时可再施行剥脱术。

十一、各家发挥

（1）邓铁等以活血化瘀，温通经络为大法，自拟活血通脉汤：丹参 20 克，水蛭 6 克，川芎 10 克，地龙 15 克，苏木 10 克，桂枝 10 克，忍冬藤 15 克，牛膝 10 克临床治疗血栓性浅静脉炎。

（2）裴正学认为湿热蕴结，瘀血内阻是本病之主要病机，治以清热除湿，活血化瘀。方用自拟当川留灵合剂加减，组成：当归 10 克，川芎 10 克，王不留行 10 克，威灵仙 10 克，炮穿山甲 10 克，丹参 20 克，郁金 10 克，赤芍 10 克，玄参 10 克，夏枯草 10 克，茯苓 10 克，甘草 6 克。

（3）姚佳春等应用清脉灵胶囊（主要成分为金银花、玄参等，具有清热解毒、凉血活血、化瘀通络、行气导滞的功能），临床治疗血栓性浅静脉炎。

（贾　振）

第六节　淤积性皮炎

淤积性皮炎（stasis dermatitis，SD）又称静脉曲张性湿疹，是静脉曲张综合征中一种常见的皮肤损害，为常见的静脉曲张并发症之一。本病常发生于小腿，为以色素沉着、瘙痒、脱屑、甚至糜烂等症状为主要表现的周围血管疾病。

本病主要由于静脉曲张后静脉压力增高、静脉内淤血、毛细血管的通透性增加等因素造成局部失营养改变造成皮肤炎症。淤积性皮炎老年人发病较多，并且病情缠绵难愈，有反复发作的倾向，并与长期从事重体力劳动及站立的工作有关。多发生于小腿胫前或足靴区，最初为小腿下 1/3 轻度水肿，久站及傍晚时明显，胫前下 1/3 及两踝附近渐起褐色色素沉着及红色斑疹，继之可出现丘疹、水疱、渗液、糜烂、结痂等急性损害或呈干燥、脱屑、皲裂、肥厚甚至苔藓样变等慢性表现。

淤积性皮炎属于中医学"臁疮"范畴，又有"湿疮"、"湿毒疮"、"老烂腿"等名称。

一、临床诊断要点

（1）小腿内臁（内侧）较为多见。

（2）多局限于某一部位，境界清楚，伴有明显的肥厚浸润，表面粗糙，或表现为苔藓样变，颜色呈褐红或褐色，多伴有丘疹、痂皮或抓痕。倾向湿润变化，常反复发作，时轻时重，有阵发性瘙痒。

（3）小腿伴有不同程度的静脉曲张，小腿脚踝部有水肿、色素沉着。部分患者皮损中见色素减退。

二、中医辨病诊断依据

（1）局部症状：患肢青筋迂曲、隆起或扭曲成团块状或红肿疼痛，肢体沉重感，活动后加重。足靴区皮肤色素沉着，皮下硬结或索状硬条，压痛，或小腿溃疡。

（2）伴随症状：可伴发热、口渴、便秘、溲赤、精神抑郁，烦躁易怒等。

三、审析病因病机

（一）气虚血瘀

久行久立负重，气血运行不畅，过劳伤气，致下肢气血运行无力，瘀血阻络而发为本病；或先天禀赋不足，气血生化乏源，脉络下陷，致筋脉迟缓薄弱而发病。

（二）湿热下注

气虚津液不化，或脾失健运，变生湿浊，湿性下趋，郁久而化热；或皮肤破损染毒，毒郁化热而发病。

四、明确辨证要点

（一）辨病因

本病的发生多由于平素嗜食肥甘厚味损伤脾运，导致脾胃运化失职而发为本病。气虚血瘀是为本，湿热下注是为标。人体正气的强弱是疾病发生的关键。决定人体正气强弱的因素是多方面的，如先天不足、后天失养、烦劳过度、饮食不节、久病体虚、房劳过度等，皆能引起人体正气的不足，使外邪易侵，如脾虚易感湿、阳虚易感寒、阴虚易感热、血虚易感风，正虚受邪，内外相合，而发为病。

（二）辨标本

标实：患肢青筋迂曲、隆起或扭曲成团块状，刺痛、酸痛或胀痛，肢体沉重感，活动后加重。足靴区皮肤色素沉着，皮下硬结或索状硬条，压痛，为气滞血瘀之证；或患部青筋红肿疼痛，有条索状肿物或结节，压痛明显；或小腿溃疡、糜烂渗液，周围皮肤红肿热痛，为湿热下注之证。

本虚：身体疲乏无力，下肢沉重，青筋迂曲，小腿轻度肿胀。皮肤色素沉着；或溃疡经久不愈，肉芽淡红或苍白，脓水清稀，为气血两虚之证。

（三）辨脏腑

本病主要由于脾失健运，禀赋不足，又加外受湿毒之邪入侵而发病。脾气不健，化生不足，气血亏虚，则血运不畅。禀赋不足，脾肾阳气不足，不能温养四肢，气血生化乏源则脉络下陷，筋脉迟缓薄弱。

五、确立治疗方略

根据辨证，确立治疗方略。

（1）化瘀之法：瘀既是致病因素，又是病理产物，臁疮者，筋脉横解，青筋暴露，血行不畅，留于脉络发为瘀血，此为实瘀；病久耗伤气血，气为血之帅，气虚则血行无力，发为虚瘀。故在活血化瘀的大法之外，更要辨别其虚实，在桃仁、红花、丹参、川芎、地龙、三棱、莪术等活血化瘀甚至破血逐瘀的同时，加以补气、清热、利湿之品。

（2）利湿之法：臁疮病发于下部，属湿邪下聚，携火夹热，故在疾病发展阶段需要加用燥湿、利湿之品。

（3）治虚之法：凡臁疮者，多病程日久，病久必伤气耗血，气血虚弱不足以御邪以外，致外邪客于肌肤腠理局部而发病。正气不能存内，何以御邪于外。治疗注意勿过用、早用寒凉之品，当注重补益气血，而脾脏为后天之本、气血生化之源，故多选用生黄芪、党参、生白术、茯苓、当归等补益之品以安内。在补益气血基础上加用利湿消肿、活血通络之品，共奏安内攘外之功。

（4）外治之法：通过外用补气养血之品，与内服之益气养血之品内外呼应，充分体现了外治之法即内治之法。

六、辨证论治

1. 气滞血瘀证

（1）抓主症：患肢青筋迂曲、隆起或扭曲成团块状，刺痛、酸痛或胀痛，肢体沉重感，活动后加重。足靴区皮肤色素沉着，皮下硬结或索状硬条，压痛。

（2）察次症：常伴精神抑郁，烦躁易怒。

（3）审舌脉：舌质紫暗，或有瘀斑、瘀点，舌苔薄白，脉弦或涩。

（4）择治法：行气活血，化瘀散结。

（5）选方用药思路：本证为气滞血瘀证，故应用柴胡疏肝散加减。柴胡疏肝解郁，理气止痛；芍药、甘草同用缓急止痛，养血柔肝；川芎行气活血；枳实、香附理气止痛；郁金，行气解郁祛瘀；黄芩、黄连清热和胃；木香、延胡索理气活血止痛；生大黄泻热通腑。

（6）据兼症化裁：若畏寒，四末发凉，此为虚寒血瘀证，应选用阳和汤加减；若四末麻木，肢足肿胀，此为瘀阻经络证，应选用黄芪桂枝五物汤加减；若刺痛，可触及瘀斑，此为血瘀脉络，应选用复元活血汤合金铃子散加减。

2. 湿热下注证

（1）抓主症：患部青筋红肿疼痛，有条索状肿物或结节，压痛明显；或小腿溃疡、糜烂渗液，周围皮肤红肿热痛。

（2）察次症：发热、口渴、便秘、溲赤。

（3）审舌脉：舌质暗红，舌苔黄腻，脉滑数。

（4）择治法：清热祛湿，活血化瘀。

（5）选方用药思路：本证为湿热下注证，故应用四妙勇安汤加减。方中金银花清热解毒，当归活血散瘀，玄参泻火解毒，甘草清解百毒。

（6）据兼症化裁：若热象重者，可加连翘、黄柏、黄芩以清热燥湿；若湿邪更甚者，可加防己、茯苓、泽泻、赤小豆；血瘀较重者，可加丹参、赤芍、川芎。

3. 气血两虚证

（1）抓主症：身体疲乏无力，下肢沉重，青筋迂曲，小腿轻度肿胀。

（2）察次症：皮肤色素沉着；或溃疡经久不愈，肉芽淡红或苍白，脓水清稀。

（3）审舌脉：舌质淡红，舌苔薄白，脉沉细弱。

（4）择治法：益气养血，活血利湿。

（5）选方用药思路：本证为气血两虚证，故应用十全大补汤加减。本方是由四君子汤合四物汤再加黄芪、肉桂所组成。方中四君补气，四物补血，更与补气之黄芪和温煦之肉桂组合，则补益气血之功更著。惟药性偏温，以气血两亏而偏于虚寒者为宜。

（6）据兼症化裁：益气养阴多采用黄芪、党参、白术、甘草、玄参等；清热祛湿多采用垂盆草、半边莲、茵陈等；化瘀多用益母草、制军等凉血而不耗血之品。

七、中成药选用

脉络舒通颗粒，可清热解毒、化瘀通络、祛湿消肿。治疗有下肢肢体肿胀、疼痛、发热、肤色暗红等湿热瘀阻表现的下肢静脉曲张，以及并发症及血栓性浅静脉炎。

八、单方验方

（1）逐瘀活血汤，组成为柴胡15克，川芎15克，五灵脂15克，赤小豆15克，蒲黄15克，延胡索6克，红花6克，鸡血藤6克，当归20克，生地黄20克。

（2）活血散瘀汤，组成为川芎12克，当归12克，赤芍15克，苏木15克，牡丹皮15克，枳壳15克，桃仁10克，大黄6克。

（3）活血通瘀汤，组成为当归12克，水蛭、全蝎各6克，白鲜皮、人参各10克，苦参20克，赤芍、木瓜各15克。

（4）茯苓泽泻汤，组成为茯苓30克，泽泻12克，桂枝6克，白术15克，干姜6克，当归10克，丹参20克，川牛膝10克，白鲜皮10克，甘草6克。

（5）法湿化瘀汤加减，组成为萆薢15克，苍术8克，苦参10克，赤芍10克，丹参15克，川芎12克，红花10克，地龙10克，鸡血藤15克，牛膝12克。

（6）除湿胃苓汤加减，组成为苍术15克，厚朴10克，陈皮10克，猪苓10克，泽泻10克，白术10克，滑石10克，茵陈20克，生甘草10克。

（7）除湿活络饮，组成为黄柏15克，苍术15克，川牛膝10克，薏苡仁30克，苦参15克，土茯苓30克，白鲜皮10克，地肤子15克，丹参15克，木瓜15克。

九、中医特色技术

1. 梅花针疗法

梅花针疗法具有促进皮肤血液循环，改善皮肤及下肢组织营养状态，调节经脉、阴阳平衡的作用，适用于下肢静脉曲张并发皮炎及溃疡前期。

方法：用消毒过的梅花针沿小腿前、外、内、后顺序由下向上，轻中度叩打，每侧叩打5～8分钟，每日1次，10次为1个疗程。

2. 针刺疗法

针刺疗法具有调节气血、平衡阴阳、改善经脉功能的良好作用。适用于下肢静脉曲张的各期病情治疗。

穴位：府舍、冲门、期门、地机、丰隆、血海、阴廉、五里、气冲、三阴交。

方法：每次选3～4个穴位，留针20～30分钟，行弧度括针法，中等刺激量，10日为1个疗程。

3. 穴位注射疗法

穴位注射疗法是将药物与针刺作用相结合，对人体产生调节经脉的作用，可改善血液循环，促进炎症吸收，加速创面愈合，适用于下肢静脉曲张的各期病情治疗。

常用药物有：复方丹参注射液，当归注射液，红花注射液，维生素 B_1 注射液等。

穴位：血海、地机、足三里、三阴交、漏谷、阴市、条口、筑宾。

方法：每次选 2～3 个穴位，在无菌操作下将带有注射器的针头刺入穴位，获得针感后，每个穴位快速注入药物 0.2～0.5 毫升，隔日 1 次，10 次为 1 个疗程。

4. 穴位磁疗

运用生物磁效应作用，对肢体产生活血化瘀，促进经脉血液循环，改善肢体创面营养状况之作用，适用于下肢静脉曲张的各期病情治疗。

方法：在选定的治疗部位，先用穴位旋转磁场仪或穴位交变或动脉磁场治疗仪治疗 10～20 分钟，然后用 500～2000 奥斯之磁场，直径 0.5 厘米大小的薄磁片（4 片），贴敷在被治疗部位的周围穴位上，胶布固定后敷料包扎。每 2～3 日，检查磁片是否移动，中间隔日再贴敷，10 日为 1 个疗程。

5. 脉冲电针疗法

脉冲电针疗法是在针刺的基础上加上电刺激，可调节人体免疫效应和内分泌功能，起到消炎止痛，活血化瘀，通畅经脉的功能。适用于下肢静脉曲张疾病的各期病情治疗。

穴位：与针刺疗法相同。

方法：每次选上、下 4 个穴位，针刺待得气后，接通电针脉冲仪；首先给以弱刺激，待患者适应刺激后，再加大刺激量。刺激量选择因人而异，以能耐受为好。通常每次治疗 20 分钟，每日或隔日 1 次，10 次为 1 个疗程。

十、西医治疗

（1）对创面巨大、上皮爬行困难而愈合缓慢者，待局部肉芽组织长平、色泽红活时，可予点状植皮或邮票状植皮。

（2）继发于下肢静脉曲张者，可行大隐静脉高位结扎及剥脱术、下肢静脉曲张的微创治疗、静脉交通支结扎术等。

十一、各家发挥

（一）张庚扬的临床经验

张庚扬提出了"湿瘀虚"辨证三步曲及内外辨证用药，在临床上取得了良好疗效，但在应用过程中，也不能将湿、瘀、虚孤立分开，而应当有机结合，辨证而治，所推荐方药亦应灵活应用，不能生搬硬套。对于臁疮的治疗，更应当内外兼治，不能偏于一隅而盲求一方一法，罔顾实际，只有综合治疗、全面兼顾，方能为患者提供最有效、最恰当的治疗方案。

（二）奚九一的临床经验

奚九一认为本病系患者长期静脉郁血，郁久生湿，湿郁化热，热甚生风，热灼络脉，夹湿邪入侵或湿性下注，血（瘀）热与湿毒互结浸润为患，致皮损筋腐肉烂，形成溃疡，风湿热胶结不解，加之病久正虚，导致本病缠绵难愈。

（三）赵炳南的临床经验

赵炳南认为臁疮是由于湿热下注，经络阻隔，气血凝滞，脉道不通，日久耗气伤阴，营卫失和，肌肤失于濡养所致，属阴证、虚证、寒证，气滞、寒凝、血瘀的存在为溃疡经久不愈的主要障碍。湿郁化热，热灼络脉。

（四）四畔辨证

"四畔"是描述病灶四周的中医学名词，最早出现在《肘后备急方》。"四畔理论"最早由山东省中医院周围血管病科刘明提出，指通过病灶四畔的特征，辨识不同疾病、不同证候及其善恶顺逆转归，并着眼于纠正四畔的病理变化进行治疗及施治于四畔的外科理论。四畔理论广泛应用于臁疮的辨证施治中，并在其中发挥了重要作用。臁疮治疗中，局部辨证在中医外治疗法占有重要地位；臁疮局部即包括疮面和疮周，而实际操作时多重疮面而轻疮周，使得臁疮外治理论不够完善，尤其是通过微循环来诊治臁疮的文献更是少有。本研究正是通过对臁疮四畔证候的观察和疮周皮肤微循环的检测，探寻评价臁疮"四畔"辨证的现代客观辨证指标，为微观辨证提供客观依据，有助于完善"四畔辨证"体系，对丰富中医局部辨证理论亦有重要意义。

（吕勃川）

第七节　下肢静脉曲张

下肢静脉曲张（lower extremity varicose veins，LVV）系指下肢浅静脉系统处于伸长、蜿蜒、迂曲状态，通常发生在大隐静脉或小隐静脉及其属支，持久从事站立工作或体力劳动的人多发。

下肢静脉曲张属于中医学的"筋瘤""臁疮"范畴。

一、临床诊断要点

患者常感觉患肢发胀或胀痛、有沉重感者，可进行超声波、体积描记、放射性同位素、静脉压测定及静脉造影等检查，再结合以下要点以明确诊断。

（1）有长期站立和腹压升高病史（重体力劳动、慢性咳嗽、习惯性便秘、妊娠及盆腔肿瘤病史等）。

（2）患者下肢静脉明显迂曲扩张，站立时更为明显。

（3）深静脉通畅试验显示：深静脉通畅。大隐静脉瓣膜功能试验显示：大隐静脉瓣膜功能不全，可能有交通支静脉瓣膜功能不全。

（4）超声多普勒或静脉造影显示：大隐静脉迂曲扩张，瓣膜功能不全，或同时有深静脉瓣膜功能不全。

（5）可伴有色素沉着、溃疡、血栓性浅静脉炎、出血等并发症。

二、中医辨病诊断

（一）诊断依据

患者常感觉患肢发胀或胀痛、有沉重感者，可进行超声波、体积描记、放射性同位素、静脉压测定及静脉造影等检查，再结合以下要点以明确诊断。

（1）有长期站立和腹压升高病史（重体力劳动、慢性咳嗽、习惯性便秘、妊娠及盆腔肿瘤病史等）。

（2）患者下肢静脉明显迂曲扩张，站立时更为明显。

（3）深静脉通畅试验显示：深静脉通畅。大隐静脉瓣膜功能试验显示：大隐静脉瓣膜功能不全，可能有交通支静脉瓣膜功能不全。

（4）超声多普勒或静脉造影显示：大隐静脉迂曲扩张，瓣膜功能不全，或同时有深静脉瓣膜功能不全。

（5）可伴有色素沉着、溃疡、血栓性浅静脉炎、出血等并发症。

（二）类证鉴别

水肿病与本病相似，水肿病病变多为凹陷水肿，日后皮肤日渐粗糙，变厚、变硬，呈团块状，易伴丹毒感染。有淋巴系统病变。

三、审析病因病机

本病乃因先天禀赋不足，筋脉薄弱，加之久行久站、过度劳累，进一步损伤筋脉，以致经脉不合，气血运行不畅，血壅于下，瘀血阻滞，脉络扩张充盈，日久交错盘曲而成。亦有因远行、劳累之后，涉水淋雨，遭受寒湿，寒凝血脉，瘀滞筋脉络道而为病。久而不散，郁久化生湿热，流注于下肢经络，复因搔抓、虫咬等诱发，则腐溃成疮，日久难敛。

四、明确辨证要点

（一）辨病因

静脉曲张的发生多由于久坐久立，七情内伤等，致脏腑功能失调，气血运行不畅，脉络痹阻，加之体内湿热蕴结，使湿热阻滞，气血不足，故腿部青筋红肿疼痛，有条索状肿物。七情内伤脏腑功能失调与外部湿邪入侵两种因素相互作用而致病，人体正气的强弱是疾病发生的关键。本病由于气滞血瘀、湿热下注、气血两虚，以至于经络闭塞不通、气血运行不畅。

（二）辨病程

入络：0级。无可见或触及的静脉疾病体征；1级：有毛细血管扩张、网状静脉、踝部潮红；2级：有静脉曲张。

入经：3级。有水肿，但无静脉疾病引起的皮肤改变，如色素沉着、湿疹和皮肤硬化等；

4 级：有静脉疾病引起的皮肤改变。

入脏腑：5 级：有静脉疾病引起的皮肤改变和已愈合的溃疡；6 级：有静脉疾病引起的皮肤改变和正发作的溃疡。

五、确立治疗方略

外科疾病的发生与脏腑功能失调有关。凡筋瘤病者，多病程日久，病久必伤气耗血，气血虚弱不足以御邪以外，致外邪客于肌肤腠理局部而发病。正气不能存内，何以御邪于外。外感湿邪或机体湿热蕴藉导致湿热下注使双腿发生酸痛、沉重或条索样改变。故治疗应行气活血、化瘀散结、清热祛湿及活血化瘀。

六、辨证论治

1. 气滞血瘀证

（1）抓主症：患肢青筋迂曲、隆起或扭曲成团块状，刺痛、酸痛或胀痛，肢体沉重感，活动后加重。足靴区皮肤色素沉着，皮下硬结或索状硬条，压痛。

（2）察次症：精神抑郁，烦躁易怒，易受情志影响。

（3）审舌脉：舌质紫暗，或有瘀斑、瘀点，舌苔薄白，脉弦或涩。

（4）择治法：行气活血，化瘀散结。

（5）选方用药思路：本证多由气滞血瘀，情志不畅引起，气机不畅，治疗以理气活血，化瘀散结为主；故选用柴胡疏肝散加减。肝主疏泄，性喜条达，其经脉布胁肋循少腹。若情志不遂，木失条达，则致肝气郁结，经气不利，故见胁肋疼痛，胸闷，脘腹胀满；肝失疏泄，则情志抑郁易怒，善太息；脉弦为肝郁不舒之征。遵《内经》"木郁达之"之旨，治宜疏肝理气之法。方中以柴胡功善疏肝解郁，用以为君。香附理气疏肝而止痛，川芎活血行气以止痛，二药相合，助柴胡以解肝经之郁滞，并增行气活血止痛之效，共为臣药。陈皮、枳壳理气行滞，芍药、甘草养血柔肝，缓急止痛，均为佐药。甘草调和诸药，为使药。诸药相合，共奏疏肝行气、活血止痛之功。

（6）据兼症化裁：若兼气虚不足者，加党参、黄芪等甘温补气。

2. 湿热下注证

（1）抓主症：患部青筋红肿疼痛，有条索状肿物或结节，压痛明显；或小腿溃疡、糜烂渗液，周围皮肤红肿热痛。

（2）察次症：伴发热、口渴、便秘、溲赤。

（3）审舌脉：舌质暗红，舌苔黄腻，脉滑数。

（4）择治法：清热祛湿，活血化瘀。

（5）选方用药思路：本证多由湿热之毒，瘀而化热，瘀阻营血，热腐肌肉所致，治疗以清热解毒，活血止痛为主。金银花甘寒入心，善于清热解毒，故重用为主药；当归活血散瘀，玄参泻火解毒，甘草清解百毒，配金银花以加强清热解毒之力，用量亦不轻，共为辅佐。四药合用，既能清热解毒，又能活血散瘀。

（6）据兼症化裁：若热象重者，可加连翘、黄柏、黄芩以清热燥湿；若湿邪更甚者，可加防己、茯苓、泽泻、赤小豆；血瘀较重者，可加丹参、赤芍、川芎。

3.气血两虚证

（1）抓主症：身体疲乏无力，下肢沉重，青筋迂曲，小腿轻度肿胀，皮肤色素沉着；或溃疡经久不愈。

（2）察次症：身体疲乏无力，或肉芽淡红或苍白，脓水清稀。

（3）审舌脉：舌质淡红，舌苔薄白，脉沉细弱。

（4）择治法：益气养血，活血利湿。

（5）选方用药思路：本证多由气血亏虚，脾肾阳气不足所致，治疗以温阳补血，散寒通滞为主；以十全大补汤加减。此方性温不热，平补有效，养气育神，醒脾止渴，顺正辟邪，温暖脾肾。方中应用人参、茯苓、白术、炙甘草、川芎、当归、白芍、熟地黄、黄芪、肉桂等。

（6）据兼症化裁：若兼气虚不足者，加党参、黄芪等甘温补气；若阴寒重者，加附子温阳散寒；肉桂亦可改桂枝，加强温通血脉、和营通滞的功效。

传统中医中药在促进溃疡愈合方面优势明显。其基本原则是祛腐生肌，清热除湿，活血化瘀，补气养血。黄雅娣研制的紫丁膏和生肌散、许国胜研制的溃疡液、唐汉钧等研制的复黄生肌膏、黎辰等应用的祛腐生新加绷缚法、万宝为采用的中药熏洗法等对溃疡的愈合，尤其是对大、深溃疡的愈合均有独到之处。

七、中成药选用

（一）静脉注射中成药注射剂的应用

根据病情选择活血化瘀作用的药物：丹参川芎嗪注射液、红花黄色素注射液等。

（二）口服中成药的选用

脉血康胶囊：水蛭。

威利坦片：马栗种子提取物。

八、单方验方

（1）活血散瘀汤：川芎12克，当归12克，赤芍15克，苏木15克，牡丹皮15克，枳壳15克，桃仁10克，大黄6克。

（2）活血通瘀汤：当归12克，水蛭、全蝎各6克，白鲜皮、人参各10克，苦参20克，赤芍、木瓜各15克。

（3）茯苓泽泻汤：茯苓30克，泽泻12克，桂枝6克，白术15克，干姜6克，当归10克，丹参20克，川牛膝10克，白鲜皮10克，甘草6克。

（4）抵当汤：大黄、桃仁各10克，水蛭、虻虫各6克。

（5）祛湿化瘀汤加减：萆薢15克，苍术8克，苦参10克，赤芍10克，丹参15克，川芎12克，红花10克，地龙10克，鸡血藤15克，牛膝12克。

（6）活血通脉饮：丹参、赤芍、金银花、土茯苓、当归、川芎。

九、中医特色技术

（一）外治法

1. 熏洗法

熏洗法可促进患肢侧支循环的建立，改善肢体血液循环，抗炎，生肌，促进创面愈合。

2. 外敷法

并发患肢局部红肿热痛者，可用大青膏、芙蓉膏、金黄膏外敷；并发溃疡、感染者，可用拔毒生肌膏外敷。

3. 涂擦法

并发患肢局部红肿热痛者，可用黄马酊涂擦患处；局部遗留索状肿物、结节、色素沉着，可用丹参酊涂擦患处。

（二）其他保守疗法

1. 梅花针疗法

梅花针疗法具有促进皮肤血液循环，改善皮肤及下肢组织营养状态，调节经脉，阴阳平衡的作用，适用于下肢静脉曲张并发皮炎及溃疡前期。

方法：用消毒过的梅花针沿小腿前、外、内、后顺序由下向上，轻中度叩打，每侧叩打5～8分钟，每日1次，10次为1个疗程。

2. 针刺疗法

针刺疗法具有调节气血、平衡阴阳、改善经脉功能的良好作用。适用于下肢静脉曲张的各期病情治疗。

穴位：府舍、冲门、期门、地机、丰隆、血海、阴廉、五里、气冲、三阴交。

方法：每次选3～4个穴位，留针20～30分钟，行弧度括针法，中等刺激量，10日为1个疗程。

3. 穴位注射疗法

穴位注射疗法是将药物与针刺作用相结合，同时发挥对人体产生调节经脉作用，改善血液循环，促进炎症吸收，加速创面愈合作用，适用于下肢静脉曲张的各期病情治疗。

常用药物有：复方丹参注射液，当归注射液，红花注射液，维生素 B_1 注射液等。

穴位：血海、地机、足三里、三阴交、漏谷、阴市、条口、筑宾。

方法：每次选2～3个穴位，在无菌操作下将带有注射器的针头刺入穴位，获得针感后，每个穴位快速注入药物0.2～0.5毫升，隔日1次，10次为1个疗程。

4. 穴位磁疗

运用生物磁效应作用，对肢体产生活血化瘀、促进经脉血液循环、改善肢体创面营养状况之作用，适用于下肢静脉曲张的各期病情治疗。

方法：在选定的治疗部位，先用穴位旋转磁场仪或穴位交变或动脉磁场治疗仪治疗10～20分钟，然后用500～2000奥斯之磁场，直径0.5厘米大小的薄磁片（4片），贴敷在被治疗部位的周围穴位上，胶布固定后敷料包扎。每2～3日，检查磁片是否移动，中间隔日再贴敷，10日为1个疗程。

5. 脉冲电针疗法

脉冲电针疗法是在针刺的基础上加上电刺激，可调节人体免疫效应和内分泌功能，起到消炎止痛、活血化瘀、通畅经脉的功能。适用于下肢静脉曲张疾病的各期病情治疗。

穴位：与针刺疗法相同。

方法：每次选上、下 4 个穴位，针刺得气后，接通电针脉冲仪；首先给弱刺激，待患者适应刺激后，再加大刺激量。刺激量选择，因人而异，以能耐受为好。通常每次治疗 20 分钟，每日或隔日 1 次，10 次为 1 个疗程。

十、西医治疗

（一）静脉滴注治疗

静脉滴注治疗为术前和术后的辅助疗法，遵循抗凝、祛瘀、溶栓、扩血管的方案。常用的药物有：①前列地尔注射液 10～20 微克加入生理盐水 500 毫升中静脉滴注，每日 1 次，10～15 天为 1 个疗程。②低分子右旋糖酐注射液可降低血液黏稠度，通过血小板基膜和血小板与血清某些因素的相互作用，间接地使血小板的黏附性降低，并能改变纤维蛋白理化性质；使已形成的纤维蛋白聚合物对随后纤维蛋白溶酶的降解敏感度增强，从而提高血栓的易溶性，改善肢体的血液循环。常用量为每日静脉滴注 250 毫升，10～14 天为 1 个疗程。③曲克芦丁注射液是扩张血管改善肢体循环的常用药物。常用量为每日静脉滴注 1～2 克，10～14 天为 1 个疗程。④维生素 C 注射液在改善组织营养状态，清除炎性物质，促进组织生长，加速创面愈合等方面有重要作用。常用量为每日静脉滴注 2.5～5 克，10～14 天为 1 个疗程。

（二）手术治疗

一旦确诊为单纯性下肢静脉曲张，凡是有症状和只要没有禁忌证，都应施行手术疗法。对一个下肢静脉曲张的患者，应考虑其下肢深静脉瓣膜关闭功能是否正常，通过下肢静脉造影来明确诊断和选择正确的手术方法。下肢深静脉造影时，有时能看到近端的双干大隐静脉。必要时，可行浅静脉造影进一步明确之。或在下肢静脉顺行造影后，放松踝部橡皮带，注入低渗造影剂，使患者处于头低足高位，在电视屏幕上观察造影剂回流情况，以便发现双主干大隐静脉变异，避免术中遗留。

单纯下肢浅静脉曲张者可采用以下几种方法：大隐静脉功能不全的，应做大隐静脉及其分支高位结扎，并剥脱自内踝至结扎处的大隐静脉。小隐静脉曲张者，应做小隐静脉高位结扎，并剥脱自外踝至结扎处的小隐静脉。

下肢静脉是否并发皮肤营养改变和溃疡取决于这一区域的交通支功能。深静脉瓣膜功能不全同时有交通支逆流存在，更易引起下肢的营养改变和溃疡形成。因此，在治疗下肢静脉曲张中，除作大隐静脉高位结扎和浅静脉的剥脱术外，还应注意处理深静脉和交通支静脉的逆流。在 Valsalva 试验阳性和逆行造影时出现Ⅱ级以上逆流的患者，除采用各种瓣膜修复术或替代术来阻断其逆流外，同时应结扎功能不全的交通支，尤其是下肢有皮肤营养改变和出现溃疡的患者更不容忽视，这对手术的预后、症状的改善和复发具有肯定的意义。对于下肢静脉曲张合并溃疡者，采用皮肤环形切开加锌片覆盖及采用腘静脉肌袢成形术、浅静脉抽出结扎术、溃疡面扩创植皮的综合方法。

（三）硬化疗法

药物硬化疗法是将硬化剂注入曲张静脉腔内，使静脉内膜产生化学性刺激发生炎症形成血栓，血栓扩展至整个静脉使之内腔粘连，导致纤维化而阻塞管腔。适应证如下：①孤立的小静脉曲张；②术后残留的静脉曲张；③术后复发的患者；④小腿交通静脉瓣膜关闭不全，伴有皮肤并发症者。硬化剂种类繁多，简单介绍如下：①羟聚乙氧十二烷，2%～3%浓度多用于主干网状静脉；0.5%～0.7%浓度用于蛛网状静脉。②5%单乙醇胺油酸酯，剂量可达15～20毫升。③1%～3%硫酸十四烷基钠，一个注射点剂量为0.5～1毫升，总量不超过8毫升。④高张生理盐水，14.6%浓度多用于局部静脉曲张，23.4%浓度可用于主干静脉。⑤高张糖生理盐水，由10%和25%葡萄糖配成，主要用于网状静脉等局部静脉曲张，一次用量10毫升。⑥40%脲素（脲素粉2.0克加入生理盐水4.0毫升或0.5%普鲁卡因液4.0毫升）5.0毫升。⑦消痔灵注射液或五倍子注射液。⑧1%乙氧硬化醇，国外已广泛应用于临床。⑨5%鱼肝油酸钠。⑩无水乙醇。注射时，患者取平卧位，选用细针，针头进入静脉后，在穿刺点上、下各用手指向近远侧压迫，使受注射静脉处于空虚状态。一处注射硬化剂0.5毫升，维持手指压迫1分钟，局部换用卷起的纱布垫压迫，自足踝至注射处近侧穿弹力袜或弹力绷带后，开始主动活动。维持压迫的时间：大腿部1星期，小腿部6星期左右。注射疗法有一定的并发症，如硬化剂过敏反应，损伤周围神经而引起肢体顽固性疼痛，硬化剂漏入皮下导致皮肤及皮下脂肪坏死而形成难愈性溃疡、深静脉血栓形成等，加之术后复发率高，应严格限制其应用。

（四）其他疗法

（1）有电凝和激光硬化疗法，可使血管内皮细胞和平滑肌细胞核固缩，血管闭塞。

（2）穿弹力袜或缚缠弹力绷带压迫疗法：此方法仅能起到控制病情发展，改善肢体瘀血症状的作用。通常适用于下列情况：①病变局限程度较轻而无症状者；②妊娠妇女鉴于分娩后症状往往自行消失，可暂行非手术疗法；③全身情况差，重要生命器官有器质性病变，失去代偿功能，估计耐受力很差者。

十一、各家发挥

（一）王嘉桔等临床经验

王嘉桔等认为下肢静脉曲张的手术和硬化疗法已有百余年的历史，两者的优缺点已很明确。手术的优点是：可以永久阻断静脉血液自上而下和自深而浅的倒流，从而逆转其病理生理变化，效果确切，复发率低。缺点是：切口多、创伤大、出血多、住院时间长和费用高。硬化疗法的优点是：操作简单、患者痛苦轻、不需住院、费用少，对包括术后复发和残留的局部静脉曲张的效果好，且能满足不愿手术和肢体"美容"患者的心理需要。而缺点是：不能安全阻断高位主干静脉和穿通支静脉血液的逆流，这就是复发率高和有严重并发症的根源。对患者进行曲张静脉高位结扎并硬化治疗疗效确切可靠，已成为众多学者的共识和治疗发展的必然趋势。

（二）张纪蔚等临床经验

张纪蔚等关于手术治疗指出。①高位结扎、剥脱曲张浅静脉。术中除隐静脉近端属支需逐一切断、结扎，主干剥脱外，溃疡周围的曲张浅静脉更应彻底剥除或结扎，如果曲张浅静脉仅作分段结扎或剥除不彻底是日后溃疡复发的原因之一。②结扎交通静脉：交通静脉扩张时，经皮肤可以触及扩大的交通静脉穿过深筋膜的圆形裂孔。结扎交通静脉可以阻断升高的深静脉压力向浅静脉传递的途径；阻断由交通静脉介导的局部静脉短路循环，促进溃疡早日愈合。20 世纪 90 年代后，由于内镜和光纤技术的发展，使下肢静脉性溃疡的治疗增添了一种新的微创手术——筋膜下内镜交通静脉结扎术（SEPS）。有关药物治疗，有报道肠溶阿司匹林对静脉溃疡的愈合有一定的作用。如果患者有维生素和微量元素不足，也应该采取相应的治疗措施。

（黄艳洪）

第八节　肢体淋巴水肿

肢体淋巴水肿是指肢体浅层软组织内淋巴液聚集引起的组织水肿，其临床特点是早期及急性期表现为淋巴液的聚集，病情转入慢性期后，软组织内纤维结缔组织增生，组织增厚及肢体增粗。后期皮肤增厚、变粗、硬如橡皮，故亦称象皮肿。本病可因先天性淋巴管发育不良或者继发性淋巴液回流障碍而致。治疗上一方面治疗淋巴系统本身疾病，另一方面降低淋巴系统的负荷，提高淋巴系统的转运能力。

肢体淋巴水肿在祖国医学中属于"水肿"、"尰病"、"大脚风"、"象皮肿"、"脚气"等范畴。

一、临床诊断要点

淋巴水肿可根据病史、临床症状和查体诊断。辅助检查有助于排除其他造成肢体水肿的因素，主要包括淋巴管造影、淋巴闪烁造影术。淋巴闪烁造影检查既可以观察淋巴系统的形态，还可以评估淋巴管功能，临床上广泛应用于肢体淋巴性水肿的诊断、鉴别与疗效的观察。

淋巴水肿上肢早期通常柔软有凹陷，抬高上肢肿胀可减轻。随着时间延长和反复皮肤感染，可以呈现典型的象腿症，肢体沉重，肩关节活动受限，37.5%～48%的患者因此丧失劳动能力。一些小损伤极易引起感染，约 53%引起丹毒，77%有感染亚临床表现，如皮温升高、发红和硬化，但通常并不能获得微生物存在的证据。

国际淋巴学会关于淋巴水肿的分级标准如下：

Ⅰ度：肿胀有凹陷，抬高肢体肿胀减轻。

Ⅱ度：质地较硬无凹陷，皮肤指（趾）甲改变，脱毛。

Ⅲ度：象腿症，皮肤厚。

二、中医辨病诊断

病变常限于一侧，局部皮肤紧张发亮，按之有压痕，抬高患肢和卧床休息后肢体肿胀可以消失或减轻。继则出现皮肤增厚，以后由于流火反复发作，患肢不断增粗变硬，皮肤粗糙，出现深的折沟及疣状、桑椹状，外观状如象皮。病变所属的淋巴结常肿大坚硬，病变和非病变之分界极不明显。

三、审析病因病机

（一）内因

虚者，多因脾肾之气虚弱，脾虚水停，湿遏气阻，致使气血不通，水津外溢，发为本病。

实者，多因血瘀痰凝，气血痹阻，水气运行不畅，故泛溢于外，则肢体肿胀；水饮不化同时又加重了血瘀痰凝，而形成恶性循环。

（二）外因

本病常见于有外伤、手术、感染、肿瘤、丝虫病等患者，多因风湿热邪夹杂留恋，流注下肢，阻塞脉络而发病。

总之，本病的病机性质属本虚标实，水湿内阻是病机关键。初期多为水湿内阻之实证；病至后期，则脾气虚弱、气虚血瘀之虚实夹杂。

四、明确辨证要点

（一）审病因

本病病因可归结为内因与外因，水湿内阻是关键。内因为脾虚湿遏，血瘀痰凝；外因常因有外伤、手术、感染、肿瘤、丝虫病等病史，致风湿热邪夹杂留恋，流注下肢，阻塞脉络而发。

（二）辨虚实

本病的病机性质属本虚标实。虚者，多因脾肾之气虚弱，脾虚水停，湿遏气阻，致使气血不通，水津外溢；实者，多因血瘀痰凝，气血痹阻，水气运行不畅，故泛溢于外，则肢体肿胀；水饮不化同时又加重了血瘀痰凝，而形成恶性循环。

五、确立治疗方略

淋巴水肿的病机性质总属本虚标实，水湿内阻是本病病机的关键。发病初期多为水湿内阻之实证；病至后期，气虚血瘀之虚实夹杂。故辨证论治在初性期多以健脾利湿、活血通络为主，在后期则以理气化湿、活血通络为主。中药熏洗时常用的外治方法，适用于淋巴水肿各证患者。

六、辨证

（一）内治

1. 脾虚湿阻证

（1）抓主症：患肢明显水肿，压之凹陷，不随手而起。

（2）察次症：胀痛。

（3）审舌脉：舌质淡、体胖、边有齿痕，苔白腻，脉濡。

（4）择治法：健脾利湿，活血通络。

（5）选方用药思路：本病证属脾虚湿阻者，方选人参健脾丸合参苓白术散，人参健脾丸中人参、白术补中益气、健脾养胃，为君药；黄芪助君药补气健脾；茯苓、山药、砂仁健脾和胃，为臣药；陈皮、木香理气醒脾，当归、酸枣仁、远志养血宁心，血足则气行，有助于脾胃运化，共为佐药。参苓白术散是在四君子汤基础上加山药、莲子肉、白扁豆、薏苡仁、砂仁、桔梗所组成。全方温而不燥，补中有行，升降并用，药力平和。两方合用共奏补气、健脾、除湿、养血之功。

（6）据兼症化裁：瘀热偏盛者，加蒲公英、白花蛇舌草；下肢肿胀明显者，加泽兰、猪苓；皮肤紫黯者，加当归、鸡血藤、赤芍等。

2. 气滞湿瘀证

（1）抓主症：患肢增粗，皮肤增厚，随按即起。

（2）察次症：胸胁满痛。

（3）审舌脉：舌质淡，苔薄白，脉濡或涩。

（4）择治法：理气化湿，活血通络。

（5）选方用药思路：本病证属气滞血瘀者，方选防己黄芪汤合四物汤，防己黄芪汤中防己祛风行水，黄芪益气兼利水，白术补气健脾；四物汤中当归补血养血，熟地滋阴补血，白芍养血柔肝，川芎活血行气。两方共奏理气化湿，活血通络之功。

（6）据兼症化裁：皮肤硬结者，加防己、木瓜；肿胀明显者，加猪苓、车前子；频频抽筋者，加白芍、丝瓜络；色黯宣浮者，加附子、肉桂。

（二）外治

（1）中药熏洗是常用的外治方法，适用于淋巴水肿各证患者。

外洗可选桂枝、鸡血藤、金银花、苏木、红花、透骨草、千年健、乳香、没药、干姜、花椒、樟脑等，不煎沸加酒后外熏洗。

（2）可配合缠缚疗法，或穿合适的弹力袜。

七、中成药选用

（1）疏血通注射液：活血化瘀、通经活络。

（2）丹参川芎嗪注射液：降低血液黏度，加速红细胞的流速，改善微循环。

（3）注射用丹参多酚酸盐：活血、化瘀、通脉。

八、单方验方

（1）牛黄 0.9 克，麝香 4.5 克，乳香（醋制）30 克，没药（醋制）30 克。用法：每次 3～6 克，热陈酒送下，每日 2～3 次，口服。功用：清热解毒、消肿止痛。

（2）黄芪、鸡血藤各 30 克，当归、赤芍各 15 克，牛膝 12 克，桂枝、川芎、桃仁、红花、穿山甲、血竭、乳香、刘寄奴各 10 克。用法：水煎服。功用：益气活血。

九、中医特色疗法

1. 贴敷疗法

（1）商路、山奈、食盐等份研末，或加川椒、苦楝根皮同研末，加烧酒调糊，贴敷患处。每日 1 次。

（2）紫荆皮、乳香、没药、白芷各适量研末，凡士林调膏外敷，敷药范围较患处宽约 1 厘米，用纱布覆盖包扎。每 2～3 天换药 1 次。用于急性淋巴水肿。

2. 辐射热烘疗法

借鉴传统烘绑疗法利用辐射热使患肢组织软化。

十、西医治疗

肢体淋巴水肿是一个慢性过程，可分为淋巴液蓄积、脂肪组织增生及纤维化三个阶段。目前治疗肢体淋巴水肿的方法较多。

（一）药物治疗

药物治疗肢体淋巴水肿有一个逐步认识和发展的过程。利尿剂曾用于治疗肢体淋巴水肿，但由于其减少肢体内水含量，可造成体内电解质及体液平衡失调，反而会增加组织间蛋白的浓缩，加重水肿肢体的炎症反应，加速皮下纤维化的过程，因此被逐渐地淘汰。目前促进、诱导蛋白质降解的药物广泛应用于临床，效果明显。

（二）基因治疗

血管内皮生长因子（vaseular endothlial growth factor，VEGF）家族是特异性作用于脉管内皮细胞的生长因子，其结构、功能相似，基因结构与血小板源性生长因子（platelet derived growth factor，PDGF）高度同源，其参与形成链间和链内二硫键的 8 个半胱氨酸是保守的。根据 VEGF-C 可以选择性诱导淋巴管增生这一功能，利用 VEGF-C 基因治疗淋巴管生成缺陷性疾病及淋巴管阻塞导致的淋巴回流障碍性疾病是可行的。

目前关于利用 VEGF-C 选择性诱导淋巴管增生的功能探讨肢体淋巴水肿治疗的研究已有相关报道：Marika J 等探讨了一种人类原发性淋巴水肿的基因治疗模型：通过病毒介导 VEGF-C 基因的治疗发现 VEGF-C 可以在模型小鼠皮肤中产生具有功能的淋巴管，提示生长因子的基因治疗对人类的肢体淋巴水肿治疗是可行的。

（三）机械物理疗法

临床主要应用的保守疗法是机械物理疗法，其基本原理是通过物理热能和机械压力改善局部微循环，促进淋巴液回流，同时降低并阻止纤维组织的增生，延缓和改善病情发展，从而达到治疗目的。

（四）手术治疗

保守疗法疗程长，易反复发作。手术治疗的目的是降低淋巴系统的负荷和提高淋巴系统的转运能力，根据目的不同选用不同的手术疗法。大部分淋巴水肿患者经多次治疗后皮下组织仍有可能发生广泛纤维化改变，因病情恶化，且保守疗法无效而选用手术治疗。

淋巴管静脉吻合术治疗继发性淋巴水肿疗效较好，尤其早期、病程短、皮肤弹性好的患者最为适用。治疗后肿胀逐渐消退，可最大限度控制丹毒发作。中度（Ⅱ期）淋巴水肿，皮肤弹性较差，皮肤粗糙，皮肤色素沉着，并较常伴发丹毒者，术中发现其淋巴管呈扩张状态，淋巴管静脉吻合较容易，术后消肿亦较快。对于晚期较严重的淋巴水肿（即Ⅲ期），淋巴管已完全毁损，皮肤色素沉着，硬结、增生呈疣状者，吻合已无意义。此期患者患肢水肿严重，皮肤增厚明显，病变组织较多，可行病变组织切除带真皮下血管网皮瓣成形术或真皮组织瓣植入术。

十一、各家发挥

（一）王斌等的临床经验

王斌等将肢体淋巴水肿分为湿热下注证和痰瘀互结证，同时认为急性淋巴水肿多为湿热下注，以标实为主，治以清热解毒、利湿消肿之剂，方用四妙勇安汤加减；慢性淋巴水肿多因痰凝血瘀互结所致，为虚实夹杂之证，治以活血化瘀、化痰软坚，方以桃红四物汤加减。

（二）闫德英等的临床经验

闫德英等提倡以益气活血利湿法来治疗肢体淋巴水肿，选用补阳还五汤合五皮散治疗脊髓空洞症伴肢体淋巴水肿患者，收到了显著的效果。唐汉钧主张以益气健脾、利湿通络法治疗肢体淋巴水肿。周玉朱擅用草厉子治疗大脚风。配伍商陆、泽兰、三棱、莪术、桂枝之品。

（张百亮）

第九章　常见其他外科疾病

第一节　冻　伤

冻伤是人体遭受寒邪侵袭所引起的机体局部或全身性损伤，属于中医学"冻疮"的范畴。临床上以暴露部位的局部性冻伤最为常见，其特点是局部肿胀发凉，瘙痒，疼痛，皮肤紫斑，水疱，溃烂。全身性冻伤在东北野外地区工作者偶可见到，其特点是体温下降，四肢僵硬，甚则阳气亡绝，若不及时救治，重者可危及生命。

冻伤属于中医学"冻疮"的范畴。

一、临床诊断要点

（1）局部性冻伤。好发于身体的暴露部位，如手、足、鼻尖、耳廓和面部。根据冻伤的情况，可将其分为四度。Ⅰ度：红斑性冻疮；Ⅱ度：水疱性冻疮；Ⅲ度：腐蚀性冻疮；Ⅳ度：坏死性冻疮。

（2）全身性冻伤：开始时全身血管收缩，发生寒战；随着体温的下降，患者出现疼痛性发冷、发绀、知觉迟钝、头晕、四肢无力、昏昏欲睡等表现；继而出现肢体麻木、僵硬、幻觉、视力或听力减退、意识模糊，呼吸浅快，脉搏细弱，知觉消失，甚至昏迷，如不及时救治，易导致死亡。

（3）Ⅳ度冻疮：怀疑有骨坏死时，可行 X 线检查；出现湿性坏疽或合并肺感染时，白细胞总数和中性粒细胞比例升高。创面有脓液时，可做脓液细菌培养及药敏试验。

二、中医辨病诊断

（一）诊断依据

（1）冻伤多发生在肢体末端、耳、鼻等处，在长江流域比北方多见，系手或足长时间（一般在 12 小时以上）暴露在寒冷（1～10℃）、潮湿条件所致。其发生可能因低温、潮湿的作用，使血管处于长时间收缩或痉挛状态，继而发生血管持续扩张、血液瘀滞，血细胞和体液外渗，局部渗血、瘀血、水肿等。有的毛细血管甚至小动、静脉受损后发生血栓。严重者可出现水疱，去除水疱皮后见创面发红，有渗液，并发感染后形成糜烂或溃疡，皮肤坏死。

（2）常有个体易发因素，易复发，可能与病后局部皮肤抵抗力降低相关。有的战壕足、浸渍足治愈后，再遇低温时患足可有疼痛、发麻、苍白等反应，甚至可诱发闭塞性血管病。

（3）全身冻伤开始时有寒战、苍白、发绀、疲乏、无力、打呵欠等表现，继而出现肢体僵硬，幻觉或意识模糊甚至昏迷、心律失常、呼吸抑制、心跳呼吸骤停。患者如能得到及时抢救，其呼吸心跳虽可恢复，但常有心室纤颤、低血压、休克等，呼吸道分泌物多或发生肺水肿，尿量少或发生急性肾衰竭，其他器官也可发生功能障碍。

（二）类证鉴别

1. 与类丹毒鉴别
手指有刺伤史及微高而清楚的边缘，中央褪色的紫红色斑片，局部肿胀，活动受限等特点。

2. 与猫眼疮鉴别
无外伤及职业接触史，除发生于手之外，亦可在身体其他部位见有皮损。

三、审析病因病机

（一）寒邪外袭

适逢寒月感寒或天气突变，避寒不及或久居潮湿阴冷之地，导致寒邪侵袭皮肉，凝滞气血，日久则血败肉腐，化成青紫痈肿，甚则溃烂坏死。

（二）体虚致病

素体虚弱之人，尤以幼儿、妇女、老年人为主或久坐少动，劳累过度等，导致正气不足，阳气不展，不能耐受寒气而发为冻疮。

四、明确辨证要点

（一）辨虚实

局部麻木冷痛，肤色青紫或暗红，肿胀结块，或有水疱，发痒，手足清冷，多为寒凝血瘀；神疲体倦，气短懒言，面色少华，创面不敛，疮周暗红漫肿，麻木，舌淡，多为气虚血瘀。

（二）辨寒热

时时寒战，四肢厥冷，感觉麻木，幻觉幻视，意识模糊，倦卧嗜睡，甚则神智不清，多为寒盛阳衰；局部坏死，创面溃烂流脓，四周红肿色暗，疼痛加重伴发热口干，多为寒凝化热。

五、确立治疗方略

本病治疗以"温经散寒、补阳通脉"为原则。轻症以外治为主，重症需要内外合治。全身性冻伤需要立即抢救复温，忌用直接火烘或者暴热解冻之法，否则反失生机。

六、辨证论治

1. 寒凝血瘀证

（1）抓主症：局部麻木冷痛，肤色青紫或黯红，肿胀结块。

（2）查次症：有水疱，发痒，手足青冷。

（3）审舌脉：舌淡，苔白，脉沉或沉细。

（4）择治法：温经散寒，养血通脉。

（5）选方用药：本病证属寒凝血瘀者，方选当归四逆汤加黄芪、红花。

（6）据兼症化裁：麻木疼痛明显者，加鸡血藤、路路通。

2. 气虚血瘀证

（1）抓主症：疮面不敛，疮周黯红漫肿，麻木。

（2）查次症：神疲体倦，气短懒言，面色少华。

（3）审舌脉：舌淡，苔白，脉细弱。

（4）择治法：益气养血，祛瘀通脉。

（5）选方用药：本病证属气虚血瘀者，方选人参养荣汤加桂枝。

（6）据兼症化裁：疮口黯红漫肿者，加红花、白芷。

3. 寒凝化热证

（1）抓主症：冻伤后局部坏死，疮面溃烂流脓，四周红肿色黯，疼痛加重。

（2）查次症：发热口干。

（3）审舌脉：舌红苔黄，脉数。

（4）择治法：清热解毒，活血止痛。

（5）选方用药思路：本病证属寒凝化热者，方选四妙勇安汤加减。

（6）据兼症化裁：热毒明显者，加生蒲公英、紫花地丁。

4. 寒盛阳衰证

（1）抓主症：时时寒战，四肢厥冷，感觉麻木。

（2）查次症：幻觉幻视，意识模糊，倦卧嗜睡，甚则神志不清。

（3）审舌脉：舌淡苔白，脉微欲绝。

（4）择治法：回阳救脱，散寒通脉。

（5）选方用药：本病证属寒盛阳衰者，方选四逆加人参汤加减。

（6）据兼症化裁：阳气微弱欲绝者，加山萸肉、煅龙骨、煅牡蛎。

七、中成药选用

（1）轻者皮肤红肿痛痒未溃者，红灵酒或生姜辣椒酊外擦，轻柔按摩患处，每日 2～3 次，或用冻疮膏或阳和解凝膏外涂。

（2）重者皮肤局部坏死严重，骨脱筋连者，可配合手术清创。

八、单方验方

（1）樱桃酒：樱桃二两，白酒半斤，装入瓶中封口密闭，置于阴凉处备用。棉球蘸酒涂于患处，每日1～3次。

（2）冻疮油：干辣椒100克，水250毫升，95%乙醇250毫升，冰片5克，樟脑15克，甘草10克，先将辣椒（越辣越好）切碎，置于广口瓶内，加热水（80～90℃恒温）浸泡10个小时左右，纱布过滤去渣，再将乙醇倒入滤液中，片刻即产生絮状物（呈红色），过滤澄清，再将冰片与樟脑混合的液体倒入滤液中，加入甘油，随之搅拌均匀，装瓶密封备用。将局部洗净擦干，用冻疮油擦患处，每日3～4次。对冻疮溃破者禁用。

（3）螳螂液：将树上的螳螂子（即桑螵蛸）取下，用刀切开，取其黄色液汁，涂擦于溃破冻疮，不需包扎，每日或间日1次。

（4）紫丹膏：取晒干的山芋粉1份，加入适量研成粉末的冰片，再加入未溶化的猪板油2份，调匀成膏，即成紫丹膏。使用时先将患处用硼酸水洗净，取紫丹膏涂于疮面，盖以纱布，每日1到2次，数日后即能结痂痊愈。用于已溃破的冻疮。

（5）茄子秸煎水：将经过霜冻的茄子秸连根拔出洗净，然后用水煎煮20～30分钟，用热水及秸皮洗泡患处，以能耐受不致引起烫伤为度。每次洗泡20～30分钟，每晚治疗1次，洗后入睡，直至痊愈为止。每次用茄秸水洗泡后即不要再用清水冲洗患处，以免影响疗效。

九、中医特色技术

针刺放血：对局部发痒的冻疮，可用温水洗局部，消毒后，以毫针点刺或梅花针叩刺局部，轻轻挤压出血，每日1次或间日1次。

十、西医治疗

（一）急救和复温

迅速脱离低温环境和冰冻物体。衣服、鞋袜等冻结不易解脱者，可立即用温水（40℃左右）使冰冻融化后脱下或剪开。迅速复温是急救的关键，但勿用火炉烘烤。快速复温方法是：用40～42℃恒温温水浸泡肢体或浸浴全身，水量要足够。要求在15～30分钟内使体温迅速提高至接近正常。温水浸泡至肢端转红润、皮温达36℃左右为度。浸泡过久会增加组织代谢，反而不利于恢复。浸泡时可轻轻按摩未损伤的部分，帮助改善血液循环。如患者觉疼痛，可用镇静剂或止痛剂。全身冻僵浸泡复温时一般待肛温回复到32℃左右，即应停止继续复温。因为停止复温后，体温还要继续上升3～5℃。及时的复温，能减轻局部冻伤和有利于全身冻伤复苏。对心跳呼吸骤停者要施行心脏按压和人工呼吸。

（二）局部冻伤的治疗

Ⅰ度冻伤创面保持清洁干燥，数日后可治愈。Ⅱ度冻伤经过复温、消毒后，创面干燥者可加软干纱布包扎。有较大的水疱者，可将疱内液体吸出后，用干纱布包扎，或涂冻伤膏后暴露，创面有感染者局部使用抗生素，采用包扎或半暴露疗法。Ⅲ度冻伤多用暴露疗法，保持创面清洁干燥，待坏死组织边界清楚时予以切除。若出现感染，则应充分引流；坏死组织脱落或切除后的创面应及早植皮，对并发湿性坏疽者常需截肢。

（三）全身性冻伤

全身性冻伤通常需要全身治疗：①注射破伤风抗毒素。②冻伤常继发肢体血管的改变，可选用改善血液循环的药物。常用的药物有低分子右旋糖酐、托拉苏林、罂粟碱等，也可选用活血化瘀中药，或施行交感神经阻滞术。③抗生素防治感染。④补充高热量、高蛋白和丰富维生素饮食，全身冻伤常合并局部冻伤，应加强创面处理。

十一、各家发挥

（一）陈德铭的临床经验

陈德铭认为，本病多由"寒盛阳虚，气血冰凝"所致，故治疗宜温、宜补、宜通，温而散寒，补而助阳，通而活络，此乃论证之要旨；尤其全身冻伤者，令其"血温气通"，营卫周流，刻不容缓，以助阳气，渐复生机。

（二）冯建勇的临床经验

冯建勇等以中药方：桂枝 50 克，川乌 30 克，红花 30 克，荆芥 30 克水煎趁热熏洗患处 10 分钟，每日 2 次，连用 3～5 日，同时配合小分子右旋糖酐等药物静脉滴注。

第二节 烧 伤

烧伤为现代名词，是指由于热力（火焰、灼热的气体、液体或固体）、电能、化学物质、放射线等作用于人体而引起的一种局部或全身急性损伤性疾病。

古代多以火烧和汤烫居多，故古代多称为"水火烫伤"、"汤泼火伤"、"火烧疮"、"汤火疮"、"火疮"等。其临床特点是以热力、电能、化学物质等为诱因，起病较急。

一、临床诊断要点

（一）按烧伤深度分类

烧伤深度的判断一般采用三度四分法（表 9-1）。

表 9-1 烧伤深度的判断

分度	深度	创面情况	创面无感染时的愈合过程
Ⅰ度（红斑）	达表皮角质层	红肿热痛，感觉过敏，表面干燥	2～3 天后脱屑痊愈，无瘢痕
Ⅱ度（水疱）			
浅Ⅱ度	达真皮浅层，部分生发层健在	剧痛，感觉过敏，有水疱，基底部呈均匀红色、潮湿，局部肿胀	1～2 周愈合，无瘢痕，有色素沉着

续表

分度	深度	创面情况	创面无感染时的愈合过程
深Ⅱ度	达真皮深层，有皮肤附件残留	痛觉消失，有水疱，基底苍白，间有红色斑点、潮湿	3～4周愈合，可有瘢痕
Ⅲ度（焦痂）	达皮肤全层，甚至伤及皮下组织、肌肉和骨骼	痛觉消失，无弹力，坚硬如皮革样，蜡白焦黄或炭化，干燥。干后皮下静脉阻塞如树枝状	2～4周焦痂脱落，形成肉芽创面，除小面积外，一般均需植皮才能愈合，可形成瘢痕和瘢痕挛缩

（二）按烧伤严重程度分类

烧伤严重程度的分类，一般可分为4类。

（1）轻度烧伤：Ⅱ度烧伤面积在10%以下（小儿5%以下）。

（2）中度烧伤：Ⅱ度烧伤面积在11%～30%以下，或Ⅲ度烧伤面积不足10%（小儿5%以下）。

（3）重度烧伤：烧伤总面积31%～50%；或Ⅲ度烧伤面积11%～20%；或Ⅱ度、Ⅲ度烧伤面积虽不到上述百分比，但已发生休克等并发症、呼吸道烧伤或较重的复合伤。

（4）特重烧伤：烧伤总面积50%以上；或Ⅲ度烧伤20%以上；或存在较重的吸入性损伤、复合伤等。

二、中医辨病诊断

（1）患者常由热力（火焰、灼热的气体、液体或固体）、电能、化学物质、放射线等诱因作用于人体而引起的一种局部或全身急性损伤。

（2）烧伤所引起的吸入性损伤又称"呼吸道烧伤"。合并严重吸入性损伤者仍为烧伤救治中的突出难题。据统计，重度吸入性损伤可使烧伤死亡率增加20%～40%。吸入性损伤的诊断依据：①于密闭室内发生的烧伤；②面、颈和前胸部烧伤，特别是口、鼻周围深度烧伤；③鼻毛烧焦、口唇肿胀，口腔、口咽部红肿有水疱或黏膜发白者；④刺激性咳嗽、痰中有炭屑；⑤声嘶、吞咽困难或疼痛；⑥呼吸困难和（或）哮鸣；⑦纤维支气管镜检查发现气道黏膜充血、水肿、黏膜苍白、坏死、剥脱等，是诊断吸入性损伤准确的方法。

（3）烧伤休克是严重烧伤常见并发症，可危及生命。烧伤休克主要为烧伤局部或远隔部位毛细血管通透性增加导致体液丢失所致，早期迅即发生的心肌损害导致循环动力减弱也是烧伤休克发生与发展的重要因素。烧伤休克的发生时间与烧伤严重程度关系密切，面积越大，深度越深者，休克发生越早越重。休克期表现不平稳多因补液延迟、长途转送或因气道通畅等问题未予解决。较长时间的组织缺血缺氧，既容易引发感染，又可造成多脏器损害，从而影响全病程的平稳及能否成功救治。烧伤休克的诊断依据：①心率增快、脉搏细弱，听诊心音低弱；②血压的变化，早期脉压变小，随后血压下降；③呼吸浅、快；④尿量减少：是低血容量性休克的一个重要标志，成人每小时尿量低于20毫升，常提示血容量不足；⑤口渴难忍，在小儿特别明显；⑥烦躁不安，是脑组织缺血、缺氧的一种表现；⑦周边静脉充盈不良、肢端凉，患者诉畏冷；⑧血液化验，常出现血液浓缩（血细胞比容升高）、低钠血症、低蛋白、酸中毒。

（4）烧伤全身性感染的主要依据：①性格的改变：初始时仅有些兴奋、多语、定向障碍，继而可出现幻觉，迫害妄想，甚至大喊大叫；也有表现对周围淡漠；②体温的骤升或骤降：波动幅度较大（1～2℃），体温骤升者，起病时常伴有寒战；体温不升者常示为革兰阴性杆菌感染；③心率加快（成人常在 140 次/分以上）；④呼吸急促；⑤创面骤变，常可一夜之间出现创面生长停滞、创缘变锐、干枯、出血坏死斑等；⑥白细胞计数骤升或骤降，其他如尿素氮、肌酐清除率、血糖、血气分析都可能变化。

三、审析病因病机

热力直接作用于肌表，损伤皮肤，导致局部气血凝滞、经脉阻塞，卫气受损，营卫不和，营阴外渗而为水疱或渗出，水疱液量或渗出量过多，加之热邪的灼伤，耗伤津液，阴伤阳脱而致脱证火毒内陷，内攻脏腑而致陷证。病久必致脾虚和气血亏虚，而致虚证。

四、明确辨证要点

（一）辨病程

本病多见烦躁，口干喜饮，便秘尿赤；舌红绛而干，苔黄或黄糙，或舌光无苔，脉洪数或弦细数，属火毒伤津；多见高热不退，口干舌燥，躁动不安，大便秘结，小便短赤，舌红绛而干，苔黄或黄糙，或焦干起刺，脉弦数等。若火毒传心，可见烦躁不安、神昏谵语。若火毒传肺，可见呼吸气粗，鼻翼扇动，咳嗽痰鸣，痰中带血。若火毒传肝，可见黄疸，双目上视，痉挛抽搐。若火毒传脾，可见腹胀便结，便溏黏臭，恶心呕吐，不思饮食，或有呕血、便血。若火毒传肾，可见浮肿，尿血或尿闭，属火毒内陷；见神疲倦卧，面色苍白，呼吸气微，表情淡漠，嗜睡，自汗肢冷，体温不升反低，尿少；全身或局部水肿，创面大量液体渗出；舌淡黯、苔灰黑，或舌淡嫩无苔，脉微欲绝或虚大无力等，属阴伤阳脱。

（二）辨气虚脾虚

疾病后期，火毒渐退，低热或不发热，精神疲倦，气短懒言，形体消瘦，面色无华，食欲不振，自汗，盗汗；创面肉芽色淡，愈合迟缓；舌淡，苔薄白或薄黄，脉细弱，属气血两虚；火毒已退，脾胃虚弱，阴津耗损。面色萎黄，纳呆食少，腹胀便溏，口干少津；或口舌生糜，舌黯红而干，苔光滑或无苔，脉细数，属脾虚阴伤。

五、确立治疗方略

小面积轻度烧伤，可单用外治法；大面积重度烧伤，必须内外兼治，中西医结合治疗。内治原则以"清热解毒、益气养阴"为主。外治在于正确处理烧伤创面，保持创面清洁，预防和控制感染，促进愈合。深Ⅱ度创面要争取和促进痂下愈合，减少瘢痕形成；Ⅲ度创面早期保持焦痂完整干燥，争取早期切痂植皮、缩短疗程。

六、辨证论治

1. 火毒伤津证

（1）抓主症：水火烫伤。

（2）查次症：多见烦躁，口干喜饮，便秘尿赤。

（3）审舌脉：舌红绛而干，苔黄或黄糙，或舌光无苔，脉洪数或弦细数。

（4）择治法：清热解毒，益气养阴。

（5）选方用药：本病证属火毒伤津者，方选黄连解毒汤、银花甘草汤加减。

（6）据兼症化裁：口干甚者，加鲜石斛、天花粉等；便秘者，加生大黄；尿赤者，加白茅根、淡竹叶。

2. 阴伤阳脱证

（1）抓主症：烧伤后多见神疲倦卧，面色苍白，呼吸气微，表情淡漠，嗜睡，自汗肢冷，体温不升反低，尿少。

（2）查次症：全身或局部水肿，创面大量液体渗出。

（3）审舌脉：舌淡黯、苔灰黑，或舌淡嫩无苔，脉微欲绝或虚大无力等。

（4）择治法：回阳救逆，益气护阴。

（5）选方用药：本病证属阴伤阳脱者，方选参附汤合生脉散加味。

（6）据兼症化裁：冷汗淋漓者，加煅龙骨、煅牡蛎、黄芪、白术、白芍、炙甘草等。

3. 火毒内陷证

（1）抓主症：烧伤后多见高热不退，口干舌燥，躁动不安，大便秘结，小便短赤。

（2）查次症：若火毒传心，可见烦躁不安、神昏谵语；若火毒传肺，可见呼吸气粗，鼻翼扇动，咳嗽痰鸣，痰中带血；若火毒传肝，可见黄疸，双目上视，痉挛抽搐；若火毒传脾，可见腹胀便结，便溏黏臭，恶心呕吐，不思饮食，或有呕血、便血；若火毒传肾，可见浮肿，尿血或尿闭。

（3）审舌脉：舌红绛而干，苔黄或黄糙，或焦干起刺，脉弦数等。

（4）择治法：清营凉血解毒。

（5）选方用药：本病证属火毒内陷者，方选清营汤或犀角地黄汤加减。

（6）据兼症化裁：神昏谵语者，加服安宫牛黄丹或紫雪丹。

4. 气血两虚证

（1）抓主症：创面肉芽色淡，愈合迟缓。

（2）查次症：多见疾病后期，火毒渐退，低热或不发热，精神疲倦，气短懒言，形体消瘦，面色无华，食欲不振，自汗，盗汗。

（3）审舌脉：舌淡，苔薄白或薄黄，脉细弱。

（4）择治法：补气养血，兼清余毒。

（5）选方用药：本病证属气血两虚者，方选托里消毒散或八珍汤加金银花、黄芪。

（6）据兼症化裁：食欲不振加神曲、麦芽、鸡内金、薏苡仁、砂仁。

5. 脾虚阴伤证

（1）抓主症：多见疾病后期，火毒已退，脾胃虚弱，阴津耗损。

（2）查次症：面色萎黄，纳呆食少，腹胀便溏，口干少津。

（3）审舌脉：口舌生糜，舌黯红而干，苔光滑或无苔，脉细数。

（4）择治法：补气健脾，益胃养阴。

（5）选方用药：本病证属脾虚阴伤者，方选益胃汤合参苓白术散。

（6）据兼症化裁：食欲不振加神曲、麦芽、鸡内金、薏苡仁、砂仁。

七、中成药选用

美宝湿润烧伤膏，可清热解毒，止痛，生肌。临床主要用于各种烧、烫、灼伤的治疗。由黄连、黄柏、黄芩、地龙、罂粟壳等药物适量组成。

八、单方验方

组成：酸枣根皮 100 克，紫草根皮 30 克。

制法：酸枣根皮与紫草根皮，加水 1000 毫升，煎 30～60 分钟，去渣过滤，再煎浓缩成 100 毫升，备用。

适应证：Ⅰ度、Ⅱ度烧伤。

用法：先清洗烧伤处，刺破水疱，以无菌棉球蘸药液涂患处，隔 5～10 分钟再涂 1 次，可连续涂 3 次。一般以暴露伤口为宜，幼儿在易污染处可敷以灭菌滑石粉纱布。

九、中医特色技术

烧伤湿润疗法：本疗法是以美宝湿润烧伤膏为治疗药物，以湿润暴露法治疗，实现原位培植植皮皮肤组织，使深度烧伤皮肤再生，达到生理愈合。

早期（伤后 1～6 天）：不用任何消毒剂清创（化学烧伤除外），水疱穿刺放液，去除破损的腐皮，外涂烧伤膏 0.5～1 毫米，4～6 小时换药 1 次。

液化期（伤后 6～15 天）：浅Ⅱ度创面已愈合，继续用烧伤膏 2 周，每日 2 次。深Ⅱ度创面经用药 1 周后，创面坏死组织开始液化，同时创面开始再生修复，涂药时注意无菌原则，注意保护好创面上形成的脂蛋白透明膜，否则会使本应生理性愈合的创面变成病理性愈合。

修复期：此时绝大部分坏死组织排出干净，涂药时用药厚约 0.5 毫米，外敷纱布包扎，6～8 小时 1 次。

康复期（创面愈合至完成上皮化）：温水清洗创面，早晚各涂药 1 次，厚度小于 0.5 毫米，外敷纱布包扎，12 小时换药 1 次。

十、西医治疗

（1）清创术：严格遵守无菌操作，尽量清除创面污染。重症患者一般在麻醉下进行。并发休克者，待休克纠正后施行。清创前可先注射镇静止痛剂。修剪创面处毛发和过长的指（趾）甲，然后用 37℃左右的消毒生理盐水、1%新洁尔灭或 2%黄柏液等冲洗创面，轻轻抹去黏附物、修复失去活力的表皮，剪开大水疱，直至创面清洁，尽量保持创面皮肤完整。创周皮肤用碘伏或 1%新洁尔灭消毒。清创后肌内注射破伤风抗毒素 1500～3000 单位，重伤患者 2 周后再注射 1 次。

（2）现场急救：目标是尽快消除致伤原因，脱离现场和进行危及生命的救治措施：①迅速脱离热源；②保护受伤部位；③维护呼吸道通畅；④大面积严重烧伤早期应避免长途转送，安慰和鼓励受伤者，使其情绪稳定等。

（3）补液、抗休克、营养支持、纠正酸碱平衡和水电解质紊乱、抗感染等。

十一、各家发挥

　　陈建忠治疗烧伤患者 54 例，外用湿润烧伤膏，生肌润燥；内服滋阴清热汤，清热泻火，凉血解毒，取得满意疗效。张澍澄治疗修复期有中医辨证气血两虚证表现的烧伤患者 36 例，方用人参汤并重用生黄芪，生黄芪具有较强的补气托里、生肌疗伤、补气益血作用，可缩短愈合时间，减轻瘢痕形成。

（苑海刚）

参考书目

陈孝平，汪建平，2014. 外科学［M］. 北京：人民卫生出版社

郑泽棠，2007. 中西医结合外科学［M］. 广州：广东高等教育出版社

何清湖，2014. 中西医结合外科学［M］. 北京：中国中医药出版社

金定国，金纯，2014. 肛肠病中西医治疗学［M］. 上海：上海科学技术出版社

安阿玥，2015. 肛肠病学［M］. 北京：人民军医出版社

赵钢，李令根，2015. 周围血管病基础与临床［M］. 北京：人民军医出版社

George S.Abela，2008. 周围血管疾病诊断与治疗［M］. 陈忠，罗小云，译. 北京：人民卫生出版社